国家卫生健康委员会"十四五"规划教材

全国中等卫生职业教育教材

供护理专业用

心理与精神护理

第4版

主　编　祖久春　林智东

副主编　徐　琳

编　者（以姓氏笔画为序）

史艳琴（山西医科大学汾阳学院）

冯艳华（吕梁市卫生学校）

李　杨（长治卫生学校）

李　淼（山东省烟台护士学校）

吴以楠（衡水卫生学校）

迟俊梅（九江市卫生学校）

林智东（梧州市卫生学校）

周立超（黑龙江护理高等专科学校）

祖久春（衡水卫生学校）

徐　琳（黑龙江鹤岗卫生学校）

人民卫生出版社

·北　京·

图书在版编目（CIP）数据

心理与精神护理 / 祖久春，林智东主编. —4 版
. —北京：人民卫生出版社，2022.11（2025.4 重印）
ISBN 978-7-117-34034-2

Ⅰ. ①心… Ⅱ. ①祖…②林… Ⅲ. ①精神障碍－护
理学－医学院校－教材 Ⅳ. ①R473.74

中国版本图书馆 CIP 数据核字（2022）第 209736 号

人卫智网	www.ipmph.com	医学教育、学术、考试、健康，购书智慧智能综合服务平台
人卫官网	www.pmph.com	人卫官方资讯发布平台

心理与精神护理
Xinli yu Jingshen Huli
第 4 版

主　　编：祖久春　林智东
出版发行：人民卫生出版社（中继线 010-59780011）
地　　址：北京市朝阳区潘家园南里 19 号
邮　　编：100021
E - mail：pmph @ pmph.com
购书热线：010-59787592　010-59787584　010-65264830
印　　刷：河北宝昌佳彩印刷有限公司
经　　销：新华书店
开　　本：850×1168　1/16　　印张：16
字　　数：340 千字
版　　次：1999 年 6 月第 1 版　　2022 年 11 月第 4 版
印　　次：2025 年 4 月第 7 次印刷
标准书号：ISBN 978-7-117-34034-2
定　　价：49.00 元

打击盗版举报电话：**010-59787491**　E-mail：**WQ @ pmph.com**
质量问题联系电话：**010-59787234**　E-mail：**zhiliang @ pmph.com**
数字融合服务电话：**4001118166**　E-mail：**zengzhi @ pmph.com**

修订说明

　　为服务卫生健康事业高质量发展，满足高素质技术技能人才的培养需求，人民卫生出版社在教育部、国家卫生健康委员会的领导和支持下，按照新修订的《中华人民共和国职业教育法》实施要求，紧紧围绕落实立德树人根本任务，依据最新版《职业教育专业目录》和《中等职业学校专业教学标准》，由全国卫生健康职业教育教学指导委员会指导，经过广泛的调研论证，启动了全国中等卫生职业教育护理、医学检验技术、医学影像技术、康复技术等专业第四轮规划教材修订工作。

　　第四轮修订坚持以习近平新时代中国特色社会主义思想为指导，全面落实党的二十大精神进教材和《习近平新时代中国特色社会主义思想进课程教材指南》《"党的领导"相关内容进大中小学课程教材指南》等要求，突出育人宗旨、就业导向，强调德技并修、知行合一，注重中高衔接、立体建设。坚持一体化设计，提升信息化水平，精选教材内容，反映课程思政实践成果，落实岗课赛证融通综合育人，体现新知识、新技术、新工艺和新方法。

　　第四轮教材按照《儿童青少年学习用品近视防控卫生要求》（GB 40070—2021）进行整体设计，纸张、印刷质量以及正文用字、行空等均达到要求，更有利于学生用眼卫生和健康学习。

前　言

本教材依据职业教育国家教学标准体系相关文件要求并结合中等卫生职业教育护理专业改革发展实际进行修订。

全书包括两大部分内容。第一部分为心理护理（第一章至第五章），系统阐述了心理学基础知识（绪论）、心理过程与人格、心理应激与危机干预、心理评估与心理治疗、患者的心理护理；第二部分为精神科护理（第六章至第十六章），系统阐述了精神护理基础知识，分别介绍了各类精神障碍患者的护理与精神障碍患者的治疗及康复等相关知识。

本教材全面落实党的二十大精神进教材要求，体现卫生职业教育教学改革的先进理念，适应专业建设、课程建设、教学模式与方法改革创新等方面的需要，满足项目学习、案例学习、模块化学习等不同学习方式要求，注重体现以典型工作任务、案例等为载体组织教学成果，激发学生学习兴趣和创新潜能，注重以人才培养目标为导向，以职业技能培养为根本，体现中等卫生职业教育特色，并将护理工作者的专业精神、职业精神和工匠精神融入教材中，突出课程育人理念和以"岗位胜任力"为导向的原则。

本教材融入课程思政，增强思想性，凸显中职护理专业坚持"立德树人"的培养目标。同时，本教材积极吸纳职业教育卫生健康类"1＋X"证书制度试点成果，有利于学生建立对工作岗位的系统性认识和形成科学的护理工作思维和学习方法，从而满足社会对学生知识、技能和人文素质的要求。

在本教材修订编写过程中，全体编写人员通力合作，编者所在单位给予了大力支持，一并表示衷心感谢。

为了进一步提高本书的质量，诚恳地希望各位专家、同仁和广大师生提出宝贵意见，以供再版时修改。

祖久春　林智东
2023 年 9 月

目　录

第一章 | 绪 论

01章 数字内容

学习目标

1. 具有维护自身心理健康的能力。
2. 掌握心理问题与精神疾病；心理健康的概念和标准。
3. 熟悉社会因素对健康的影响；心理与精神护理概述；心理与精神护理工作对护士的素养要求。
4. 了解心理与精神的概念。
5. 学会强化自身素养，为今后步入工作岗位做准备。

随着社会的发展和进步，人们生活节奏日益加快，来源于生活、工作、学习等各方面的压力使得人们长期处于精神高度紧张的状态，从而导致焦虑、抑郁、精神障碍等一系列心理问题和疾病的出现，人们的心理健康问题逐渐受到社会的广泛重视。

第一节 概 述

 工作情景与任务

导入情景：

小李，女，16岁，学生。父母长期在外打工，小李跟随年迈的爷爷奶奶生活，学习成绩不理想，内心苦闷，且难以从父母及老师那里得到心理支持，逐渐变得对周围事物不感兴趣，性格孤僻、自卑，甚至出现了自残的念头。

工作任务：

1. 列出该患者的主要心理问题。
2. 请帮助小李找出导致上述问题的因素。

一、心理现象与心理实质

心理(mentality)又称精神或心理现象,是指人在社会实践和社会活动中,与他人和内外环境发生交互作用而引起的主观活动和行为表现。

(一)心理现象

心理现象是心理活动的表现形式,由心理过程和人格两部分组成。

1. 心理过程　心理过程是指心理活动发生、发展的过程,也是人脑对现实的反映过程。心理过程包括认知过程、情绪情感过程和意志过程。这三个过程相互联系、彼此制约,维持着心理活动的统一性和完整性。

2. 人格　人格是在心理过程中表现出来的具有一定倾向性、稳定的心理特征的总和。人格包括人格倾向性、人格心理特征以及自我意识三个部分。

(二)心理的实质

1. 脑是心理的物质基础　心理是脑的功能,脑为心理的产生和发展提供了物质基础,不同的心理活动在大脑的不同部位都有相应的功能区。大脑皮质在人类得到了高度的发展,所以人的心理和动物的心理才有了本质的区别。

2. 客观现实是心理的源泉　客观现实指人赖以生存的自然环境和进行人际交往并从事实践活动的社会环境。心理活动来源于外界环境的刺激,是对客观现实的主观反映。没有客观现实作用于大脑,大脑就不能产生任何心理活动。

3. 人的心理在实践活动中产生和发展　脑是心理的器官,客观现实是心理的源泉。但大脑和客观现实都不能直接产生心理活动,心理的产生必须依靠人的实践活动。人的心理在实践中发生发展,从幼稚到成熟,从低级到高级。

二、心理与精神健康的标准

(一)心理健康的概念

健康不仅是指没有疾病和身体缺陷,还要有完整的生理、心理状态及良好的社会适应能力。

心理健康(mental health)又称为精神健康,指以积极有效的心理活动,平稳正常的心理状态,对当前和发展着的社会和自然环境保持良好的适应能力。

心理健康包括两层含义:一是无心理疾病,这是心理健康的最基本条件;二是具有积极的心理状态,即能够维持自身心理健康,有主动减少问题行为和解决心理困扰的能力。

(二)判断心理健康的基本原则

个体的心理是否健康存在以下三个判断原则:

1. 主观世界与客观世界的统一性原则　心理是客观现实的反映,任何正常心理活动和行为,必须就形式和内容上与客观环境保持一致。

2. 心理活动的内在协调性原则　人类的精神活动是一个完整的统一体,各种心理过程之间具有协调一致的关系,从而保证个体在反映客观世界过程中的高度准确和有效。

3. 个性的相对稳定性原则　个体在长期的生活中都会形成自己独特的个性心理特征,在没有重大外界变革的情况下,一般不易改变,具有相对稳定性。

(三)心理健康的标准

关于心理健康的标准,人们从不同角度提出了不同的看法,基本归纳为如下十条:

1. 心理活动强度　指对于精神刺激的抵抗能力。在遭受精神打击时,个体对同一精神刺激的反应各不相同,抵御能力低的个体往往反应强烈,甚至出现精神症状。

2. 心理活动耐受力　长期经受精神刺激的能力称为心理活动的耐受力。耐受力差的人经历了较长时期的精神刺激就会痛苦不堪,出现心理异常。

3. 周期节律性　人的心理活动在形式和效率上存在着内在的节律性,如注意力就存在自然起伏的现象,有人白天工作效率比夜晚效率高,有人则相反。如个体心理活动的固有节律发生变化并经常处于紊乱状态,就可以认为其心理健康水平下降了。

4. 意识水平　意识水平的高低往往以注意力品质的好坏为客观指标。心理活动无法集中的程度越高,心理健康水平就越低。

5. 暗示性　暗示性的实质就是不加批判地接受他人的思想、观点、意志、看法。接受暗示是客观存在的一种心理现象,但却存在个体差异,在相同的暗示条件下,个体接受暗示后的感受明显不同,暗示性过强的时候情绪和行为就容易不稳定。

6. 心理康复能力　从创伤刺激的状态恢复到原来心理状况的能力称为心理康复能力。心理康复能力强的人比较容易从创伤打击中恢复。

7. 心理自控力　情绪强度、情感表达、思维方向和思维过程都是在自我控制下实现的,对情绪、思维、行为的自控程度与人的心理健康水平密切相关。

8. 自信心　是一种反映个体对自己是否有能力成功地完成某项活动的信任程度的心理特性。一个人是否有恰如其分的自信心是心理健康的标准之一。

9. 社会交往　人的精神活动得以产生和维持,其重要的条件就是充分的社会交往。社会交往被剥夺,可能会导致精神崩溃,出现各种异常心理。

10. 环境适应能力　人为了个体生存、种族延续、自我发展和完善,就一定要适应环境。环境适应不良也会导致个体出现情绪、行为等问题。

三、心理问题与精神疾病

心理问题与精神疾病有明显的差别,《精神障碍国际分类标准(ICD-10)》和《中国精神障碍分类与诊断标准(第3版)》(CCMD-3)对此做了严格的区分。心理问题是临床心理学的研究对象,而精神疾病则属于精神医学的研究对象。

（一）心理问题

心理问题是由现实问题引起的，近期发生，持续时间不长，内容相对局限，情绪反应能在理智控制之下，没有严重破坏社会功能，情绪反应尚未泛化的、暂时的心理不健康状态，属于正常心理的不健康状态。心理问题分类如下：

1. 一般心理问题　是近期发生的由社会的现实因素激发而引起的情绪波动，其特点是持续时间短暂，情绪反应能在理智控制之下，内容尚未泛化，反应强度不太剧烈的心理紊乱状况，思维仍保存严密的逻辑性，个性也无明显异常表现。随着现实情况的改善和相应的心理支持，在较短时间内会得到缓解。

2. 严重心理问题　是由应激引起的相对强烈的心身紊乱状况，其特点是初始情绪反应剧烈、持续时间在一年之内、内容部分泛化，有时伴某方面的个性缺陷。

心理问题不能等同于心理疾病或心理异常。

（二）精神疾病

精神疾病又称精神病，属于异常心理，是指在各种生物、心理及社会因素影响下，大脑功能失调，导致感知、记忆、思维、情感、意志和行为等精神活动出现不同程度的障碍为主要临床表现的疾病。

第二节　心理、社会因素对健康的影响

一、心理因素对健康的影响

（一）情绪、情感与健康

心理活动对机体的影响是通过个体的情绪、情感变化而影响内脏器官的活动。一般来说，正性情绪、情感对生活、健康是有益的，可以提高机体活力，使呼吸、脉搏、血压、消化、新陈代谢等处于平衡状态，有助于发挥机体的潜能。反之，负性情绪、情感对生活、健康会产生不利影响，如失落、失望的情绪会降低机体的免疫力，愤怒可以引起小动脉痉挛收缩、舒张压升高、心肌细胞受损等。但情绪与健康的关系并非这么单一，过强的正性情绪也会影响躯体状况，如"乐极生悲"。而适度的焦虑和恐惧有益于帮助人们建立良好的生活态度和生活方式，如"人无远虑，必有近忧"。所以，调节好情绪是促进健康的有效途径。

（二）人格特征与健康

人格是一个人独特的心理特征，它对人的心理健康起着至关重要的作用。如谨小慎微、追求完美、拘谨呆板、敏感多疑、责任心过重或对自己苛求过高等人格特征的人易患强迫症。因此，培养和完善健全的个性是预防和减少心身疾病和精神疾病的一项重要措施。

你是哪一型人格?

A 型:有强烈的进取心和竞争欲。有时间紧迫感,人际关系不协调,有敌意倾向。易患冠心病或高血压。

B 型:与 A 型行为相反的一种类型,缺乏竞争性,喜欢不紧张的工作,喜欢过松散的生活,无时间紧迫感,有耐心,无主动的敌意。

C 型:性格克制压抑,不表现负面情绪,特别是对愤怒的压抑,好生闷气,尽量回避各种冲突;生活和工作中没有主意和目标,不确定性多,有孤独感或失助感,易患癌症。

D 型:孤僻、独来独往。

(三)心理冲突与健康

心理冲突是指个体面对难以抉择的处境时所产生的矛盾心理状况。如既想吃美味佳肴又想减肥,既想早日工作自食其力,又想继续求学。心理冲突若能顺利解决,可以促进个体成长,但若长期处在心理冲突中,就可能会影响身心健康。

二、社会因素对健康的影响

(一)生活环境因素与健康

生活环境包括了个体赖以生存的自然环境和社会环境,对健康影响很大。如空气质量、工作环境、交通状况、居住条件、社会变迁等都会使个体产生心理应激而导致心身不适。

(二)重大生活事件与健康

个体在生命历程中会遭遇突发的重大生活事件,从而造成极大的心身创伤并伴有强烈的心身反应,如失恋、疾病、亲人亡故、失业、升迁受挫、破产、被人诬陷或误解,这些重大生活事件被称为应激源。如不幸事件发生的频率过高,或事件影响较严重、发生较突然,个体心身受到的影响就更大。

(三)文化教育与健康

文化不仅包含书本文化,还包括饮食文化和民间习俗文化,它与健康密切相关。如有些民族崇尚素食,其高血压、冠心病的发病率就相对较低;某些国家的出殡仪式能比较好地处理悲哀情绪。

1. 早期教育、家庭环境是影响心理健康发展的重要因素。例如,早期失教对孩子智力、情感发展的影响既全面又深远,甚至终生。从小受到良好照顾、接受丰富刺激的孩子,其潜能得到激发,从而智力获得更好的发展。

2. 儿童与父母的关系、父母的教养态度、教养方式、家庭类型等也会对个体以后的心理发展和个性形成产生影响。比如,早期与父母建立和保持良好的关系、得到父母充分的爱、受到支持和鼓励等因素使儿童容易获得安全感和信任感,对其个性的良好发展、人际交往、社会适应等方面有积极的促进作用。

3. 学校教育直接影响学生的心理健康。学校的教育理念、教师的教学方式、人际关系、校风、教师个性特征及教育态度等都会影响学生的心身健康。因此,加强学校心理健康教育是必不可少的。

第三节　心理与精神护理概述及对护士的要求

一、心理与精神护理概述

(一)心理与精神护理的概念

心理与精神护理是将心理学、精神病学理论和技术运用于现代护理领域,以系统化整体护理理念为指导,研究各种患者的心理、行为变化规律,探寻解决患者心理、行为问题的护理技术;研究如何为患者创设安全的、愉快的、人性化的治疗环境,从而实施积极有效的护理措施,促进患者的心身康复的科学。

(二)心理与精神护理的任务

1. 研究各类患者的心理行为特点、心理行为变化规律、干预方法和技术。

2. 研究如何运用心理学的理论和方法解决患者的心理问题、调控患者的不良情绪;在整体护理中,心理护理如何与其他护理方法有机结合,相得益彰。

3. 研究与患者的沟通技巧,通过护理工作和护士的言谈举止,与患者保持良好的护患关系,开展心理护理。

4. 不断研究和完善对各种躯体疾病患者的具体护理方法,如各年龄段患者的心理护理、各种病症的心理护理、疾病的各个时期的心理护理、药物治疗的护理、心身障碍患者的护理、精神疾病治疗的护理、工娱和康复治疗的护理。

5. 研究如何理解和识别患者的内心病态体验和正常的心理需要。给予全面的、准确的护理评估和护理诊断,制订合理的护理目标,实施有效的护理措施,进行及时的护理评价,更好地发挥整体护理在精神疾病护理中的作用。

6. 研究如何在社区开展对患者、亚健康和健康人群及家庭的健康咨询服务,如何对患者家庭开展康复护理工作。

7. 研究如何培养和训练患者的生活技能、人际交往的技巧,使患者在疾病好转后能及时回归家庭和社会。

二、心理与精神护理工作对护士的素养要求

（一）良好的职业道德

从事心理与精神护理的护士，经常会遇到思维混乱、行为怪异、不合作、敌视甚至攻击、谩骂等的精神患者，护士应具有高度的同情心和爱心，充分尊重患者，维护患者的利益及尊严，注意遵守保密原则。

（二）扎实的专业知识

从事心理与精神护理的护士，要有扎实的临床护理知识和技能，丰富的心理学、精神病学知识和心理干预技术。

（三）稳定的心理素质

从事心理与精神护理的护士，要具有稳定的心理素质，学会临危不乱。因为患者除了会出现躯体症状外，还会出现心理和行为异常的突发状况，护士要面对躯体和心理行为双重的不确定性。

（四）娴熟的心理与精神护理技巧

从事心理与精神护理的护士要有以下三个方面的技巧：

1. 态度性技巧　在护患沟通中，护士的态度起决定作用。护士应掌握良好的沟通技巧，包括尊重、热情和真诚，从而促进和谐、顺畅和深入的护患沟通。

2. 行为性技巧　行为性技巧包括倾听技术、同理技术和积极关注技术。

（1）倾听技术是指护士全神贯注地接收和感受患者在交谈时所发出的全部信息（包括语言的和非语言的），并作出全面的理解。

（2）同理技术又称共情，是指能设身处地地从患者的角度去体会并理解其感觉、需要、情绪与想法的一种技术。

（3）积极关注技术是在护患沟通中，护士无条件地关注患者言语和行为的积极面，从而使患者拥有和发挥正向的资源。要求护士抓住和放大患者积极的潜力，并反馈给患者，使患者形成乐观豁达的心态，促进疾病的治愈。

3. 言语性技巧　良言一句三冬暖，恶语伤人六月寒。言语既能治病，又能致病。因此，护士必须熟练掌握言语性技巧包括提问、解释和指导等，从而增进护患沟通的有效性及护患关系的和谐性。

本章小结　　本章的重点是心理健康的概念和标准、心理问题与精神疾病、心理、社会因素对健康的影响、心理与精神护理概述、心理与精神护理工作对护士的素养要求。在学习过程中注重运用所学知识强化自身职业素养，提高为患者实施有效心理护理的能力。

（祖久春）

思考与练习

1. 判断心理健康的基本原则有哪些?
2. 心理问题包括哪些方面?
3. 社会因素对健康会产生哪些影响?
4. 心理与精神护理的任务包括什么?
5. 心理与精神护理工作对护士的素养要求有哪些?

第二章 │ 心理过程与人格

02章 数字内容

1. 具有坚强的意志和健全的人格。
2. 掌握认识过程、情绪情感过程和意志过程；人格的概念、特征和结构。
3. 熟悉健康人格的基本特质。
4. 了解常见的人格障碍。
5. 学会管理自己的情绪。

第一节　心理过程

 工作情景与任务

导入情景：

杨某自从进入职业学校后就沉默寡言，不愿意交新朋友，对学校活动也不感兴趣，白天经常在课堂上睡觉，晚上打游戏，昼夜颠倒，干什么都没精神，路上遇到舍友也视而不见。

工作任务：

1. 简述杨某存在的问题。
2. 简述心理过程包含的内容。
3. 简述人格的特征包含的内容。
4. 简述调控情绪的方法。

心理过程是指个体的心理活动，包括认知过程、情绪、情感过程和意志过程三个方面。它们各自发生但相互影响与渗透。

一、认 知 过 程

认知过程是人对客观世界的认知和察觉，是人脑对客观事物的反映和对感知到的，变化着的信息进行的加工过程，包括感觉、知觉、记忆、思维、想象、注意等心理活动。

（一）感觉

1. 感觉的概念　感觉（sensation）是人脑对直接作用于感觉器官的客观事物的个别属性的反映。它是最简单的心理活动，是人对客观世界认识的开始，它为一切认识活动提供了原始材料，也是一切较高级、较复杂的心理现象产生的基础。

2. 感觉的种类　根据刺激物的来源不同可以将感觉分为两大类：外部感觉和内部感觉。

（1）外部感觉：接受机体外部的刺激，反映外部事物的个别属性。如视觉、听觉、嗅觉、味觉、皮肤觉。

（2）内部感觉：接受机体内部刺激，反映身体位置、运动和内脏不同状态的个别属性。如内脏觉、运动觉、平衡觉。

3. 感觉的特性

（1）感受性与感觉阈限：人的感觉能力的高低被称之为感受性，衡量感受性的指标是感觉阈限。感受性和感觉阈限在数量上成反比关系，即感觉阈限越低，感受性越高；反之，感觉阈限越高，感受性越低。

（2）感觉的适应：是指感觉器官在刺激物的持续作用下使感受性发生变化的现象。适应可以使感受性提高，也可以引起感受性降低，这对于人适应环境具有重要的意义。

（3）感觉的对比：是指同一感觉器官在不同刺激物作用下，感受性在强度和性质上发生变化的现象。对比可分为同时对比和继时对比（图2-1）。

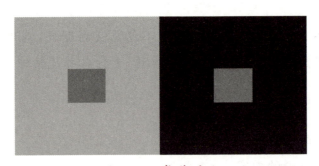

图2-1　感觉对比

（4）联觉：是一种感觉兼有另一种感觉的心理现象。联觉有很多种表现，其中最明显的是颜色产生的联觉。

（5）感觉的发展与补偿：人刚出生时就已经具备了一定的感觉功能，但还不够完善。感觉功能更主要的是在后天的生活实践中逐渐成熟和发展起来的。

（6）感觉后像：在刺激作用停止后，感觉并不立即消失的现象称为感觉后像。视觉后像表现得最为明显。

（二）知觉

1. 知觉的概念　知觉（perception）是人脑对直接作用于感觉器官的客观事物的整体属性的反映。知觉将各种感觉结果综合，形成对事物的整体认识。

2. 知觉的种类

（1）空间知觉：是物体的形状、大小、方位、距离等空间特性在人脑中的反映。

（2）时间知觉：是人们对客观事物的延续性和顺序性的反映。

（3）运动知觉：是人脑对物体的空间位置和移动速度的知觉。

3. 知觉的特性

（1）知觉的选择性：客观事物多种多样，在一定时间内，人总是有选择地以少数事物作为知觉对象，将它们从背景中区分出来，从而对它们做出清晰的反映，知觉的这种特性称为知觉的选择性（图 2-2）。

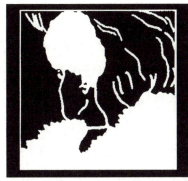 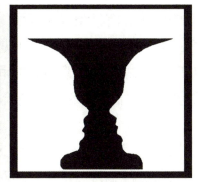

a. 老妇少女双关图　　　　b. 人头花瓶双关图

图 2-2　知觉的选择性

（2）知觉的整体性：知觉的整体性是人们在知觉过程中将客观事物的个别属性进行整合的特性。

（3）知觉的理解性：人在感知事物时，总是根据以往的知识经验来解释它，使其具有一定的意义，并用词把它标志出来，知觉的这种特性称为知觉的理解性。

（4）知觉的恒常性：当知觉条件在一定范围内变化时，个体对知觉的映像仍然保持相对不变，称为知觉的恒常性（图 2-3）。

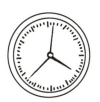

图 2-3　知觉的恒常性

（三）记忆

1. 记忆的概念　记忆（memory）是过去经验在人脑中的反映。

2. 记忆的分类　记忆涉及人的一切活动，所以记忆表现的形式也是多种多样的。

（1）根据记忆的内容分类：可分为形象记忆、逻辑记忆、情绪记忆和运动记忆。

1）形象记忆：指以感知过的事物形象为内容的记忆。

2）逻辑记忆：指以词的形式、概念、判断、推理等逻辑思维过程为内容的记忆。

3）情绪记忆：指以体验过的某种情绪、情感为内容的记忆。

4）运动记忆：指以实际行动、动作、技巧为内容的记忆。

（2）根据记忆保持时间的长短不同分类：可分为瞬时记忆、短时记忆和长时记忆。

1）瞬时记忆：又称为感觉记忆或感觉登记，指在刺激停止后，感觉信息有一个极短时间的保留，是记忆的开始阶段，特点是信息保持时间短，保持时间为 0.25～2 秒；形象鲜明，信息储存量大，但容易消失；感觉到的信息，如果引起注意，强化后则会进入短时记忆，否则就会被遗忘。

2）短时记忆：又称工作记忆，是保持时间不超过 1 分钟的记忆，特点是信息存储容量有限，一般为 7±2 个单位，信息经过反复强化可进入长时记忆。

3）长时记忆：是指保持时间在 1 分钟以上，甚至终生的记忆。它的信息来源是对短时记忆内容的加工复述，特点是信息保持时间长，信息存储量很大，主要根据意义进行编码。长时记忆中存储着我们过去的所有经验和知识，为所有心理活动提供了必要的知识基础。

3. 记忆的基本过程　记忆是一个复杂的心理过程，包括识记、保持、再认和回忆三个基本环节。从信息论的观点来看，记忆就是对输入信息的编码、储存和提取过程。

（1）识记是把所需的信息输入头脑的过程，就是识别和记住事物的信息。它是记忆的初始环节，要提高记忆的效果，首先必须有良好的识记。

（2）保持是将识记过的事物进行加工、巩固和保存的过程。保持是记忆的中心环节，也是实现再认和回忆的重要保证。能否保持以及保持时间的长短，是记忆力强弱和记忆品质优劣的重要标志。

（3）再认和回忆是指人从头脑中提取信息的过程。

1）再认：是指识记过的事物再度出现时，能把它识别出来。

2）回忆：指经历过的事物不在眼前，在一定条件下能把它重新再现出来。回忆是信息提取的高级形式。

4. 遗忘与遗忘规律

（1）遗忘的概念：遗忘是指识记过的材料在一定条件下，不能再认和回忆，或者错误地再认和回忆。

（2）遗忘曲线及其规律：德国心理学家艾宾浩斯早在 1885 年就对遗忘现象作了系统研究。研究结果表明：遗忘的发展进程是不均衡的。在记忆后的最初阶段遗忘速度最快,之后会逐渐缓慢,稳定在一个水平上,几乎不再有更多遗忘,从而发现了遗忘发展先快后慢的规律。证明这一规律的曲线被称为"艾宾浩斯遗忘曲线"(图2-4)。

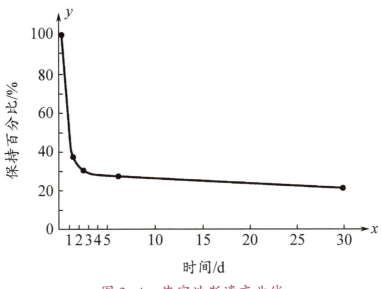

图 2-4　艾宾浩斯遗忘曲线

（四）思维

1. 思维的概念　思维(thinking)是人脑对客观事物间接的、概括的反映。

2. 思维的特征　间接性和概括性是思维的基本特征。

（1）间接性:指人脑对客观事物的反映不是直接的,而是人们借助于其他事物或已有的经验为媒介来认识那些没有被直接感知或不可能被直接感知的事物。

（2）概括性:指在大量感性材料的基础上,把一类事物共同的、本质的特征和事物的内在联系和规律抽取出来加以概括。

3. 思维的分类

（1）根据任务的性质和解决问题的方式,可分为直观动作思维、具体形象思维和抽象逻辑思维。

1）直观动作思维:是一种依据实际动作解决问题的思维过程,它具有明显的外显性特征,通常是以直观的,具体形式的实际行动表现出来。

2）具体形象思维:是指凭借事物的具体形象和表象的联想来进行的思维。

3）抽象逻辑思维:是运用概念,以判断、推理等形式进行的思维。它是人类特有的复杂思维形式,是对事物本质属性、内在联系的反映。

（2）根据探索答案的方向,可分为聚合思维和发散思维。

1）聚合思维（又称为求同思维）:把问题提供的各种信息聚合起来,得出一个确定的或最佳答案。

2）发散思维（又称为求异思维）:根据已有的信息,从不同角度、不同方向思考,寻求多样性答案的一种展开性思维方式。

（3）根据思维的主动性和独创性，可分为常规思维和创造性思维。

1）常规思维：指人们运用已获得的知识经验，按惯常的方式解决问题的思维。

2）创造性思维：指以新颖、独创的方式解决问题的思维。

（五）想象

1. 想象的概念　想象（imagination）是人脑对已有的表象进加工改造而形成新形象的过程。

2. 想象的分类　根据产生想象时有无目的、意图，可分为无意想象和有意想象。

（1）无意想象：是指没有预定目的，不自觉的想象。无意想象是最简单、最初级的想象。

（2）有意想象：是根据一定的目的、自觉地进行的想象。人们在多数情况下进行的想象活动都是有意想象。

根据内容的新颖性和创造性不同，将有意想象分为再造想象、创造想象和幻想三种。

1）再造想象：根据词语描述或图形描绘，在头脑中形成新形象的过程。

2）创造想象：不依据现成的描述而在头脑中独立地创造出新形象的过程。

3）幻想：指向未来，并与个人愿望相联系的想象，为创造想象的特殊形式，不一定以客观规律为基础。

（六）注意

1. 注意的概念　注意是心理活动对一定对象的指向和集中。注意是伴随着感知觉、记忆、思维、想象等心理过程的一种共同的心理特性。注意具有指向性和集中性的特点。

2. 注意的分类　根据注意时有无目的性和意志努力的程度，可把注意分为无意注意、有意注意和有意后注意。

（1）无意注意：指事先没有预定目的，也无意志努力的注意。无意注意往往是在周围环境发生变化时由刺激物的直接作用而产生的。

（2）有意注意：指有预定目的，又需要做出意志努力的注意。有意注意是一种主动地服从于一定活动任务的注意，它受意识的自觉调节和支配。

（3）有意后注意：指有预定目的，但不需要意志努力的注意。有意后注意是有意注意在一定条件下转化而来的。

3. 注意的品质

（1）注意的广度：又称为注意的范围，是指在一瞬间人能清晰把握的对象的数量。能够清晰地注意到或知觉到的对象的数量多，就是注意广度大，反之则注意广度小。

物体越集中或者排列越有序，注意的广度就扩大；杂乱无章的物体则使广度缩小。对不熟悉的事物，注意广度就缩小，而对熟悉的事物，注意广度就越大。

（2）注意的稳定性：又称为注意的持久性，是指在较长时间内，把注意保持在某一对象或某一活动上的能力。而实际上，人的注意是很难长时间保持固定不变的，在注意的稳定性中经常包含着注意的起伏现象（图2-5）。

（3）注意的分配：是指在同一时间内进行两种或两种以上活动的能力。例如，护士在给患者进行疾病护理时，既要进行操作，又要观察患者的表现。

（4）注意的转移：指有目的地根据需要主动地将注意从一个对象或活动转移到另一个对象或活动上。比如，门诊医生在给一个患者诊治结束后，要将注意力转移到下一个患者身上。

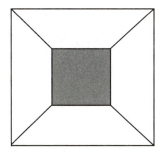

图 2-5 注意的起伏现象

二、情绪情感过程

人非草木，孰能无情？喜怒哀乐忧恨憎，人皆有之。在日常生活中，我们有时欢快愉悦甚至欣喜若狂，有时焦躁不安甚至暴跳如雷，有时郁郁寡欢甚至悲痛欲绝，这些都是情绪体验。复杂、丰富的情绪情感体验，使我们的生活变得丰富多彩。

（一）情绪和情感概述

1. 情绪和情感的概念　情绪（emotion）和情感（feeling）是人对客观事物是否符合个体需求而产生的态度体验。情绪与情感具有鲜明的两极性：肯定性（愉快）与否定性（不愉快）、积极性与消极性、紧张性与轻松性、激动性与平静性、力量强与弱的变化。

2. 情绪和情感的联系与区别

（1）情绪和情感的联系：情绪和情感的联系是密切，不可分割的。情绪是情感的基础和外部表现形式，情感是情绪的本质内容，并对情绪有支配和调节作用。情绪与情感的差别是相对的，在现实生活中，在具体人身上，它们常常是交织在一起的，所以从本质上看两者是一致的。

（2）情绪和情感的区别见表2-1。

表 2-1　情绪和情感的区别

情绪	情感
与生理性需要相关联	与社会性需要相关联
发生早、人与动物共有	发生晚、人类独有
具有外显性、情境性、激动性、暂时性	具有内隐性、稳定性、深刻性、持久性

（二）情绪和情感的分类

1. 原始情绪　根据主体和客体之间需求关系的不同，古代把情绪分为"喜、怒、哀、乐、爱、恶、惧"七种基本形式，谓之"七情"。现代心理学一般把它划分为"快乐、愤怒、恐惧、悲哀"等四种基本形式，即"原始情绪"。

（1）快乐：是一种在追求并达到所盼望的目的时所产生的一种体验。快乐的程度取决于愿望的满足程度。

（2）愤怒：是愿望不能实现并反复受到挫折，致使紧张状态逐渐积累而产生的情绪状态。愤怒的程度取决于对妨碍达到目标的对象的不满程度。

（3）恐惧：是面临危险，企图摆脱、逃避却又无能为力时的情绪体验。引起恐惧的重要因素是缺乏处理可怕情景的能力。

（4）悲哀：是自己所热爱、企盼的事物失去时，或追求的愿望破灭时产生的情绪体验。悲哀的程度，主要取决于失去事物的价值。

2. 情绪状态　根据情绪发生的强度、速度、紧张度和持续性，可以把日常生活中人们的情绪状态分为心境、激情与应激三种状态。

（1）心境：是一种微弱的、比较持久的影响人的整个心理活动的情绪状态，又称心情。它具有持久性、弥漫性和感染性的特点。产生心境的原因有很多，如事业成败、人际关系、健康状况、自然环境等。其中健康状况是心境变化的主要原因，过度的疲劳、严重的失眠、慢性疾病等都会使人产生消极的心境。

（2）激情：是一种强烈的、短暂的、暴发的情绪状态。激情通常由个人生活中的大事件，过度压抑或过度兴奋所引起。人在情绪状态时认知能力会发生改变，适度的激情会使人思维活跃，解决问题能力增强；缺乏意志控制的激情，会使人的认知能力范围缩小，不能正确评价自己行动的意义及后果，容易导致严重后果。因此，我们要提倡积极的激情，克服和避免消极的激情。

（3）应激：是在出乎意料的紧急情况下所引起高度紧张的情绪状态。在突如其来的或十分危急的情景下，个体必须迅速作出决策和采取行动时，容易出现应激状态。应激时机体会产生一系列的生物性反应，如肌肉紧张度、血压、呼吸、心率，腺体的活动等都会有明显的变化。

（三）情绪与健康

情绪与健康关系密切，俗话说"笑一笑，十年少；愁一愁，白了头"，说明了情绪对健康的作用和影响。

1. 情绪对健康的影响　情绪与人的健康有着极为密切的关系，我国的《黄帝内经》中就有"喜伤心""怒伤肝""思伤脾""恐伤肾"的阐述，中医"内伤七情"学说把情绪因素列为疾病的内因。医学心理学的研究，更以大量证据证明了情绪因素的致病作用，从而把情绪与疾病的关系建立在科学研究的基础上。

积极的情绪（比如乐观、开朗、心情舒畅）能使人从心理与生理两方面保持健康，积极的情绪能提高人的大脑活动效率和耐久性，使人体内的各器官系统的活动处于高水平的协调一致状态。积极的情绪还能使人增强对疾病的抵抗能力，利于人体健康。消极的情绪（比如焦虑、抑郁、悲伤、烦闷）则会损害人的正常的生理功能和心理反应。如果消极情绪产生过于频繁或强度过高或持续时间过长，就会导致躯体疾病或心理疾病的发生。现代医学研究表明，临床上常见的高血压、冠心病、癌症、糖尿病、消化性溃疡、哮喘、偏头痛等 80 多种疾病,都与不良情绪有关,这类疾病称为心身疾病。

2. 情绪调节与控制的方法　一个具有良好修养的人,懂得控制和调节情绪的意义,能够自觉而有效地调节和控制自己的情绪。对情绪进行调节和控制的方法主要包括:

(1)意识调节:一般来说,素质修养水平较高的人,能够有效地调节自己的情绪,因为他们在遇到问题时,比较理智和宽容,能镇静理智地处理问题。

(2)语言调节:语言是影响人的情绪体验与表现的强有力的工具。通过语言可以控制情绪反应。

(3)注意转移:把注意力从自己的消极情绪转移到其他方面上去。如找人交谈、外出散步、欣赏音乐等,都可以冲淡消极情绪。

(4)行为转移:这种方法是把情绪转化为行动的力量,即把消极情绪转变为从事科学、文化、学习、工作、艺术、体育等的力量,进行各种有意义的活动。

(5)适度宣泄:产生消极情绪时,不必过度压抑,而是需要适度宣泄。如让愤怒者把他认为不公平的、让他感到愤怒的事情,在适当的场合坦率地说出来,以消怒气。或者采用拳击沙包,踢足球等方式进行宣泄,也可以达到放松的目的。

(6)自我控制:人们还可以用自我调整法控制情绪,即以机体的一种随意反应去改善机体的另一些非随意的反应,用心理过程来影响生理过程,从而达到松弛入静的效果,以解除紧张和焦虑情绪。

三、意 志 过 程

(一)意志的概念

意志是自觉地确定目的,并根据目的来支配自己的行动,克服困难,以实现目的的心理过程。意志和行为是密不可分的,意志受目的支配,调节行为。在意志调节和支配下有目的的、自觉的行动称之为意志行动。

(二)意志品质

意志品质是指一个人在实践过程中所形成的比较明确的、稳定的意志特点。

1. 自觉性　自觉性是指个体自觉地确定行动目的,并独立自主地采取决定和执行决定。它贯穿于意志行动的始终,也是意志行动进行和发展的重要动力。与自觉性相反的品质是盲目性和独断性。

2. 果断性　果断性是指面对复杂多变的情境,能够迅速而有效地做出选择,采取决定并为实现目标迅速行动。具有果断性的人既顾全大局,处事严谨,又果敢坚决,雷厉风行。与果断性相反的品质是优柔寡断和武断。

3. 坚韧性　坚韧性是指在意志行动中遇到困难和挫折时,能顽强乐观地面对,想尽办法克服困难,矢志不渝,坚持到底。与坚韧性相反的品质是虎头蛇尾和执拗。

4. 自制性　自制性是指能够自觉、灵活地控制自己的情绪,约束自己的言行的意志品质。具有自制性的人，有很强的组织纪律性，情绪稳定，注意力集中，通常被称为意志坚定的人。与自制性相反的品质是任性和怯懦。

第二节 人 格

一、人格概念和特征

（一）人格的概念

人格（personality）是指一个人整体的精神面貌，是具有一定倾向性的和比较稳定的心理特征的总和。

（二）人格的特征

1. 人格的整体性　人格是人的整个精神面貌的表现，是一个人的各种人格倾向性和人格特征的有机结合。这些成分或特征不是孤立地存在着，也不是机械地联合在一起，而是错综复杂地相互联系，交互作用，组成一个完整的人格。

2. 人格的稳定性　人格具有稳定性的特点是强调内在、本质的自我具有持久性。所谓"江山易改，本性难移"。

3. 人格的独特性　一个人的人格是在遗传、成熟、环境、教育等先天和后天的因素交互作用下形成的。不同的遗传素质，不同的生存及教育环境，形成了各自独特的心理特点，特有的行为和思维方式。

4. 人格的社会性　人格的社会性可以理解为体现在个人身上的社会化程度和角色行为特征。因为人是社会性动物，各种社会文化对人思想的影响、不同社会角色对人行为的规范，都会在人格中留下"印记"，并在人格中有所体现。

二、人 格 结 构

（一）人格倾向性

人格倾向性是人格的重要方面，它是个体行为的内在动力和基本原因，决定着一个人的活动倾向性和积极性，集中地体现了人格的社会实质。人格倾向性包括需要、动机、兴趣、理想、信念和世界观。

1. 需要

（1）需要的概念：需要（need）是指个体对自身生存和发展所必备条件的渴望和欲求。

（2）需要的种类

1）按起源可分为自然需要和社会需要。

2）按指向的对象可分为物质需要和精神需要。

（3）需要层次理论：需要层次理论是由美国心理学家马斯洛提出的，他认为人发展的一个最简单原则就是满足各层次的需要。他将人类的需要按其发展顺序及层次高低分为五个层次（图2-6）。

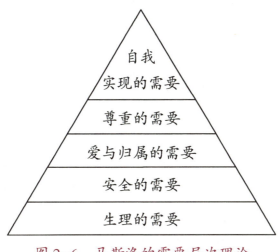

图2-6 马斯洛的需要层次理论

1）生理的需要：主要是指人对食物、水分、空气、睡眠、性的需要。

2）安全的需要：表现为人们要求稳定、安全，受到保护、有秩序，能免除恐惧和焦虑。

3）爱和归属的需要：一个人要求与其他人建立感情的联系或关系，如结交朋友、追求爱情，参加一个团体并在其中获得某种地位等，就是归属和爱的需要。

4）尊重的需要：包括自尊和受到别人的尊重。

5）自我实现的需要：人们追求实现自己的能力或潜能，并使之完善化。

马斯洛认为，需要的层次越低，它的力量越强，潜力越大。随着需要层次的上升，需要的力量相应减弱。在高级需要出现之前，必须先满足低级需要。只有在低级需要得到满足或部分满足以后，高级需要才有可能出现。

2. 动机

（1）动机的概念：动机（motivation）是指能引起、维持一个人的行动，并将该行动导向某一目标，以满足个体某种需要的意念活动。动机是一种内在动力，或称内驱力。

（2）动机冲突：在现实生活中，由于人们有多种需要，于是就会形成多种动机。当几种动机在最终目标上相互矛盾或相互对立时，这些动机就会产生冲突。常见的动机冲突有：

1）双趋冲突：是指两个目标对个体具有相同的吸引力，形成强度相似的两个动机，但由于条件限制，只能选择其中一个而要放弃另一个所引起的冲突。

2）双避冲突：是指两个事物同时对个体形成威胁，产生同等强度的逃避动机，但迫于环境和条件，只能接受一个才能避开另一个，这种选择时的心理冲突称为双避冲突。

3）趋避冲突：指某一事物对个体的需要具有利与弊的双重意义时，会使人产生截然相反的动机。一方面是好而趋之，另一方面又恶而避之，这种矛盾心理就形成了动机的趋避冲突。

（二）人格心理特征

人格是个体各种稳定的心理特征的总和，而这些心理特征主要表现为能力、气质、性格等方面，习惯上将这些内容称为人格心理特征。

1. 能力

（1）能力的概念：能力（ability）是直接影响活动效率，使活动得以顺利完成的个性心理特征。多种能力的有机结合称为才能，而才能的高度发展称之为天才。

（2）能力的分类：根据不同的标准，能力可分为以下几类：

1）一般能力和特殊能力：一般能力是指个体顺利完成各种活动所必备的基本能力。如观察力、记忆力、思维力、想象力、注意力。特殊能力是指从事某项专业活动所必备的能力，它是顺利完成某种专业活动的心理条件，分为动作能力、机械能力、核计能力、美术能力、音乐能力。

2）模仿能力和创造能力：模仿能力是指人们通过观察别人的行为活动来学习各种知识，然后以相同的方式做出反应的能力。创造能力指产生新的思想、发现或创造新的事物的能力。

3）流体能力和晶体能力：流体能力指在信息加工和问题解决过程中所表现的能力。如各种推理能力、形成抽象概念的能力。晶体能力指获取语言，数学知识的能力，它取决于后天的学习，伴随个体终生发展，与社会文化有密切的关系。

（3）能力的个体差异：人的能力有大有小，智力水平有高有低。

1）能力的类型差异：人的能力可以在感知觉、表象、记忆、言语、思维等方面表现出一定的差异。

2）能力发展水平的差异：各种能力的形成都有发展水平的差异，比如，智力的发展在整个人群中呈正态分布，即两头小、中间大。

3）能力表现的早晚差异：能力表现早晚个体差异十分明显。某些人少年早慧，某些人则大器晚成。

（4）影响能力形成与发展的因素

1）遗传素质：遗传素质是指人生来具有的某些解剖和生理上的特点。遗传素质是能力形成和发展的物质基础。

2）环境因素：后天的生活环境是能力形成和发展的关键。

3）教育作用：教育对能力的发展起主导作用。

4）社会实践：社会实践对于能力发展的水平具有直接的决定意义，实践是能力发展的重要途径。

5）主观努力：如果缺少主观努力和勤奋，即使上述诸因素具有良好的优势，也无法使能力得以顺利发展并取得成就。

2. 气质

（1）气质的概念：气质（temperament）是表现在心理活动的强度、速度、灵活性与指向性等方面的一种稳定的心理特征,即我们平时所说的脾气、秉性。它与人的生物学素质有关。

（2）气质的类型:气质类型是指在某一类人身上共同具有的典型气质特征的有机结合。古希腊名医希波克拉底认为人有四种体液,即血液、黄胆汁、黑胆汁和黏液。根据某种体液在人体中占优势而将人的气质分为胆汁质、多血质、黏液质和抑郁质四种类型。

巴甫洛夫用高级神经活动类型说解释了气质的生理基础。他通过动物实验发现高级神经系统活动具有强度、均衡性和灵活性三种基本特性。

高级神经活动类型的外部表现相当于古希腊学者对气质的分类,因此巴甫洛夫提出,高级神经活动类型是气质类型的生理基础(表2-2)。

表2-2　气质类型、高级神经活动类型及行为表现特征

气质类型 （神经系统类型）	神经过程基本特征			主要表现特征
	强度	均衡性	灵活性	
胆汁质（兴奋型）	强	不均衡	灵活	精力充沛,动作有力,性格急躁,容易冲动,不易自制,体验强烈且外露
多血质（活泼型）	强	均衡	灵活	活泼好动,动作敏捷,善交际,注意易转移,兴趣易变换,情绪体验不深刻且外露
黏液质（安静型）	弱	均衡	不灵活	安静沉着,注意稳定,善于忍耐,自制力强,情绪反应慢,持久而不外露
抑郁质（抑制型）	弱	不均衡	不灵活	反应迟缓,敏感怯懦,情绪体验深刻,持久不外露,动作缓慢,易伤感孤僻,善观察小事细节

 护理学而思

地点:某剧场门口。

时间:演出开始10分钟后。

人物:检票员和4位迟到的观众。

情节:剧场规定演出开始10分钟后不许入场。剧中休息时,才能再入场。4位迟到者分别对检票员说明迟到的缘由,并要求进入剧场,但表现各不相同。

第1位:大吵大嚷,怒发冲冠。

第2位:软硬兼施,找机会溜进去。

第3位:不吵不嚷,虽然遗憾但是还是理解剧院的做法,并自我安慰"好戏都在后头"。

第4位:垂头丧气,委屈万分,认为自己总是很倒霉。

请思考:

1. 这四个人的行为表现分别属于哪种气质类型?

2. 掌握各种气质类型及行为倾向对现实生活和学习有何指导意义?

3. 性格

(1)性格的概念:性格(character)是个体对客观现实稳定的态度以及与之相适应的习惯化的行为方式。性格是人格的核心部分,人的性格是在个体的社会实践活动中形成和发展起来的。

(2)性格的特征:性格的结构有以下四方面的特征。

1)性格的态度特征:是指人对客观现实的稳固态度方面所表现的个体差异。具体表现有:一是对社会、集体和他人的态度特征;二是对学习、工作、劳动和劳动产品的态度特征;三是对自己态度的性格特征。

2)性格的意志特征:是指人对自己的自觉调节方式和调节水平方面的性格特征。

3)性格的情绪特征:是指人在情绪活动的强度,稳定性和持久性以及主导心境等方面表现出来的个体差异。

4)性格的理智特征:是指人在认识过程中的性格特征,主要指人在感知、记忆、想象和思维等认识过程中表现出来的认知特点和风格的个体差异。

(3)性格的类型

1)按心理活动的倾向性分型:①外向型;②内向型。

2)按心理过程的特点分型:①理智型;②情绪型;③意志型。

3)按独立性程度分型:①场依存型;②场独立型。

4)按个体对心身疾病的易罹患性分型

①A型行为类型:争强好胜,有时间紧迫感,行为急促、有强烈的竞争意识、抱负过高、易激怒等,这种类型是易罹患冠心病、高血压等心身疾病的性格特征。

②B型行为类型:悠然自得、随遇而安、行为迟缓,顺从安宁,说话声低等,这种类型是不易罹患冠心病、高血压等心身疾病的性格特征。

③C型行为类型:过度压抑,忍耐、缺乏自信,对焦虑、忧郁、绝望等负性情绪体验过多,这种类型是易罹患癌症的性格特征。

(4)良好性格的培养:性格既有稳定性,也具有可塑性。个体在成长过程中要重视良好性格的培养。

1)树立正确的世界观、人生观、价值观。

2)正确分析自己的性格特征。

3)积极塑造良好性格:第一,保持心境开朗;第二,加强意志锻炼;第三,培养良好的生活习惯和行为习惯;第四,提高思维能力。

4)勇于矫正自我性格弱点。

第三节　健康人格与人格障碍

一、健 康 人 格

（一）健康人格的概念

健康人格是指各种良好人格特征在个体身上的集中体现。

（二）健康人格的特质

心理学家阿尔波特毕生致力于研究正常、健康的人，他认为，如果一个人的自我同一性发展得很好，这个人就能获得心理上的成熟，他就是心理健康的人。他认为一个成熟的人所具有的健康人格有以下7种特质：

1. 具有持续扩展自我的能力。阿尔波特认为，心理成熟者能将自己投入到多种爱好、各类活动以及与人的交往之中，并获得自我扩展的机会。

2. 具有爱与同情的能力。正常人能以一些健康的方式，如真诚、共情和宽容等与他人建立温暖、亲密、融洽而又深刻的关系。有必要指出的是，爱既是一种态度，也是一种能力。天生就具备这种态度和能力的人是不多的，绝大多数人都是通过学习才具备爱的能力。

3. 具备安全感并能自我接纳。成熟的人因为能够自我接纳而具有情绪上的安全感，这使他们拥有挫折耐受性，当出现问题时，他们能忍受挫折感和担忧等负性情绪，并能采取建设性方式去积极处理。

4. 具有客观感知现实的能力。一个人能按世界的本来面目去认识世界，准确、客观地感知现实，并能接受现实。人们能够"客观感知现实"并不容易，因为每个人都不可避免地会受自身经验、经历、性格和知识等方面的影响，以至于常常无法客观感知现实。"仁者见仁，智者见智"说的也是这个道理。

5. 有客观认识自我的能力。成熟的人懂得真实自我与理想自我之间以及自我评价和别人对自己的评价之间存在的差异。他们对自己的行为有明确的洞察力，所以不会将个人的消极品质投射到他人身上，他们在客观认识自己的同时也能准确地评价他人，并能被他人友好接纳。

6. 以问题为中心并发展出解决问题的技术。一个成熟的人不仅能全身心地投入到自己的生活与工作中，能高水平地胜任工作，而且在遇到问题时能够排除情绪的干扰而将注意力集中在解决问题的技术上。

7. 具备统一的人生哲学。成熟的人有明确的价值观，他们的未来是定向的，他们有目的感，有完成目的的使命感和责任感，他们为富有意义的人生目标所牵引。阿尔波特认为，了解一个人人格结构的最好方法是问他："你在五年内想做什么？"用人生的目标来衡量一个人的心理健康水平是很能说明问题的。

二、常见人格障碍

（一）人格障碍概述

人格障碍（personality disorder）是指人格特征显著偏离正常，形成患者特有的根深蒂固的行为模式。这种行为模式相对稳定且对环境适应不良，明显影响了患者的社交和职业功能，使患者十分痛苦。尽管各种人格障碍差别很大，但都具有以下共同的特征：

1. 症状一般开始于童年、青少年或成年早期，会一直持续到成年乃至终生。

2. 严重的人格缺陷，人格明显偏离正常，不协调，与他人格格不入。

3. 严重的情感障碍，智能正常而情感不稳定，易激惹，有的人甚至冷酷无情。

4. 行为的动机和目的不明确。自制力较差，容易与他人发生冲突，不仅使周围人遭受损失，也损害了自身利益。

5. 大多数人格障碍者缺乏自知力，难以从生活经验中吸取教训。

6. 人格偏离具有相对稳定性，一旦形成就难以改变。

7. 矫正困难，预后不良。

（二）常见的人格障碍类型

1. 偏执型人格障碍　偏执型人格障碍以猜疑和偏执为主要特点。

2. 分裂样人格障碍　分裂样人格障碍以观念、行为、外貌装饰奇特及人际关系明显缺陷，且情感冷漠为特点。

3. 反社会型人格障碍　反社会型人格障碍以行为不符合社会规范，经常违法乱纪，对人冷酷无情为特点，好发于男性，往往在18岁以前就出现品行问题。

4. 冲动型人格障碍　冲动型人格障碍又称为攻击性人格障碍，主要特征是情感暴发伴有明显的行为冲动，事先进行计划的能力差。

5. 表演型人格障碍　表演型人格障碍又称癔症性人格障碍，以过分感情用事或夸张言行以吸引他人注意为特点。

6. 强迫型人格障碍　强迫型人格障碍以过分谨小慎微，过分严格要求，完美主义，内心不安全感为主要特征。

7. 依赖型人格障碍　依赖型人格障碍以依赖和顺从为主要特征，常感到自己无助、无能和缺乏精力。

本章小结　本章的学习重点是认知过程、情绪情感过程、意志过程、人格理论，通过学习使学生掌握人格、气质、性格、需要、动机的内涵，明确人格影响着人的交往、活动效率、健康和人生的成败。本章学习的难点是情绪对健康的影响和情绪的调节方法、健康人格的培养。学习本章有助于学生对人格特征进行清晰的认识与调整，进而更好地改善与塑造自我，形成完整、统一、和谐的人格。

（林智东）

 思考与练习

1. 情绪对健康有何影响？如何调节并控制情绪？
2. 能力的差异性有哪些？
3. 如何培养良好的性格？

第三章 ┃ 心理应激与危机干预

03章 数字内容

第一节 心理应激概述

 工作情景与任务

导入情景:

张某,女,60岁。丧偶3年,退休。退休后来到美国儿子家,本来认为来到美国可以和儿子一家享受天伦之乐,可是没想到来到美国之后,每天儿子儿媳上班,孙子上学,自己在家一待就是十几个小时,因为语言不通,电视也看不懂,和周围的人交流起来也比较困难,近两个月还出现了头晕、心烦、郁闷和睡眠障碍,来医院就诊。

工作任务:

列出张某出现头晕、心烦、郁闷、睡眠障碍等症状的原因。

一、心理应激的概念

应激(stress)一词在物理学上译为压力或应力,原意是指一个系统在外力的作用下竭尽全力对抗时的超负荷状态。从医学心理学的角度,一般将心理应激定义为当个体觉察到需求和满足需求的能力不平衡时所表现出的心身紧张性反应状态,其结果是适应或者适应不良。

二、应激源及分类

心理应激总是由来自环境或自身的刺激引起的,凡能引起应激反应的各种刺激物统称为应激源。应激源的种类很多,可以从不同角度进行分类。

(一)按照事件的生理、心理、社会属性分类

1. 躯体性应激源　躯体性应激源是指对躯体直接产生刺激作用的某些刺激物。包括各种理化和生物刺激物。例如,高低温、强烈的噪声、损伤、微生物和疾病。

2. 心理性应激源　心理性应激源是指来自人们头脑中的某些紧张信息。包括认知和情绪波动等,如各种心理冲突与挫折、不切实际的过高的期望值、不良预感、人际冲突以及工作压力等。

3. 文化性应激源　文化性应激源是指因语言、风俗习惯、生活方式、宗教信仰等改变所造成的刺激或情境,如迁居异国他乡、个体进入一个与原来文化背景不同的环境。

4. 社会性应激源　社会性应激源包括重大的社会与经济变革、战争、自然灾害、失业、家庭危机和亲人的意外事故等生活事件。

(二)按照事物的主客观属性分类

1. 客观事件　客观事件是不以人们的主观意志为转移的现实事件,如天灾人祸和生老病死。

2. 主观事件　主观事件是个体的主观产物以及个体主观因素和客观因素相互作用后的产物,如生活压力和人际关系。

三、应激的生理心理反应

应激反应就是个体应对应激源的刺激所产生的身心变化。应激过程中既有心理反应,又有生理反应,两者不可分割。从应激的作用时间上,又可将其分为急性应激反应和慢性应激反应。

(一)应激的心理反应

1. 认知反应　轻度的应激反应可增强人的认知能力。若应激反应过强,可以干扰和影响注意力、记忆力、思维能力和对外界的判断力,使得认知能力下降,认知能力下降会增加负性情绪的强度,产生冲动行为,机体将失去自我调节和控制,不能恰当使用自我防御机制。

2. 情绪反应

(1)焦虑:是应激反应中最常见的情绪反应,表现出对预期发生的危险或情境的紧张、焦虑、恐惧等的情绪状态。焦虑发生时多伴有心慌、出汗、发抖等交感神经兴奋症状。

过度焦虑会影响个体的应对能力。

（2）恐惧：如果说焦虑是对尚未发生的危险或威胁所产生的情绪反应，恐惧则是企图摆脱已经明确的威胁或危险的情绪反应。恐惧时同样会出现交感神经兴奋，肾上腺髓质分泌增加，伴有心慌、发抖、恶心等生理症状。

（3）愤怒：愤怒是有目的的活动受到阻碍时出现的情绪反应。往往伴有攻击行为、交感神经兴奋等生理症状。愤怒是一类破坏性的情绪释放，有损身心健康。

（4）抑郁：抑郁是一种消极悲观的情绪反应。主要表现为情绪低落、兴趣下降、悲观失望、意志活动减少，并可出现多种躯体上的不适感，严重者有自杀行为。临床上，遇有久治不愈的躯体疾病、癌症、经济条件差、社会支持不良等患者，尤其要注意并发抑郁的可能，防止自杀意外。

（二）应激的生理反应

1956 年，加拿大生理和内分泌学家塞里对应激反应做了更深入的研究，将应激反应分为三个阶段，每个阶段都伴随着生理变化。

一是警觉阶段，此阶段发现了应激源的威胁，生理上处于警觉，准备战斗阶段；表现为心率加快、呼吸加快、血糖升高、血压增高、出汗、体温上升等症状。

二是搏斗阶段，此阶段个体处于应激状态，或消除应激、或适应应激、或退却；此阶段生理、生化指标在表面上恢复正常，但这是一种被控制状态下的表面现象。

三是衰竭阶段，此阶段机体的生理和心理能量几乎耗尽，最后"精疲力竭"。这时疾病和死亡随时可能发生。在应激反应的生理反应中，神经系统、内分泌系统和免疫系统都起着重要的调节和控制作用。

（三）应激的行为反应

1. 逃避　逃避指遭遇应激源时做出远离应激源的行为反应。在未遭遇应激源之前即采取措施，避免接触应激源，也属于逃避。

2. 攻击　在应激源的作用下将愤怒等情绪指向人或物，伴有破坏性不良行为。攻击有直接攻击和转向攻击两种形式。

3. 依赖　面对应激源，个体完全放弃意志努力和责任，依靠他人的关心和照顾。依赖多见于慢性患者、癌症患者、儿童和老年人。

4. 物质滥用　应激状态下个体用吸烟、酗酒和药物来缓解紧张情绪和行为，这是一种逃避现实的应对方式，使用者能借此暂时麻痹自己，但不能解决问题，物质滥用严重损害身心健康。

四、心理应激与健康

（一）应激对健康的积极影响

1. 适度的心理应激是促进人的生长和发展的重要条件。人的生长和发展涉及身体、心理和社会功能等方面，早年的心理应激经历可以提高个体在以后生活中的应对和适应能力，从而能更好地耐受各种紧张性刺激和致病因子的侵袭。小时候被过分保护的孩子，社会适应能力差。有些人会因为一些小事而中断学业、失去工作或者患有躯体或心理疾病。

2. 适度的心理应激是维持人正常生理和心理功能的必要条件。如果没有"渴"的应激刺激与反应，人就可能因脱水而死亡；如果没有"痛"的应激，可能会造成各种损伤甚至危及生命。实验表明，出生后一直在无菌环境下成长的小鼠，一旦离开无菌环境就极易感染而死亡。而早期生活在轻度应激环境中的小鼠平均寿命能延长一倍左右。

（二）应激对健康的消极影响

1. 加重或导致心身疾病　大量的研究和临床观察已经证实，较强烈的应激反应，能加重一个人已有的疾病或造成旧病复发。应激理论是心身疾病病因的重要学说。原发性高血压、冠心病、糖尿病、甲亢、支气管哮喘、过度换气综合征、消化性溃疡病、溃疡性结肠炎、紧张性头痛、癌症、银屑病、类风湿关节炎、性功能障碍等多种疾病已经明确属于心身疾病，其病因与严重而持久的应激反应引起的自主神经系统、内分泌系统和免疫系统功能紊乱、内环境稳态被破坏有关。

2. 加重或导致心理障碍　慢性长期或超强应激不仅导致心身疾病，同时又是众多心理障碍的诱因，例如急性应激反应、创伤后应激障碍和适应性障碍等。应激源并不一定都是重大的事件，现实生活中生活琐事都可能成为应激源。

五、应对心理应激的方法

1. 消除应激源　了解应激源的性质特点，制订可行的计划和策略，从根本上消除应激源。如学生考试失败，应认真寻找失败的原因，可以通过注意听讲、认真复习、多做练习等策略消除应激源。有些应激源可能是不可避免的，这时可采用"回避"的应对方法，远离应激源，减少应激的伤害。

2. 调整期望值　过高或过低的自我评估都会产生不良后果，导致失落感、抑郁、焦虑等情绪。因此，建立与自己能力相匹配的期望值，对于自信心的培养、心理健康水平的提高至关重要。

3. 合理认知　从理论上讲，如果改善认知因素的结构、调整认知的逻辑，理顺各认知阶段的联系，就可以矫正心理问题。因此，建立合理的认知，对应激源进行合理的评价，可以减轻或消除心理应激的损害。

4. 行为锻炼　适当的行为锻炼有助于缓解焦虑、抑郁等不良情绪，可以调节血压、血糖及改善心血管的功能、促进消化和吸收，防止发生心身疾病，如走路、跑步、游泳、骑自行车、打太极拳、做瑜伽。

5. 转移注意　将注意力转移到个人喜欢的活动上，如旅游、种花养鱼、练习书画、听音乐等,都可以降低应激源的刺激作用,缓解应激反应的不良影响。

6. 利用社会支持系统　社会支持对健康具有直接的保护作用,情感支持可以维护自尊心和增加归属感。使个体改善消极情绪,增进自我防御能力。社会支持具有减轻应激事件反应的作用,社会支持能改变个体对应激事件的认知评价,提高对再次应激的预测力和耐受能力,社会支持还能消除应激事件造成的人际关系失调的不良效果。

7. 放松训练　放松训练可使全身肌肉松弛,缓解和减轻应激反应。

第二节　心理危机及危机干预

一、心理危机概述

心理危机是指由于突然遭受严重灾难,重大生活事件或精神压力,使生活状况发生明显的变化,尤其是出现了用现有的生活条件和经验难以克服的困难,以致使当事人陷于痛苦,不安状态,常伴有绝望、麻木不仁、焦虑,以及自主神经症状和行为障碍。

二、心理危机干预

(一)心理危机干预的概念

心理危机干预是指帮助处于危机状态下的人处理问题,满足当前需要,使其安全度过危机,预防发生不测,尽快地、最大限度地恢复到危机前的生理、心理和社会功能水平。

(二)引起心理危机的常见原因和反应

1. 常见原因

(1)危机的性质:生活中存在着各种各样的危机,危机事件越严重,持续的时间越长,个体无法预测和控制时,造成的危害越大;距离危机情境越近,应激反应越强烈,人的紧张和焦虑状态往往达到最高水平。交通意外、被绑架、被强暴、企业破产、突然的疾病和死亡威胁属于境遇性危机。境遇性危机具有突然性、随机性、强烈性、震撼性、灾难性的特点。

(2)社会环境因素:在个体成长和自身发展的过程中,社会环境会发生急剧的变化或者生活中巨大的转折会导致异常的反应。社会环境因素包括社会整合力、社会角色冲突、社会生活事件、社会生活节奏、家庭结构的变化、城市化和人口老龄化。此类危机称为发展性危机,发展性危机一般可以认为是社会生活中正常的、独特的危机,因此也应该用独特的方式进行评价和应对。另一方面,生活中的一些重要问题如人生的目的、责任、承诺等会刺激个体产生内部冲突,引起负性情绪反应。

(3)生物因素:个体对危机事件的敏感性和耐受程度受多方面因素影响,如每个人不同的健康状况、某些生理特点上的差异、性别等因素。

(4)心理因素:心理脆弱、承受能力差的人,容易受到不良情绪和环境的影响;性格内向、喜欢独居、常觉寂寞、自我轻视,常有自罪感,或过分依赖、缺乏独立性,或冲动和盲目兼而有之的人,在不能应对危机时就会绝望,或者产生不恰当的行为,如自杀、自伤等;缺乏信念和社会支持系统的人,一旦处于不利环境和事件中,如家庭暴力、公共场所暴力、丧失亲人、绑架等,个体便会出现抑郁,精神崩溃或绝望等强烈的心理反应。另外,如果一个人的认知评价系统不完善、应对能力差、自卑、缺乏解决问题的方法和途径、处理问题容易偏激、走极端、经验不足等也会导致心理危机的产生。

2. 心理危机的反应　心理危机的反应一是焦虑,当事人感到紧张、忧虑、不安。严重者感到大祸临头,伴发自主神经症状,如眩晕、心悸、多汗、震颤、恶心和大小便频繁,并可有交感神经系统亢进的体征,如血压升高、心率加快、面色潮红或发白、多汗、皮肤发冷、面部及其他部位肌肉紧张等。二是恐惧,当事人对自身疾病,轻者感到担心和疑虑,重者惊恐不安。三是抑郁,因心理压力可导致情绪低落,悲观绝望,对外界事物不感兴趣,言语减少,不愿与人交往,不思饮食,严重者出现自杀观念或行为。四是性格改变,如总是责怪别人、故意挑剔和常因小事勃然大怒。

危机的一般应对过程可分为三阶段:第一阶段(立即反应)当事者表现麻木、否认或不相信;第二阶段(完全反应)感到激动、焦虑、痛苦和愤怒,也可有罪恶感、退缩或抑郁;第三阶段(消除阶段)接受事实并为将来做好计划。

(三)心理危机干预技术

干预技术是指通过具体的方法,紧急处理危机者目前的问题,给予及时的心理支持,让危机者尽快接受当前应激性困境的现实,建立起积极的应对机制。

1. 评估阶段

(1)评估危机的严重程度:正确评估患者所遭受到危机的种类,频繁性、持续性以及严重性。了解患者的行为能力如何,社会支持系统的情况,判断危机可能造成的后果。

(2)评估患者状态:可以从认知、情感和意志行为三个方面进行评估。

1)认知状态:了解患者对危机认识的真实性和一致性,对危机理解的合理性,是否夸大以及是否有要改变的可能和动机。

2)情绪状态:了解患者情绪状态与环境是否协调一致,患者情绪的表现形式,是否表现出过度的情绪反应,如绝望、否认、逃避、敌意。

3)意志行为状态:注意患者的社会功能,自我控制力,有无危险性行为。

了解上述情况后,回顾所有问题,为下一步制订干预计划做准备。

2. 制订干预计划　护理人员与患者一起针对确定的护理诊断制订恰当的护理措施。具体的操作措施应考虑到危机的种类、人身安全、个体的优势、可得到的支持资源。

(1)确定护理诊断:从患者的角度,确定护理诊断。在整个干预中,应围绕所确定的护理诊断使用核心倾听技术,包括同情、理解、真诚、接纳和尊重。

(2)保证人身安全:在整个危机干预过程中,应将保证患者和他人的安全作为首要目标。简单地说,就是患者把对自我和他人的危险性降低到最低限度。危机干预人员检查、评估、倾听和制订行动策略的过程中，都必须充分考虑到患者和相关人员的人身安全。这些安全包括工作人员自身安全，以及咨询中涉及的相关伦理、法律、职业道德等方面的措施是否得当。

（3）给予支持和帮助：通过与患者沟通与交流，使患者感受到护理人员是能够给予其关心与帮助的人，护理人员不要评价患者所遇到的问题或者患者的感受和行为是否合适，而是要无条件接纳患者，并鼓励和支持他们做出积极的反应。帮助患者正确客观地看待问题，列出其可以用来应对目前危机的行为方法或环境资源。

3. 实施阶段

（1）改变环境：主要通过消除应激源、改变患者所处的环境来减少不良刺激。

（2）全面支持：护理人员以温暖、接受、关心、理解的方法对患者提供各方面的支持，使其感到护理人员时刻在身边，并尽快与患者的家人、朋友、同事取得联系，通过他们给患者关心和帮助。

（3）一般性的支持技术：尽可能快地解决危机，使患者的状态恢复到危机前的水平。可采用疏泄、暗示、运动、休息和时间管理等方法，必要时可考虑使用镇静药物。

（4）帮助患者建立积极的、有效的应对方式：鼓励患者积极参加活动，扩大交际范围，在过程中体验被尊重、被理解、被支持的情感。

4. 评价阶段　经过积极有效的干预，大多数患者都能顺利地度过危机。在危机干预的过程中要不断了解情况，患者的反应及干预的进程对目标进行验证和调整。护理人员和患者共同评价措施是否达到了预期的结果，即危机是否被积极地解决。

5. 危机干预中应注意的问题

（1）发挥患者的应对能力：帮助患者用合理的方式看待危机，重新唤醒患者的优势和应对问题的能力，恢复其自信和自控能力。

（2）避免与患者发生冲突：护理人员面对患者时，应保持冷静、镇定，态度要平和，提供一种稳定理性的氛围。

（3）得到患者的承诺：在结束有效的危机干预前，应该从患者那得到诚实、直接和适当的承诺，使患者的行为控制力和自主约束力增强。

（4）转诊：倘若遇到不能解决的问题，要及时转诊，转诊过程中要注意保护患者安全，防止意外发生。

第三节　护理工作中的应激现象

一、护理工作中常见的应激源

（一）常见应激源

护理工作中的应激受到多方面因素的影响，但主要与护理工作的性质、内容以及与此相关的个人技能、素质等紧密相关。护理工作中常见的应激源包括以下几方面：

1. 工作环境　护理人员工作在充满应激源的环境中，如各种细菌、病毒、核辐射的威胁，经常需要面对生离死别的场面，可控制性和可预测性低，易造成护理人员生理和精神上的疲惫。

2. 工作性质　当下的护理模式已从单纯的执行医嘱转变成为患者提供系统化的整体护理，需要护理人员付出更多的精力。护理工作质量要求规范、严格，技术水平要求高，工作难度大，同时还要承担职业的风险性。

3. 工作负荷　由于人们对医疗卫生服务的需求越来越高，而在岗护理人员数量普遍不足，致使护理人员频繁倒班，搅乱了正常的生理节律，脑力、体力的支出超过自身的承受能力，对护理人员的生理、心理、社会活动等都造成了不同程度的影响。

4. 人际关系　医院是一个人际沟通复杂的环境，护理人员的人际关系，涉及医护关系、护患关系、护护关系、护技关系等多个方面，无论哪一方面的关系处理不好都会影响工作状态而产生应激。工作关系越复杂，冲突越明显，应激强度越大。

5. 职业发展　护理人员在临床工作中晋升机会少、自身发展受限制，工作缺乏安全感、青年时期的抱负往往在工作中难以实现，对未来不乐观。

6. 家庭因素　护理人员绝大多数是女性，需要肩负工作与家庭的双重压力，工作中需要经常接触负性情绪，这些负性感受会影响家庭生活的和谐，同时家庭琐事和家庭的责任也会消耗护理人员的精力。如果两者不能维持平衡就会成为应激源。

（二）护理工作的应激反应

护理人员长期面对高强度的工作应激，如果不能及时解决，就有可能出现不良的应激反应，主要表现在生理、心理、行为三个方面。

1. 生理方面　面对高强度持久的应激源可引起躯体内分泌系统、免疫系统、中枢神经系统的改变，如头痛、疲劳、血压升高、心率加快、消化性溃疡、全身肌肉紧张、睡眠障碍等症状。

2. 心理方面　心理失调与工作条件有着重要关系。主要表现为焦虑、紧张、沮丧、忧虑、烦躁不安、心理疲惫、厌恶感、孤独感、抑郁、人际关系恶化、记忆减退、注意涣散，对工作现状不满、感到工作压力大。

3. 行为方面　工作效率明显减退，缺乏自主创新和创造性，自信心不足，无用、无价值感增强，即使是工作能力范围内能做到的事也变得难以完成。有可能采取无意义的、消极的应对方式，例如饮酒、吸烟和药物滥用。

二、护理工作中应激的应对策略

护理工作应激不是个人的事，如果处理不当，会影响护理人员的身心健康，也会给患者的生命安全造成威胁，同时给医院带来负面影响。因此，积极维护和调节护理人员的身心健康是需要每一个管理者和每一名护理人员来共同解决的事情。

具体应对策略可以从以下九个方面入手：

1. 建立心理互助小组　应以小组的形式面对应激。当发生应激事件时或事后，组内的同事应相互交换意见，共同讨论解决心理冲突，释放心理压力，保持心理平衡。

2. 保证足够的休息　护理人员要注意休息，保证足够的睡眠和休息时间，休息日应该合理安排以利于躯体和精神的修复和复原，保证足够的精力来投入到工作中。

3. 创造良好的工作氛围　建立并保持良好的组织环境和工作程序，尤其是在工作中出现失误时应尽可能避免相互指责，努力营造一个和谐的工作氛围。

4. 要有良好的心身健康状态　护理人员需要学会管理自己的情绪，保持心身健康，因为在日常工作和急救过程中，会面对大量负性事件及突发应激事件，同时要承担救死扶伤、保护生命的责任，躯体和心理承受着巨大的压力。

5. 养成良好的职业习惯　工作认真负责、做事有条不紊、遇事沉着冷静，严格执行各项规章制度，面对患者坚持爱心、细心、耐心和责任心；努力提高自身技术水平，能有效处理临床工作中的各种难题，尽量减少因技术问题引起的医疗纠纷。

6. 认知评价　要充分了解工作中的困难和问题，认真、全面、客观地分析自己的能力及不足之处，能够正确评价自己的工作状况，降低应激造成的不良影响。

7. 积极寻求和建立社会支持　护理人员应该努力建立和维持良好的社会支持系统，包括家人、朋友、同事和社会团体。这些资源对释放工作压力、缓解情绪、消除应激非常重要。

8. 体育锻炼和娱乐活动　护理人员应该多参加体育和娱乐活动，可以从中获得满足感使自己的苦恼得到宣泄，可以有效地释放压力、减轻紧张、改善不良精神状态，从而缓解应激反应，提高应对能力。

9. 心理治疗和心理咨询　必要时主动接受专业心理咨询机构的指导和服务，努力消除不良应激反应带来的心身伤害。如果在本医院不方便可以到其他地区和医院解决问题。

事实上，应对应激最切实可行的方法是在工作中觉察到特别的应激因素，及早获得应激的警告信息，灵活处理工作中遇到的难题，从而有效阻止或避免应激的产生。

本章小结

　　本章的学习重点是心理应激与健康、常见的心理危机及干预技术、护理工作中应激的应对。本章的学习难点是学会制订危机干预方案，注重心理应激对健康的影响，利用心理危机干预技术针对性地提出护理工作中处理应激的策略，提高运用知识解决问题的能力，同情和理解应激障碍患者，增强爱伤观念。

（林智东）

思考与练习

1. 护理工作中常见的应激源有哪些?

2. 在护理工作中怎样应对心理危机并进行有效干预,减少和避免发生极端事件?

3. 护理人员结合自身的实际情况,如何调整自己的心态?

第四章 | 心理评估与心理治疗

04章 数字内容

学习目标

1. 具有严谨的学习态度,培养以人为本的人文护理理念。
2. 掌握常用的心理治疗方法;常用的心理测验。
3. 熟悉常用的心理评估方法;心理咨询的程序。
4. 了解心理评估的概念及原则;心理咨询的概念;心理治疗的概念。
5. 学会应用常用的心理治疗方法;鉴别心理咨询与心理治疗。

在临床工作中,无论进行心理治疗、心理咨询还是心理护理,都必须以心理评估为基础,对患者的心理特点和行为进行全面、客观、连续的心理评估是医护工作者应掌握的基本技术之一。

第一节 心理评估

 工作情景与任务

导入情景:

王某,女,15岁,中职一年级新生。身体健康,无重大躯体疾病,无精神病家族史。一个月前,与同学因琐碎事大吵一架,关系由此变得紧张。近来,常感到紧张、忧虑、烦躁、心理压力大,内心十分痛苦又无力摆脱,故前来咨询求助。

工作任务:

1. 请对该学生进行心理评估。
2. 请选择最合适的心理评估方法。

一、心理评估概述

（一）心理评估的概念

心理评估（psychological assessment）是应用心理学的理论、方法对个体的心理状态和行为等心理现象作全面、系统和深入的客观描述、分类、鉴别与诊断的过程。心理评估有广义和狭义之分。广义的心理评估是指对各种心理和行为问题的评估，主要用来评估认知、行为能力和人格特质的特性并帮助做出相应的判断、预测和决策。狭义的心理评估又称临床评估，是指在心理临床与咨询领域运用专业的心理学方法和技术对求助者的心理状况、人格特征和心理健康作出相应判断并进行全面的分析和鉴定，为心理咨询与治疗提供必要的前提和保证。

（二）心理评估的原则

1. 标准化原则　心理评估或测验时要采用公认的标准化工具，测验方法要严格根据测验手册的规定执行，这是提高测验结果的信度和效度的重要保证。

2. 保密性原则　心理评估材料必须由专业人员保管和使用不得向任何人泄露不得随意查阅，以免造成滥用。

3. 客观性原则　对心理评估结果评价时应结合被评估者的生活经历、家庭、社会环境以及通过访谈法、观察法等所获得的各种资料进行全面考虑，做到对心理评估或测验结果客观、真实地判断和评价。

4. 动态实时原则　被评估者的心理活动受社会、家庭、自身认知能力、情绪、人格特征等多因素影响，为此，在临床上对被评估者进行心理评估时，要注意任何阶段都有发生心理失衡或危机的可能性。

5. 综合性原则　心理评估方法各有利弊，可酌情同时或交替使用 2~3 种评估方法，综合多渠道所获得的信息准确地评估被评估者的心理状态识别他们的心理状态及其影响因素。

二、常用的心理评估方法

心理评估常用的方法包括观察法、访谈法和心理测验法。

（一）观察法

1. 概念　观察法是指观察者通过对被观察者的行为表现进行有目的、有计划地观察、记录并进行心理行为评估的一种技术，是心理评估最常用的一种方法。

2. 分类　观察法可从不同角度进行分类，按照观察途径可分为直接观察和间接观察（如条件允许可采用摄影、录像方式）；按照观察者是否直接参与被观察者的行为过程，可分为参与式观察与非参与式观察；按照观察时间长短可分为长期观察和定期观察；按照观察环境是否被控制分为自然观察法和控制观察法。

3. 优点及缺点

（1）观察法的优点

1）在比较自然的情况下进行，被观察者的行为相对真实可信，可取得观察者不愿或不能报告的行为数据。

2）对于婴幼儿和某些特殊人群（如发育迟缓儿童、语言障碍者等），访谈法和心理测验法均难以应用，观察法可发挥其独特作用。

3）观察法简单易行，对操作者和实施条件要求比较低。

（2）观察法的缺点

1）观察到的某些现象可能无法重现。

2）观察的结果很大程度上受观察者能力和主观意识的影响。

3）观察指标不易定量标准难以统一不同观察者对同一观察现象的观察结果可能不同。

（二）访谈法

1. 概念　访谈法又称为会谈法、交谈法或晤谈法，是指评估者通过与评估对象有目的的交谈来收集资料的一种方法。其目的是收集被访者心理属性和心理特征方面的资料为诊断和治疗提供依据。访谈与普通谈话的区别在于访谈的目的性及其对访谈内容、访谈气氛的驾驭。访谈既是诊断、评估的常用方法也是治疗干预的基本手段。

2. 分类　根据评估者事先是否确定访谈的问题和程序，分为结构式访谈、非结构式访谈两种类型。

（1）结构式访谈：又称为标准化访谈，是指根据特定目的按照预先设定好的访谈内容、程序和主题进行的访谈形式。结构式访谈的优点是重点突出、节省时间、控制性强、效率较高。结构式访谈的缺点是与被访者的交流不深入难以取得被访者的积极配合，可能会遗漏信息。

（2）非结构式访谈：又称为非标准化访谈，即开放式谈话，是指在无固定程序和结构的情况下创造轻松的气氛自由交谈的访谈形式。非结构式访谈的优点是访谈目的较隐蔽，被评估者很少受到约束，可自由表现自己，能得到较真实的资料。非结构式访谈的缺点是不易控制、费时费力。

3. 会谈技巧　访谈时，访谈者的会谈技巧十分重要。会谈技巧包括言语沟通和非言语沟通两个方面。言语沟通包括听与说。非言语沟通包括目光接触、面部表情、姿态等，访谈者通过微笑、点头、手势、目光注视、身体前倾等表情和姿势表达对被评估者的接受、肯定、关注及鼓励等思想感情，促进被评估者的合作，启发和引导其将问题引入深入交谈。

（三）心理测验法

1. 概念　心理测验是十分重要的心理评估方法，指依据一定的心理学理论和技术在标准情境下，按照一定的操作程序对个体的心理特征进行数量化的客观分析和描述的一种评估方法。

2. 分类　心理测验的种类很多。据统计，已出版的心理测验达 5 000 多种，按照不同标准心理测验可以分为以下几类：

（1）按测验目的和功能可分为五类

1）智力测验：智力测验主要用于测量一般智力水平，如比奈－西蒙智力量表、斯坦福－比奈智力量表、韦克斯勒儿童和成人智力量表等。

2）人格测验：人格测验主要用于测量性格、气质、兴趣、态度、品德、情绪、动机、信念等人格心理特征。如明尼苏达多相人格测验（MMPI）、卡特尔 16 种人格因素问卷（16PF）、艾森克人格问卷（EPQ），洛夏墨迹测验、主题统测验（TAT）等。

3）神经心理测验：神经心理测验用于评估被测者脑功能状态。在脑功能诊断及脑损伤的康复与疗效评估方面发挥重要作用，如 H–R 神经心理学测验。

4）临床评定量表：临床评定量表指对自己的主观感受和他人行为的客观观察进行量化描述的量表。最早始于精神科临床应用，后推广到其他临床和研究领域。主要用于评估症状和治疗效果。常见的评定量表有 90 项症状自评量表（SCL–90）、抑郁自评量表（SDS）、焦虑自评量表（SAS）。

5）职业咨询测验：职业咨询测验的目的是帮助被测者更好地了解自己的气质、兴趣和爱好，发现自己的潜能，确定适合自己的奋斗目标。常用的测验有职业兴趣测验、职业倾向测验和特殊能力测验等，常联合人格和智力测验进行全面评估。

（2）按测验材料性质可分为两类

1）文字测验：文字测验以语言或文字作为测验材料，被测者用语言或文字做出反应。其优点是使用方便，应用广泛。缺点是易受被测者文化程度的影响。

2）操作测验：操作测验又称为非文字测验，以图形、仪器、工具、模型等为测验材料，被测者用动作或手势做出反应。这种测验方法不受文化因素的限制。如洛夏墨迹测验、主题统觉测验等。

（3）按测验材料可分为两类

1）客观测验，只需被试者直接理解，无需发挥想象力来猜测和遐想。绝大多数心理测验都属于此类。

2）投射测验，刺激无明确意义，问题模糊，对被试反应也无明确规定，具有代表性的有洛夏墨迹测验、主题统觉测验、自由联想测验和句子完成测验。

（4）按测验方式可分为两类

1）个别测验：一位主试者对一位被测试者，主试者需具备较高专业素养、经过专业化训练。这种方法在临床上比较常见。

2）团体测验：由一位或几位主试者对多位被试者同时实施测验，这种方法可以在短时间内获得大量信息，适用于群体心理研究。

3. 心理测验的标准化　标准化心理测验（standardized psychological test）是指通过一套标准程序建立测验内容、制订评分标准、固定实施方法具备达到国际公认水平的主要心理测量技术指标的心理测验。标准化心理测验可最大限度地减少测量误差,保证测量结果的稳定与可靠,使测量结果具有可比性。标准化心理测验主要的测量技术指标包括:常模、信度和效度。

(1)常模:常模指心理测验在某一人群(样本)中测查结果的标准量数,是可供比较的参照标准。被测者的测验结果只有与这一标准比较,才能确定该结果的实际意义。而这一标准是否正确,很大程度上取决于常模样本的代表性。

(2)信度:信度即可靠性,是对测验分数测量误差的计算,反映测量工具的可靠性和稳定性。在编制心理测验时,造成抽样误差的来源主要有内容抽样误差、时间抽样误差和评分者误差。

(3)效度:效度即有效性,用于检验所编制的测验测量什么多大程度上达到测验的编制目的。

4. 注意事项

(1)测验的选择与评价:心理测验种类繁多,使用过程中必须认真选择。首先,应明确各种心理测验的优缺点,根据评估目的选择适当的测验或组合多种测验,利于评估结果的准确性和全面性。其次,根据被测者的心理特点、居住区域、受教育程度等情况选择能代表被测者的常模样本,优先选择信度和效度较高的标准化测验。再次,尽量选用主试熟悉和具有使用经验的测验,最后,选用国外引进测验时,应尽可能选择经过我国修订和再标准化的测验。

(2)正确使用心理测验

1)防止滥用,只有在确实需要时才进行心理测验。

2)心理测验的实施需以良好协调的关系为基础。

3)在施测过程中始终尊重被测者,以平等的态度对待被测者。

4)测验的实施应严格按照操作规定进行:正确安排测验材料,给予被测者标准化指导语和提问,准确记录答案与分数,保证所有被测者的测验环境和记分标准一致,控制无关因素对测验结果的影响,及时观察被测者在测验过程中的行为,认真书写测验报告。

(3)正确对待心理测验的结果:心理测验结果只能反映被测者一定时期内某种心理特质情况,所有测验结果应采取综合分析并动态看待的态度,结合被测者的生活经历、社会环境、情绪等因素做出符合实际情况的全面性判断。

(4)测验的保密原则:心理测验应遵守的保密原则,主要有两个方面。一是对测验材料的保密,测验材料必须由专业人员保管和使用,不可向任何人泄露,也不可随意使用,以免造成滥用。二是对测验结果的保密,测验结果和解释只能透露给必须告知的极少数人,其结果也不得随便查阅。

三、常用的心理测验

（一）智力测验

1. 智力测验的相关概念　智力测验（intelligence test）是评估个体一般能力的测验方法。它是根据有关智力概念和智力理论经标准化过程编制而成。智力测验在临床上用途广泛，不仅在评定智力水平，而且在研究和评定其他病理情况时都是不可缺少的工具。

智商（intelligence quotient，IQ）是智力测验结果的量化单位，是衡量个体智力发展水平的一种指标。智商包括比率智商和离差智商两种。

比率智商的计算方法：$IQ = (MA/CA) \times 100$。其中，MA 为智龄，指智力所达到的年龄水平，即智力测验后取得的成绩，CA 为实龄，指测验时的实际年龄。比率智商有一定的局限性，其使用的最高年龄限制在 15 岁或 16 岁。因此，目前广泛使用的是离差智商。离差智商由美国心理学家韦克斯勒首次提出，它是用统计学的标准分概念来计算智商，表示被试者的成绩偏离同龄组平均成绩的距离（以标准差为单位），每个年龄组 IQ 均值为 100，标准差为 15。计算方法：$IQ = 100 + 15(X - M)/S$，其中 X 为被试者的实得分数，M 为同龄组样本的平均分数，S 为同龄组样本成绩的标准差，100 为大多数人的平均智力水平。

2. 韦克斯勒智力量表　韦克斯勒智力量表是目前世界上使用最广泛的智力评估测验。它是美国心理学家大卫·韦克斯勒编制的一系列用于不同年龄人群的智力量表，包括适用于 16～74 岁人群的韦克斯勒成人智力量表（WAIS）及其修订本（WAIS-R）；适用于 6～16 岁儿童的智力量表（WISC）及其修订本（WISC-R 和 WISC-Ⅲ）；适用于 4～6 岁学龄前儿童的智力量表（WPPSI）及其修订本（WPPSI-R）。

韦克斯勒智力量表有 11 个分测验，分为言语量表与操作量表两部分。言语量表和操作量表的结果分别用言语智商（VIQ）和操作智商（PIQ）来表示，全量表得分用全量表总智商（FIQ）来表示。FIQ 的划界分是 70 分。在分析被测者智力时，不仅要看三种智商的水平，还要比较 VIQ 与 PIQ 的关系，分析各分测验成绩分布的剖面图。

韦克斯勒智力量表测试结果提供三个智商分数及多个分测验分数，能较好地反映被测者智力的全貌和智力的各个侧面，可用于鉴别脑器质性障碍与脑功能性障碍，一些分测验（如数字广度、积木）的成绩可作为鉴别脑功能是否退化的参数（表 4-1）。

表 4-1　韦克斯勒智力量表智商等级分布

智力等级	智商范围	理论分布
非常优秀	130 以上	2.2%
优秀	120～129	6.7%
中上（聪明）	110～119	16.1%

智力等级	智商范围	理论分布
中等	90～109	50.0%
中下（迟钝）	80～89	16.1%
临界	70～79	6.7%
智力发育迟滞	69以下	2.2%

（二）人格测验

1. 艾森克人格问卷（Eysenck personality questionnaire，EPQ） 艾森克人格问卷是由英国伦敦大学艾森克夫妇于1975年根据人格结构三个维度的理论编制而成的，是广泛应用的人格测验量表。艾森克人格问卷分为成人问卷（适用于16岁以上成人）和儿童问卷（适用于7～15岁儿童）。

艾森克人格问卷由三个人格维度量表（E、N、P）和一个效度量表（L）组成。被测者可根据回答选择"是"或"否"，评定者根据四个量表的记分标准登记分数。

（1）E量表（内外向维度）：测验内向和外向人格特征。高分反映被测者人格外向，具有好交际、热情、冲动、健谈、冒险等特征；低分反映被测者人格内向，具有安静、稳重、不善言谈、喜欢有秩序的生活等特征。

（2）N量表（神经质维度）：测验情绪的稳定性，高分反映被测者情绪不稳定，易焦虑、紧张、抑郁和较强烈情绪反应且体验深刻；低分反映被测者情绪稳定，性情温和，善于自我控制，情绪激动时反应缓慢且弱，很快恢复平静等特征。

（3）P量表（精神质维度）：测验一些与精神病理有关的人格特征。高分反映被测者孤独，缺乏同情心，不关心他人，难以适应外部环境、好攻击、与别人不友好等特征，也可能具有与众不同的人格特征。

（4）L量表（掩饰量表）：测验朴实、遵从社会习俗及道德规范等特征。高分反映被测者掩饰自我或说谎；低分反映回答问题诚实可信。

艾森克人格问卷为自陈量表，实施方便，也可用于团体测验。艾森克人格问卷的测验结果主要依据标准分，标准分的平均分为50，标准差为10，标准分在43.3～56.7分之间为中间型；在38.5～43.3或56.7～61.5分之间为倾向型；在38.5分以下或61.5分以上为典型型。

2. 明尼苏达多相人格量表（Minnesota multiphasic personality inventory，MMPI） 明尼苏达多相人格量表是由美国明尼苏达大学哈瑟韦（Hathaway）等人于1940年编制的，我国学者宋维真等人于1980年进行修订，并制订了全国常模。

明尼苏达多相人格量表适用于年满16周岁，小学以上文化程度的人群，它包括566个自我陈述的题目，实际题量为550个，其中16个为重复题目（主要用于测量被试者答题的一致性，以及答题的认真程度）。每个问题涉及一种行为或态度或认知内容，其中

1~399题是与临床有关的内容。

明尼苏达多相人格量表有14个分量表,其中4个为效度量表,10个为临床量表。明尼苏达多相人格量表通常用于个体自评,也可用于团体测验,施测时间一般是60~90分钟。明尼苏达多相人格量表应用十分广泛,不仅应用于精神医学领域协助临床诊断和研究,而且广泛应用于其他临床学科以及人类学行为的研究、犯罪调查、教育和职业选择及跨文化研究。

3. 卡特尔16种人格因素问卷(16PF) 卡特尔16种人格因素问卷是由美国心理学家卡特尔(R.B.Cattell)根据人格特质学说编制而成的一种精确的测验。16PF具有较高的效度和信度,被广泛应用于人格测评、人才选拔、心理咨询和职业咨询等工作领域。我国目前通用的16PF是刘永和、梅吉瑞于1970年将A、B版本合并后修订的中文版,此版本有全国常模。

16PF分量表都是双向量表,所采用的标准分为标准10分,一般认为小于4分为低分(1~3分),大于7分为高分(8~10分),高分和低分结果均有相应的人格特征说明。

(三)常用的评定量表

1. 90项症状自评量表 90项症状自评量表又称90项症状清单(symptom checklist 90,SCL-90),由迪洛格底斯于1975年编制,可以用于自评,也可用于他评。

90项症状自评量表共有10个因子分,90个项目,含较广泛的精神病症状学内容。从感觉、情感、思维、意识、行为到生活习惯、人际关系、饮食睡眠等均有涉及。每一个项目均采取1~5分的5级评分标准,评定被测者近1周以来的自觉症状。量表总分是将所有项目评分相加所得。评分大于或等于2的项目数,为阳性项目数。将各因子的项目评分相加得各因子总分,再将各因子总分除以各因子的项目数,得到因子分。总分超过160分、阳性项目数超过43项、任一因子分超过2分时需要考虑为筛选阳性。

90项症状自评量表适用于16岁以上人群,可作为心理健康状况诊断的工具,也可用于精神病学研究。对有心理症状(即可能处于心理障碍或心理障碍边缘)的人具有良好的区分能力,适用于筛查某人群中可能存在心理障碍的个体,也可用于检测个体患有何种心理障碍及其严重程度。90项症状自评量表不适用于躁狂症和精神分裂症患者。

2. 抑郁自评量表(self-rating depression scale,SDS) 抑郁自评量表由20个与抑郁症状相关的项目组成。反映被测者最近1周有无抑郁症状及其严重程度。抑郁自评量表采用1~4级评分,被测者按照量表说明进行自我评定,依次回答每个项目,将所有项目得分相加,即得到总粗分,总粗分乘以1.25后取整数,得到标准分。标准分53分以下为正常,53~59分为轻度抑郁,60~69分中度抑郁,70分及以上为重度抑郁。

3. 焦虑自评量表(self-rating anxiety scale,SAS) 焦虑自评量表由20个与焦虑症状相关的项目组成,反映被测者最近1周有无焦虑症状及其严重程度。该量表采用1~4级评分,由被测者按照量表说明进行自我评定,依次回答每个项目,将所有项目得分相加,即得到总粗分,总粗分乘以1.25后取整数,就得到标准分。标准分50分以下为正常,

50～59分为轻度焦虑,60～69分中度焦虑,70分及以上为重度焦虑。

 护理学而思

学生王某,女,18岁,近期出现对以往的爱好缺乏兴趣,什么也不想做,情绪低下,郁郁寡欢、早醒、昼重夜轻,身体日益消瘦并出现乏力、食欲缺乏等症状,担心自己患病,来到心理门诊求医。

请思考:

1. 如果需要为该学生做临床评定,应考虑选用哪种量表?

2. 针对该学生出现的情况,应采取哪些心理措施帮助其解决问题?

第二节 心 理 咨 询

一、心理咨询概述

(一)心理咨询概念

心理咨询(psychological counseling)是指受过系统专业训练的咨询师运用心理学的理论和技术,在与求助者建立良好咨询关系的基础上,帮助其认识自己,克服心理困扰,提升社会适应水平,恢复心理平衡,促进其成长的过程。心理咨询是咨询师帮助求助者发挥自身潜能、进行自我救助的过程,即"助人自助"。

心理咨询的基本要素有以下几点:

1. 心理咨询解决的是求助者心理或精神方面存在的问题,不是帮助他们处理生活中的具体问题。

2. 心理咨询是一种有目的、有意识的职业行为,不是人与人之间的一般交往关系。

3. 心理咨询强调良好的人际关系氛围。

4. 咨询是一种学习和成长的过程。心理咨询中的学习和成长主要表现为求助者人格方面的成熟和完善。

5. 求助者的意愿决定着咨询活动的有效程度,求助者只有感到迫切需要并主动寻求心理咨询的帮助,咨询才有效果。

(二)心理咨询对象

心理咨询对象主要是有现实问题或心理困扰的正常人,不包括精神病患者,精神病患者只有经过临床治愈后,才可实施心理咨询。在工作、学习、生活、疾病、家庭及人生发展、生存等方面出现的心理问题或困扰,都属于咨询的范围。

(三)心理咨询的形式

1. 根据咨询规模,心理咨询可分为个别咨询和团体咨询。

（1）个别咨询：个别咨询是指通过求助者和咨询者面对面的谈话，给予求助者直接的支持、辅导和帮助。个别咨询由于保密安全、沟通深入、针对性强，所以咨询的效果比较好，是心理咨询中最常用的形式。

（2）团体咨询：团体咨询是在团体情境中提供心理帮助与指导的一种心理咨询形式。团体咨询通过团体内人际交互作用产生积极的互动效应，促进每名成员在交往中观察、体验、认知自我、探讨自我、接纳自我、促进个体形成良好的生活适应能力。

2. 根据咨询形式，心理咨询分为门诊咨询、信函和专栏咨询、电话和网络咨询。

（1）门诊咨询：精神病院、综合医院和专业心理中心开设心理咨询门诊，求助者与医生进行面对面咨询，是心理咨询中最主要且最有效的方法。

（2）信函和专栏咨询：心理咨询机构通过信函或在报纸杂志上开设专栏对求助者所提出的问题请专家给予答复。这个方法不受时间、场所限制，对普及心理健康知识有重要的积极意义；但难以有针对性地解答个人的特殊问题，实际效果受到一定的限制。

（3）电话和网络咨询：通过电话和网络通信的交流方式为求助者提供解决问题的建议，对于缓解求助者情绪和干预心理危机起到及时、明显的效果。由于缺乏咨询师与求助者之间面对面的直接交流，难以进行准确的心理评估，限制了咨询师的干预能力。

（四）心理咨询的原则

1. 求助自愿原则　求助自愿原则是指每一次咨询都是以求助者愿意使自己有所改变为前提的，咨询师不能以任何形式强迫求助者接受或维持心理咨询。

2. 价值中立原则　价值中立原则是指在咨询过程中，咨询师要尊重求助者的价值信念体系，不要以自己的观念为准则对求助者的行为准则任意进行价值判断。对求助者的那些与心理问题无关的价值观体系，比如求助者的喜好、生活方式等，咨询师不得妄加评判和指点，更不能要求求助者改变。

3. 信息保密原则　信息保密原则是指未经求助者同意，咨询师不能以任何方式向任何人或机构透露求助者的一切咨询信息。信息保密原则是心理咨询工作中最重要的原则。

二、心理咨询的程序

（一）初诊接待建立咨访关系

良好的咨询关系是心理咨询技术得以顺利实施、发挥效应的基础，也是使求助者产生变化的不可缺少的条件。因此，正确的咨询态度是建立良好咨询关系的重要基础，咨询师应向求助者说明咨询的性质和原则，特别讲明保密原则，尊重其隐私，建立初步的信任关系。

（二）搜集资料、探索问题

充分利用初步建立的信任关系和良好的沟通技术，有意识地搜集相关信息，并进行一般资料整理。初次访谈应搜集以下资料：

1. 求助者的一般情况　求助者的一般情况包括求助者的性别、年龄、职业、文化程度、民族、宗教信仰、婚姻状况、经济状况、疾病史。

2. 求助者的求助意图和当前面临的主要心理问题　求助者的求助意图和当前面临的主要心理问题包括心理、躯体方面的主要表现、迫切想解决的问题和想要达到的咨询目的。

3. 求助者心理问题的背景　围绕求助者的心理问题了解有关背景信息，如工作环境、家庭关系、成长史、人际关系状况、生活转折点、兴趣爱好和性发育情况。

（三）问题评估、分析诊断

辨明求助者问题的类型、性质和严重程度，以便选择帮助方法。

首先，明确求助者的问题属于何种类型，是学习工作问题还是人际关系问题。其次，弄清楚求助者问题产生的原因，咨询师应充分了解求助者的问题发生发展的来龙去脉、影响因素和求助者的背景材料，了解求助者看待事物的认知模式及应对挫折的方式方法，仔细寻找问题产生的原因。最后，弄清楚求助者问题的严重程度，是属于正常人的情绪不安、心理失衡，还是人格障碍、神经症，或是精神疾病，这些都是诊断时必须搞清楚的问题。

（四）帮助协商确定咨询方案

咨询师与求助者协商应对问题的方案，引导求助者自主参与到咨询中来，帮助他们分析问题的实质，寻找产生问题的根源，挖掘战胜困难的积极因素，商讨解决问题的对策。通过充分的分析讨论，求助者一般都会从多方面得到启发，形成新的思路，最后如何行动，要由求助者自己决定。

（五）帮助修通、改变领悟

这一阶段是心理咨询的关键时期，对心理咨询效果极为重要。咨询师常采用领悟、支持、理解和行为指导等方法。心理咨询师要坚持做到"助人自助"，以自己丰富的专业知识和对人性的深刻领悟，在共情的基础上，协助求助者实施行动方案。

（六）总结巩固、结束咨询

对咨询过程做一个总结性评价，帮助求助者重新回顾咨询要点，检查咨询目标达成情况。咨询师做好结束咨询的分离处理，给予求助者积极支持和鼓励，同时布置相关的作业，并定期对求助者进行追踪回访。

第三节　心理治疗

一、心理治疗概述

（一）心理治疗的概念

心理治疗（psychotherapy）又称为精神治疗，是指在双方良好关系的基础上，由经过专业训练的治疗者运用心理治疗的有关理论与技术，对心理或行为方面有障碍的人进行治疗的过程。心理治疗的目的是改善患者的不良心态与适应方式，消除其症状与痛苦，促进人格改善，增进身心健康。

（二）心理治疗的对象

心理治疗的对象不是有心理问题的正常人，而是偏向于社会适应不良、神经症、不良行为问题、躯体疾病、慢性病和心身疾病患者。

1. 社会适应不良　许多正常人遇到难以应对的心理社会压力时，导致适应困难或障碍，出现自卑、自责、失眠、自伤、攻击、退缩等心理行为问题及各种躯体症状。可采用某些心理疗法，如支持疗法、松弛训练、环境控制和危机干预等方法给予帮助。

2. 神经症　神经症包括焦虑症、强迫症、神经衰弱、癔症、恐怖症和疑病症、恢复期的精神分裂症和抑郁症患者。多采用系统脱敏法、厌恶疗法、催眠暗示疗法。

3. 不良行为问题　不良行为问题包括烟瘾、酒瘾、口吃、遗尿、贪食症、肥胖、儿童行为障碍、性心理和性行为障碍等。可采用认知行为治疗和正强化技术。

4. 躯体疾病、慢性病和心身疾病患者　对躯体疾病急性期病患者及时给予心理危机干预，可降低其心理应激水平，增强治疗信心。对慢性病病患者进行心理支持和行为治疗，对其康复和生活质量产生一定的效果。而对心身疾病的患者，采用心理治疗如生物反馈疗法和认知行为矫治法，可提高疗效。

（三）心理治疗的原则

1. 和谐性原则　和谐性原则是心理治疗的重要条件，患者对治疗者要有信任感和权威性，治疗者要尊重、同情、理解、支持患者，关心患者的利益，满足患者的需要，积极主动与患者建立良好和谐的关系。

2. 针对性原则　各种心理治疗方法都有一定的适应证，根据患者的心理问题、身心问题、行为以及治疗者本人对方法的熟练程度等，有针对性地选择一种或几种适当的心理治疗方法进行治疗。

3. 计划性原则　在实施某种心理治疗前，要依据患者的具体情况设计治疗程序，并在治疗中做好详细记录，形成完整的病案资料。

4. 综合性原则　在选择治疗方法时，要考虑到在心理治疗的同时利用其他方法的可能性。如心理治疗时，结合一定的药物治疗，会取得良好的治疗效果。

5. 保密性原则　心理治疗涉及患者的各种隐私，在确保患者得到正确及时的治疗，必须在治疗中坚持保密原则，不得随意公布患者的具体资料。

6. 灵活性原则　心理治疗没有单一的方法，在治疗中，要根据不同个体、不同疾病和疾病进程的不同阶段，灵活变更治疗程序，及时调整治疗方案，不可拘泥于某种方法或学派。

7. 中立性原则　心理治疗是患者的自立和自我成长，最终提高生活质量。因此，在治疗过程中仅提出建议，不能代替患者做出任何主观的选择或决定，应引导患者自己做出选择。

8. 回避性原则　心理治疗的交谈往往会涉及个人隐私，需要为其保密，同时要保持中立，因此原则上不为亲友和熟人进行治疗。

二、常用的心理治疗方法

（一）精神分析疗法

精神分析疗法（psychoanalytic therapy）是奥地利精神病学家弗洛伊德创立的，以精神动力论为基础，强调早年的心理创伤或心理冲突压抑在潜意识中，在一定条件下，可转化为心理障碍或心身疾病。在治疗中，主张把压抑在"潜意识"中的早期精神创伤或痛苦体验暴露在意识水平下，找到心理问题根源，启发并帮助患者领悟并重新认识自我，从而改变原有行为模式，重建人格，达到治疗目的。

精神分析疗法的基本技术有以下几种：

1. 自由联想　自由联想是精神分析疗法的基本技术之一，是在了解患者基本情况的基础上，让其躺在舒服的沙发椅上，医生坐在患者后边，不干扰对方，不加暗示，让患者自由尽情地倾诉想法、感受等。治疗师可深入引导或鼓励，让患者逐渐表达压抑在内心深处的冲突和情绪，从而达到消除心理障碍的目的。

2. 梦的分析　精神分析学派认为梦是通往潜意识的通道。通过对梦进行分析，捕捉到患者压抑的情绪或心结，将其提升到意识水平便可治愈心理冲突。

3. 移情　移情指患者把早年的情感和反应模式转移到治疗师身上的过程。移情分为正移情（友爱、温存、亲热、依恋等情绪）和负移情（仇恨、敌视等情绪）两种。治疗师应冷静对待患者的情感迁移，既甘愿做替身，又不能感情用事，超出正常的医患关系。

4. 消除阻抗　阻抗是指患者对心理治疗中的自我暴露和自我变化的抵抗，表现为沉默、故意迟到、说话中断、记错就诊时间、突然说病好了，甚至中断治疗等。消除阻抗是心理治疗的重要突破环节。

5. 阐释　治疗师用心理学理论来解释患者的心理现象，目的是使患者获得对自己的深刻了解。

（二）认知疗法

认知疗法（cognitive therapy，CT）是以心理学的认知理论为基础发展形成的心理治疗方法。1976 年，贝克首次提出认知疗法这一专业术语和心理治疗方法。认知疗法认为个体通过心理过程对自己、他人和周围环境做出评价和解释，产生各种观念，从而决定个体产生的情绪和行为。心理障碍的产生并不是激发事件的直接后果，而是歪曲或错误思维所导致，最常见的认知疗法是埃利斯的合理情绪疗法和贝克的认知疗法。

1. 合理情绪疗法　合理情绪疗法认为一切错误的思考方式或不合理信念，是导致心理障碍和行为问题的根源。合理情结疗法的基本理论是"ABC 理论"，其中 A 代表诱发事件；B 代表个体对这一事件的看法、解释及评价；C 代表个体的情绪和行为结果。ABC 理论指出，诱发事件 A 并不是直接原因，是经过 B 的评价解释后，才产生的 C。所以，改变不合理信念，以合理观念替代不合理信念是这一治疗的核心。随着技术的更新，"ABC"理论发展为"ABCDEF"理论，通过对非理性信念的抵制与干预（D），矫正不良认知（B），E 指有效的理性信念或适当的情感行为代替非理性信念、异常的情感和行为。F 指治疗或咨询后的新感觉。D 和 E 是影响 ABC 的重要因素，对异常行为的转归起着重要的作用。

 知识拓展

常见的不合理信念

常见的不合理信念有以下几种：①绝对化，如"我必须""我应该"等。②非黑即白，要么全好、完美无缺，要么全坏、一无是处，没有中间地带，不能一分为二地看问题。③以偏概全，其不合理思维方式表现为由个别事件做出普遍性结论，遇到糟糕事情，觉得灾难化、全完了。④贴标签，给自己或别人贴上固定标签，不顾实际情况，僵化思维。⑤管状视力，只看见事物消极的部分，对事情作出消极的解释。

2. 贝克的认知疗法　贝克认为认知疗法有三条基本原理，一是认知是情感和行为反应的中介，引发人们情绪和行为问题的原因不是发生的事件本身，而是人们对事件的解释。二是认知、情感和行为相互联系、相互影响，不良认知、负性情绪和异常行为彼此强化，形成恶性循环。三是情绪障碍常存在人的认知歪曲，只有识别和矫正其歪曲的认知，问题才可能改善。

贝克提出的五种认知治疗技术为：

（1）识别自动性思维：人们的认知建立在自己以往经验的态度和假设基础上，错误思想常以"自动思维"的形式出现，多数人意识不到在不良情绪产生前会出现这些思想，在治疗中帮助求助者识别自动思维，找出习惯的旧认知模式。

（2）识别认知性错误：认知性错误是指求助者习惯性使用的不符合客观事实的观念，如绝对化、过分强调"必须、一定"，非黑即白的"全或无"。

（3）真实性验证：将求助者的自动思维和错误观念看作假设，治疗师与求助者共同设计行为作业来检验想法的真实性，帮助他认识到观念是不符合实际的，这是认知治疗的核心。

（4）去中心化：一些求助者总感觉自己是别人关注的中心，表现出被动、敏感、回避，易将事情归因于自己。治疗师指导求助者细微改变与人交往方式，让他记录他人是否有特别的反应，使其认识到实际上很少有人注意到他的言行变化，帮助其学会放松，尝试用积极的自我暗示代替消极想法。

（5）抑郁和焦虑水平的自我监控：有的求助者认为自己处在焦虑和抑郁等恶劣情绪

中，这些情绪会有开始、高峰、消退的过程。当他们监测到自己情绪波动及变化规律时，会提高治疗的信心。

（三）行为疗法

行为疗法（behavior therapy，BT）认为人类所有行为都是学习而来的，异常行为也是学习获得，改变异常行为必须通过观察、模仿、强化等学习方式矫正不良行为，获得适应性行为。行为疗法的理论基础是学习理论，治疗对象是外显行为。行为治疗多用于恐怖症、强迫症、焦虑症和一些不良行为习惯（如酗酒）的矫正。

行为治疗的基本技术如下：

1. 系统脱敏疗法　系统脱敏疗法是行为疗法的一项基本技术，是指循序渐进地消除焦虑、恐怖及不适反应的一种行为疗法。系统脱敏疗法常用于恐怖症、焦虑症、强迫症的治疗。治疗一般分为三个步骤：第一步，肌肉放松训练，要求求助者学习掌握放松技术，达到运用自如的程度。第二步，设立焦虑分级，根据求助者主观感到的焦虑程度分级，等级差以 6～10 为宜，由低到高列出层级。第三步，按照焦虑等级由低到高逐级实施脱敏。从焦虑等级最低的开始，当患者出现焦虑反应时，引导其进行放松，直到低等级的情景脱敏，再进行更高等级的训练。

2. 满灌疗法　满灌疗法又称为冲击疗法，是指让求助者完全暴露在使其强烈焦虑和恐惧的情景中的治疗方法。满灌疗法治疗的前提是在保证患者身心安全的情况下，由求助者自愿接受并无任何高危疾病（如高血压、心脏病等）时方可进行。患者被暴露在强刺激情境下，引发恐惧、焦虑情绪，如果没有发生真正威胁，这种情绪便逐渐消退，反复练习，可习得新的情绪反应。

3. 厌恶疗法　厌恶疗法又称为对抗性条件反射治疗，是以经典条件反射理论为依据，将某种负性刺激及厌恶反应与求助者要矫正的行为相结合，从而使其因感到厌恶而最终放弃不良行为。厌恶疗法在临床上一般采用电击、药物、器械等厌恶刺激，如电击、催吐剂、恶臭。厌恶疗法可治疗烟瘾、酗酒，咬指甲，强迫观念和强迫行为等行为异常者。

（四）人本主义疗法

人本主义疗法又称为以人为中心的疗法，由美国心理学家罗杰斯第一次提出，是人本主义最具影响的治疗方法，该疗法以自我实现理论为基础，认为人天生就具有一种朝着自我实现倾向成长和发展的潜能。只是有些人在成长过程中受环境影响，自我概念产生扭曲或挫折，从而导致心理冲突或心理异常。心理治疗应以求助者为中心，通过建立和谐、自由的治疗关系，协助其认识自我，重建真实的自我概念。

人本主义疗法的基本技术有以下几种：

1. 建立良好的治疗关系　治疗师为求助者营造安全信任、尊重温暖、自由表露情感的气氛，让其在特定的治疗关系中发现自己的能力，促成积极的人格改变，实现"助人自助"。

2. 真诚一致　治疗师要做到表里一致、不掩饰或歪曲自己的情感，以一个具有真实情感的自然人形象，开放真诚的投入到治疗关系中，帮助求助者使其从中学会真诚接纳和尊重真实的自我。

3. 无条件积极关注　完全接纳求助者的独特个性、价值体系，尊重求助者的自我决定，不代替其做任何选择和决定，全心关注、认真聆听求助者的诉说，并给予准确回应。

4. 共情　治疗师感同身受、设身处地地去理解、体验求助者的情绪和感受。用求助者的感受和视角看待他们的问题和情绪。

（五）支持疗法

支持疗法（supportive therapy）是指为患者提供支持和保证作为主要内容的心理治疗方法，用于帮助近期遭遇疾病或心理社会压力过大，无法自我调解的人，其原理是减轻心理应激引起的心身反应，以达到缓解症状，治愈疾病，促进健康的目的。支持疗法的基本技术有以下几种：

1. 倾听　倾听是心理支持的第一步，它不仅是了解情况的必要途径，也是建立良好干预关系和为患者提供帮助的重要手段。倾听时要注意患者的言行、语调变化以及伴随言语出现的各种表情、姿势、动作等，从而对言语做出更完整的判断。

2. 解释　解释即运用心理理论描述求助者的问题、困扰等，从而使求助者从一个新的、更全面的角度来审视自己并借助新的观念和思想加深对自身行为思想和情感的了解，产生领悟，促进改变。

3. 保证　适当保证对求助者消除疑虑和错误观念很有益，也是一种心理支持，但必须在全面了解患者病史和病情的情况下提出保证。

4. 提问　提问是心理支持最常用的方法。通常提问方式有两种，一种是封闭式提问，另一种是开放式提问。封闭式提问是指求助者用"是""否"简短作答的提问，封闭式提问不宜过多使用。开放式提问常以"什么""怎样""为什么"等形式发问。一般来说，开放式提问比封闭式提问更易被患者接受，但开放式提问也要注意问句的方式，语气语调、要循序进行。

5. 鼓励　在与求助者建立充分信任的基础上，借助治疗师的权威性，强化求助者的积极想法和信念，逐渐消除不良行为。鼓励的技巧包括点头、微笑，发出一些示意语或是说一些肯定、赞同的话，如"好，继续讲""我理解"。

（六）其他治疗方法

1. 森田疗法（Morita therapy）是日本学者森田正马创立的专门针对神经症的疗法。森田疗法的基本治疗原则有4条：①接受症状，即接受自己，不要拒绝、排斥自我；②顺其自然，接受已有症状和痛苦情绪，带着症状去生活；③忍受痛苦，不逃避，不反抗，坚持积极、建设性的活动；④为所当为，无论体验多大痛苦，都不去反抗和逃避。

2. 暗示疗法（suggestion therapy）是利用暗示对病情施加影响使症状消除的过程。临床上常用的暗示方法包括语言暗示、药物暗示、操作暗示、情境暗示、榜样暗示等。暗示治疗效果取决于两个条件：一是患者的感受性，二是对暗示的顺从性，二者的基础是对医生的信任。

心理治疗还有很多种,如音乐疗法、家庭治疗、催眠治疗、格式塔治疗等,每一种治疗都有自己的理论和视角。

思考与练习

1. 常用的心理评估方法有哪些?
2. 心理支持疗法的基本技术有哪些?
3. 简述系统脱敏疗法的治疗步骤。
4. 简述在认知疗法中"ABCDEF"各个字母的含义和治疗步骤。
5. 简述精神分析疗法的基本观点和基本技术。

第五章 | 患者的心理护理

05章 数字内容

学习目标

1. 具有关心、体贴、尊重患者的护理理念，体现人文主义关怀。
2. 掌握心理护理的程序；不同病症患者的心理护理；心身障碍患者的心理护理。
3. 熟悉心理护理的诊断；不同年龄阶段患者的心理护理。
4. 了解心理护理和心身障碍的概念。
5. 学会理解患者的心理需要，对不同患者实施有效的心理护理。

　　随着社会的进步，"以患者为中心"的护理理念逐渐得到大家的认可，而如何实施有效的心理护理，帮助他们尽快恢复身体和心理健康，是护理工作的重要内容。

第一节　心理护理概述

 工作情景与任务

导入情景：

　　患者，李先生，62岁，确诊冠心病两年。性格急躁、易怒，在工作中进取心强，争强好胜。一年前因事业受挫，离职在家，近期情绪低落、反应迟钝、郁郁寡欢，甚至出现轻生想法。

工作任务：

1. 列出该患者的主要心理问题。
2. 护理人员应如何对该患者进行心理护理。

一、心理护理的概念

心理护理（psychological nursing）是指护士以心理学理论为指导，以人文主义关怀为基础，运用相关心理疏导方法，帮助患者改善心理状态，维护心理健康，达到护理目标的护理过程。

二、心理护理的诊断

（一）心理护理诊断的概念

心理护理诊断是对护理对象生命过程中生理、心理、社会、文化、发展等方面健康问题的陈述。这些健康问题必须属于心理护理工作范畴，并能用心理护理的手段、方法加以解决或缓解。

（二）心理护理诊断的内容

在北美护理诊断协会（North American Nursing Diagnosis Association, NANDA）规定的护理诊断中，与心理护理有关的内容主要包括焦虑、恐惧、绝望、社交障碍、父母角色冲突、个人应对无效、自尊低下、体像紊乱、自我认同紊乱、无效性否认、有自伤的危险、思维过程改变等。

（三）心理护理诊断的陈述方式

1. 三段式陈述　三段式陈述即 PSE 方式，即健康问题（P）、症状和 / 或体征（S）、相关因素（E）三者齐全，多用于现存的护理诊断。例如：

焦虑：坐立不安　与担心预后不良有关。
（P）　（S）　　　　　（E）

2. 二段式陈述　二段式陈述即 PE 方式，多用于潜在的护理诊断，在心理护理诊断陈述中较为常见。例如：

睡眠型态紊乱　与睡眠环境改变有关。
　（P）　　　　　（E）

3. 一段式陈述　一段式陈述即 P 方式，多用于健康的护理诊断。例如：

婴幼儿有行为能力增强的潜力。
　　（P）

（四）心理护理诊断的排序

护理人员在提出护理诊断时，应遵循先重后轻，先急后缓的原则。心理护理诊断一般分为首优问题、中优问题和次优问题。首优问题是指危害患者生命，需要立即行动去解决的问题。中优问题是指虽然不直接威胁生命，但对患者躯体或心理健康构成威胁的问题。次优问题是指人们在应对发展或生活变化时所产生的问题，往往症状较轻且容易解决。

心理护理诊断的排序,有利于突出重点,明确首先解决的问题,有助于护士合理地安排计划和时间,以达到科学地为患者解决心理健康问题的目的。

三、心理护理的程序

(一)心理护理评估

护理人员通过观察、访谈、心理测量等方法收集患者的相关信息,并精简提炼,分析患者的基本心理状态。这些信息必须是全面的,包含患者生理、心理、社会背景和生活经历等综合情况。

(二)心理护理诊断

护理人员依据大量的客观资料,评定患者是否存在焦虑、恐惧、愤怒等消极情绪,确定患者存在的心理问题。进行心理护理诊断时,要明确患者心理问题的严重程度,如量化患者焦虑程度,以便针对性地进行心理护理。

(三)心理护理计划

心理护理计划是整个心理护理过程的行动指南,它以心理护理诊断为依据,选择相应对策,明确预期目标。在制订心理护理计划时,应体现个体差异性和动态发展性。

1. 个体差异性 不同年龄阶段,患者的心理特点不同,如老年患者因身体功能下降而孤独、自卑;中年患者因生活工作压力过大而焦虑;青年患者因"青春期"的影响情绪反应强烈而不稳定;儿童患者则因对疾病缺乏足够认知而出现分离性焦虑和恐惧心理。此外,不同人格特征的患者对同一疾病出现的心理反应也有所不同。

2. 动态发展性 患者在患病过程中,可能会出现阶段性的心理反应,如恶性肿瘤患者在面对疾病时,往往会出现否认、愤怒、妥协、沮丧、接受的心理变化,护理人员应根据患者的心理变化及时调整护理计划。

(四)实施心理护理

心理护理应贯穿于护理活动的各个环节,可单独进行,也可与其他护理活动同时进行。实施心理护理要注意以下几点:①积极营造良好的沟通环境;②建立良好的护患关系;③充分发挥患者主观能动性;④尊重患者人格;⑤引导患者合理认知;⑥强化患者心理支持系统;⑦促进病友间良好沟通;⑧缓解外界刺激,减轻患者消极情绪。

(五)心理护理评价

心理护理评价应包括患者的主观体验和身心状态的客观指标两部分内容。在实施心理护理计划后,护理人员分析患者的心理状态资料,判断是否达到预期目标,同时分析出现偏差的原因,及时总结、反馈,调整心理干预对策,制订新的心理护理方案。

第二节　一般患者的心理护理

一、一般患者常见的心理问题

（一）焦虑

焦虑多见于患者面对诊疗环境紧张、所患疾病的诊断过程复杂、病情不确定性、疗效不佳、担忧经济负担等情形时，主要表现为紧张担心、坐立不安、心烦意乱、注意力难以集中、内心高度警觉。

（二）抑郁

抑郁多见于久病不愈、症状明显、病情加重、有严重器官功能丧失的患者，主要表现为兴趣减退、寡言少语、自我评价降低、严重时悲观绝望，甚至出现自杀行为。

（三）恐惧

恐惧多见于患者面对特殊检查手段、手术前后、病情严重等情形，主要表现为对某些场景或客观物体具有强烈的恐惧感，常伴有明显的自主神经症状，如出汗、心悸、气短，甚至出现濒死感。

（四）愤怒

愤怒多见于疾病最初阶段或病情迁延不愈的患者，主要表现为容易急躁、对他人出现敌对倾向、自制力下降、行为失控，容易出现自伤或伤害他人的行为。

二、不同年龄阶段患者的心理护理

（一）儿童患者的心理护理

儿童期指从出生到 14 岁的儿童，主要包含 5 个时期：新生儿期、乳儿期、婴儿期、幼儿期和学龄期。儿童患者的特点是年龄小，依赖性强，对疾病症状表达不准确，但情感表露直接，注意力随外界事物变化而迅速转移。

1. 儿童患者的心理特点

（1）恐惧：儿童患者，尤其是婴幼儿患者入院后，面对陌生的医院环境、侵入性的诊疗措施以及紧张的救治气氛，往往会感到紧张、恐惧，表现为退缩、沉默不语、拒食、哭闹、拒绝配合治疗。

（2）分离性焦虑：多见于 6 岁以下儿童患者，因离开熟悉的家庭环境，缺少亲近的人（通常是母亲）的陪伴与照顾而出现的焦虑反应，多表现为恐慌、烦躁不安、哭闹、夜惊、夜尿、拒绝进食。

（3）被动依赖：儿童患者在住院期间由于病痛刺激和恐惧导致行为退化，力所能及的事情也不做，完全依赖照顾者，多见于溺爱家庭中的儿童，表现为撒娇、哭闹、提出各种过分要求。

（4）抑郁自卑：儿童患病后，在日常生活或游戏、学习等活动中受限，不能自由支配时间和精力，甚至被隔离，出现自卑心理，表现为情绪低落、沉默寡言、不愿与他人交往。

2. 儿童患者的心理护理

（1）尊重儿童患者的情绪体验：儿童患者表现出的哭闹、不合作行为时，护理人员可通过抚触、游戏等方式拉近与儿童患者的距离，帮助其战胜恐惧心理，配合治疗。对婴幼儿患者，可通过身体抚触来缓解其焦虑情绪。

（2）维护儿童患者的尊严：护理人员应严格避免伤害儿童患者自尊心的行为，如讥讽、训斥、责骂、嘲笑。对积极配合的儿童，给予肯定与表扬；对退缩的儿童，多进行鼓励。

（3）加强与家属的沟通：护理人员要及时与家属沟通，并进行一些健康知识的宣教，传授一些安抚儿童患者的技巧。

（二）青年患者的心理护理

青年期是指 18～35 岁所处的阶段，是个体从不成熟走向成熟的过渡阶段。这个阶段个体精力充沛，心理变化错综复杂。青年患者情感体验深而不易表露，情绪表现强烈而不稳定，所以护理人员应给予较多的情感支持和认知引导。

1. 青年患者的心理特点

（1）否认：青年患者认为自己身体强壮，得知自己患病，尤其是严重疾病时，会感到震惊、拒绝接受事实，或不重视疾病，直到经历身体病痛后才逐渐配合治疗。

（2）主观感受敏感：青年患者一旦意识到自身患病，其主观感觉可能会过度敏感，担心疾病会影响生活、学习、工作，担心他人会用异样眼光看待自己。有的青年患者可能会故意隐瞒病情。

（3）情绪不稳定：青年患者情感体验深而不稳定，容易出现极端思想，行为冲动。疾病好转，就盲目乐观、不遵医嘱；疾病病程较长或出现并发症就自暴自弃悲观绝望，甚至出现轻生念头。

2. 青年患者的心理护理

（1）提供心理疏导：青年患者心理变化错综复杂，较难适应患者角色。护理人员应对其心理状态进行评估，并提供心理支持和心理疏导，包括如何调整情绪状态、纠正认知偏差、控制自身冲动行为。

（2）调动主观能动性：青年患者往往自尊心较强，渴望得到他人的尊重与肯定。护理人员应利用这一特点，协助青年患者主动参与到疾病的治疗、护理过程中，对其表现出的积极行为及时给予认可与鼓励。

（三）中年患者的心理护理

中年期是指 35～60 岁，这一阶段的个体通常需要承担来自父母、子女的双重责任及巨大的生活压力。中年患者的心理活动尤其复杂，往往徘徊于强烈的责任感与疾病的痛苦体验中，出现严重的焦虑情绪。

1. 中年患者的心理特点

（1）角色冲突：中年人往往需要承担许多角色，如子女、父母、职工等。中年患者由于担心疾病会影响事业发展、对家庭带来负担，往往不能很好地进入患者角色，表现为患者角色冲突、角色减退、角色缺如。

（2）焦虑、抑郁：当疾病病程较长或出现一些并发症时，中年患者往往产生强烈的无助感，由此衍生出对父母子女的牵挂和愧疚，陷入焦虑、抑郁状态。

此外，处于更年期的患者，体内激素水平的骤然变化会引起情绪波动，表现为记忆力下降、急躁、易激动、敏感多疑。

2. 中年患者的心理护理

（1）释放压力：护理人员应充分理解并尊重中年患者的心理体验，协助其分析自身患病原因，纠正错误认知，释放压力，树立信心。

（2）建立社会支持系统：中年期往往已形成特定的交际圈，患病后与亲人朋友交流少，往往感到孤独、失落。护理人员应协调患者与家属、同事、朋友间的关系，营造良好的沟通环境，帮助患者经营好自己的社会支持系统。

（3）改善生活方式：护理人员应协助患者纠正不良生活习惯，合理安排工作和生活，减轻心理压力。也可提供一些励志书籍，陶冶情操，调节身心。

（四）老年患者的心理护理

我国一般将60岁及60岁以上的成年人称为老年人。随着年龄增长，老年患者会不同程度地表现出记忆减退、感知能力衰退、情绪不稳定等，护理人员应给予更多的关心与陪伴。

1. 老年患者的心理特点

（1）情绪变化：由于身体功能急剧下滑，老年患者会体会到对死亡的恐惧，认为患病即接近死亡。随着病情进展，老年患者对疾病感到无可奈何，出现萎靡不振、唉声叹气等表现。由于行动不便，老年患者与外界接触机会减少，易出现孤独、抑郁等消极心理。

（2）退化心理：由于孤独，老年患者的情感往往变得幼稚，表现为以自我为中心、心胸狭窄、对他人要求过分。如因某些不顺心的小事而哭泣，时刻要求家人陪伴。

（3）疑病心理：老年患者过度关注自身感受，日常出现轻微不适，就认为身患重病，甚至紧张、恐慌。

（4）自尊心理：老年患者一般都有较强的自尊心，总盼望得到医护人员的尊敬和亲朋好友的关注，一旦这种愿望得不到满足，就会表现出失落、烦躁、易怒。

2. 老年患者的心理护理

（1）敬重老年患者：护理人员应在言语、动作上体现对老年患者的敬重体贴，如称呼上多用敬词、态度亲切、声音稍大、语速稍慢、有耐心等，让老年患者体会到家人般的温暖。

（2）营造良好的住院氛围：刚入院的老年患者，护理人员应详细介绍医院内外环境、同病房病友，使其尽快熟悉并适应医院环境。尊重老年患者的生活习惯，鼓励病友间相互交流与帮助，创造轻松、融洽的病房氛围。

（3）纠正错误认知：过度敏感的老年患者，护理人员应耐心解释目前身体状况及疗养方法，并通过转移注意力等方式，引导老年患者放松身心，保持乐观心态。

（4）争取家庭支持：老年患者渴望被重视，护理人员应及时提醒家人给予更多的陪伴与关爱，共同维护老年患者的心理健康。

三、不同病症患者的心理护理

（一）急危重患者的心理护理

1. 急危重患者的心理特点

（1）恐惧、焦虑：多发生于患者入院初，面对侵入性的抢救设备、紧张的救治环境，感受着身体强烈的病痛感，而引起患者惊慌失措、极度恐惧。急诊患者因缺乏心理准备，突然离开原来的生活环境，令其极度焦虑。

（2）敏感、易怒：慢性疾病急性发作或病情恶化的患者，因强烈的"濒死感"使其变得敏感多疑，如经常通过观察医护人员的细微表情来判断病情；因过度焦虑而易激惹，表现为烦躁、寝食难安、行为失控。

（3）孤独、抑郁：多见于入住监护室的患者。由于长时间缺乏沟通，患者悲观沮丧、自我评价过低、对救治工作不配合，严重时可出现自杀倾向。

（4）依赖：处于重症监护室的患者，自主活动能力下降，一切均由医护人员辅助，当病情好转，离开监护室时易产生依赖心理，不愿撤离。

2. 急危重患者的心理护理

（1）心理支持：针对急危重患者出现的恐惧、焦虑、抑郁、愤怒等负性情绪，护理人员应注意以下几点：①建立良好护患关系；②帮助患者尽快熟悉环境；③沉着冷静、有条不紊地护理，切忌手忙脚乱；④态度和蔼，动作轻柔；⑤俯身倾听患者的要求与感受。⑥做好家属的安抚工作，及时沟通病情。

（2）消除依赖心理：适度依赖有助于提高患者的遵医行为，而过度依赖易助长患者消极情绪，影响康复。护理人员应做好心理疏导，详细解释撤离监护室是因为脱离了危险期，向恢复健康更进了一步，并保证转入普通病房后也能得到良好护理。

（二）慢性疾病患者的心理护理

1. 慢性疾病患者的心理特点

（1）敏感、沮丧：慢性疾病迁延不愈，患者过度关注自我感觉，对其他事情漠不关心。同时，患病使患者的事业、家庭、社会地位等受到影响，患者逐渐失去治疗信心和生活热情，表现为沮丧、自卑、抑郁，甚至出现轻生念头。

（2）怀疑：慢性疾病病因复杂、诊断困难、病程长且治疗进展缓慢，部分患者对主治医生的治疗方案和治疗水平产生怀疑，试图到不同医院检查治疗，甚至有些患者擅自更换药物或抗拒治疗。

（3）患者角色强化：慢性疾病需要长期疗养，患者心理上对照顾者过度依赖，强化患者角色，强烈要求他人关注。

2. 慢性疾病患者的心理护理

（1）提高患者自我调适能力：护理人员帮助患者制订自我管理方案，鼓励患者独立完成一些力所能及的事情，并通过转移注意力、放松疗法等缓解过度依赖的心理症状，树立生活信心，做好长期与病魔抗争的心理准备。

（2）及时进行情绪疏导：护理人员应积极关注患者情绪变化，并运用相关心理支持手段，进行针对性护理。

（3）营造良好疗养环境：慢性患者住院时间比较长，护理人员应及时与家属沟通，共同为患者创造一个和谐、温馨的疗养环境。

（三）疼痛患者的心理护理

1. 疼痛患者的心理特点

（1）焦虑、恐惧：疼痛患者多伴随自主神经功能紊乱，引起焦虑、恐惧等情绪。

（2）抑郁：当所患疾病引起长期疼痛症状时，患者常感到无助，表现为自卑、失落、抑郁。

2. 疼痛患者的心理护理

（1）支持疗法：护理人员应及时安慰、鼓励患者，耐心解释疼痛出现的原因及规律性，帮助患者树立战胜疾病、战胜疼痛的信心。

（2）转移注意力：结合患者自身性格特点和兴趣爱好，运用多种手段转移其注意力，可有效缓解患者的紧张情绪，减轻疼痛的感觉。

（3）暗示：护理人员在言语、动作上多给予患者积极的心理暗示，可以有效提高患者战胜疾病的信心，提高痛阈，减轻疼痛感。

（4）放松训练：指导患者学会放松训练疗法，并布置家庭放松训练作业，通过放松训练有意识地控制自身身心活动，提高对疼痛的耐受力。

（5）社会支持：鼓励家属对患者多关心、多陪伴，辅助患者以一个积极、阳光的心态战胜疼痛。

（四）手术患者的心理护理

1. 手术患者的心理特点

（1）术前患者的心理特点：术前患者主要有焦虑、恐惧、睡眠障碍等心理问题。患者表现为紧张、顾虑重重、烦躁不安，甚至出现心悸、胸闷、出汗、发抖等自主神经功能紊乱的症状。

（2）术中患者的心理特点：术中患者主要表现为紧张和恐惧。患者面对陌生的手术台和紧张的手术气氛，因害怕手术出现意外或并发症，而表现强烈的恐惧情绪。局部麻醉患者始终处于清醒状态，注意力高度集中，通过医护人员的言谈及细微动作来推测手术是否顺利。

（3）术后患者的心理特点：大部分患者被告知手术顺利后，会感到轻松、喜悦，即使出现术后疼痛反应，患者也会积极配合治疗和护理。术后恢复期长的患者，后期会自我感觉欠佳、情绪烦躁不安。有些患者因术后部分生理功能丧失或脏器缺失感到悲观失望，对生活失去信心，甚至出现轻生念头。

2. 手术患者的心理护理

（1）术前患者的心理护理：①消除顾虑。护理人员应耐心讲解手术治疗的必要性和手术安全性问题，并介绍相关医务人员的手术经验和技术水平，使患者产生安全感，消除顾虑。②指导患者自我调控。帮助患者学会使用放松疗法等行为控制技术，缓解术前紧张。③充分利用社会支持系统。术前可安排家属、朋友探视，引导家属安慰、鼓励患者，增强患者战胜疾病的信心。

（2）术中患者的心理护理：患者进入手术室后，护理人员应热情接待并介绍手术室环境、器械设备、术中配合要点及注意事项，使患者尽快适应手术氛围。手术过程中，切忌出现惊慌失措或窃窃私语等现象，以免使患者产生消极暗示。

（3）术后患者的心理护理：①及时反馈手术信息。护理人员应第一时间告知患者有利的手术信息，并安慰、鼓励患者配合后续治疗。②缓解术后疼痛。护理人员应耐心倾听患者感受，并向患者解释疼痛出现的原因及缓解方法，并通过分散注意力、引导想象、暗示等方法缓解患者的疼痛。③克服心理障碍。护理人员应对患者实施针对性心理护理，鼓励患者接纳现实，勇敢面对，笑对人生。

（五）传染疾病患者的心理护理

1. 传染疾病患者的心理特点

（1）自卑：传染患者一旦进入患者角色，在心理和行为上会与周围人划分界限，因而感到失落，觉得自己成为威胁他人健康的传染源，成为别人讨厌的人，以致出现自卑心理。

（2）回避：部分传染病患者因害怕自己被隔离或被嫌弃，出现回避心理及行为，表现为不愿与他人接触、隐瞒病情，如将肺结核说成"肺炎"，将肝炎说成"胆道疾病"。

（3）孤独：为避免疾病传染，患者需要被隔离治疗，缺乏与外界沟通，使患者感到生活枯燥无趣，孤独感油然而生。

2. 传染病患者的心理护理

（1）纠正认知：向患者详细解释传染病发病特点及隔离治疗的意义，指导患者正视传染病，消除自卑心理并尽快适应暂时被隔离的生活。

（2）疏导宣泄：耐心倾听患者诉说苦闷，因势利导，鼓励患者树立战胜传染病的信心，保持乐观心态。

（3）预防心理创伤：护理过程中，护士不应表现出任何害怕被传染的语言、表现和行为，应做到态度温和，动作轻柔，防止造成患者心理上的二次创伤。

（六）恶性肿瘤患者的心理护理

1. 恶性肿瘤患者的心理特点　确诊恶性肿瘤后，患者往往产生强烈的心理应激，其心理反应大致可分为以下四期：

（1）休克－恐惧期：患者初次得知自己身患恶性肿瘤后，往往会产生强烈的恐惧感，表现为震惊、紧张，甚至部分患者出现血压升高、眩晕、肢体活动障碍等躯体症状。

（2）否认－怀疑期：患者从剧烈的情绪震荡中冷静下来后，开始怀疑医院的诊断是否正确，因此反复更换医院检查，急切盼望能得到"误诊"的相关消息。

（3）愤怒－沮丧期：当患者反复更换医院求医，不能否定诊断时，往往表现为极度愤怒，甚至出现暴力行为。同时，产生沮丧、失落的情绪，感到对生活丧失信心，甚至出现轻生念头。

（4）接受－适应期：患者感到一切都无法改变，逐渐接受并适应现实，但多数患者无法恢复到患病前的心理状态，感受着漫长的抑郁和痛苦继续生活。

2. 恶性肿瘤的心理护理

（1）人性化告知：在告知患者诊断信息前，护理人员应征得家属同意并充分了解患者的心理状况、人格特征等相关信息后，选择适宜的告知时机和方式，才可实施告知行为。告知后，及时提供成功案例，帮助患者接受现实，配合治疗。

（2）强化患者心理支持系统：研究表明，积极的心理活动有利于提高人的免疫功能，延缓恶性肿瘤的发展。护理人员应引导患者正确认识恶性肿瘤，调动其主观能动性，给自己加油鼓劲，树立信心。

（3）指导患者做好心理准备：恶性肿瘤的治疗往往具有创伤性及严重的副作用。护理人员应根据患者的具体情况，正确解释手术、放化疗的意义，以及可能产生的副作用，使其做好充分的心理准备。

（4）维护患者尊严，提升生命质量：护理人员应具有高度的责任感和同情心，任何时候都不得表现出厌恶、嫌弃等态度，并及时采取针对性心理护理，缓和患者情绪。对于晚期恶性肿瘤患者，应尽可能满足其愿望，营造一个温馨、安逸的疗养环境，提升患者生存质量。

（七）临终患者的心理护理

1. 临终患者的心理特点　临终关怀学的先驱 Kubler Ross 深入分析研究了 400 名临终患者的心理之后，总结出临终患者从获知信息到死亡前的心理活动过程，并将其分为 5 个阶段：

（1）否认期：临终患者在得知自己的生命即将走向终点时，往往第一反应是否认，他们会认为诊断有误并希望自己的疾病转归出现奇迹。这是一种自我保护的防御机制，源于深度焦虑。

（2）愤怒期：患者逐渐意识到自己必须要面对死亡时，往往表现出极度愤怒，抱怨命运不公，同时迁怒于家属或医务人员，提出各种苛刻要求，抗拒他人关心、陪伴等。

（3）妥协期：患者逐渐接受现实并积极配合治疗，为了能够延长生存时间，不惜一切代价。这一时期的患者往往平静、友善、顺从、合作。

（4）抑郁期：当患者意识到死亡即将来临，无论采取什么治疗手段都于事无补时，感到绝望、无助。此时患者开始放弃各种努力，情绪失落，精神衰退，难以通过鼓励、劝解等方式改善其心境。

（5）接受期：这一时期，患者能比较平和地面对死亡，同时渴望亲人的陪伴，并开始安排后事，了却心愿。

 护理学而思

患者王某，男，56岁，高血压病史20余年，近期出现无原因胸闷、干咳，服药治疗后效果不明显，身体日益消瘦并出现乏力、腹胀等症状。两个月前入院检查，诊断为胃癌晚期，近期疼痛难忍，不能进食，需靠输液维持。患者郁郁寡欢，一度要求放弃治疗以求早日解脱，并出现了自杀倾向。

请思考：

1. 该患者可能会经历哪些心理变化？

2. 身为护理人员，该如何对患者各个时期的心理变化实施有效心理护理？

2. 临终患者的心理护理　对临终患者的心理护理应本着"舒缓疗护"的原则，积极营造平和温馨的环境，减轻患者痛苦，提高生存质量。

（1）否认期的心理护理：护理人员对患者出现的否认心理应给予理解和支持，不应强求患者面对现实，应耐心倾听患者诉说苦闷。同时，因势利导使患者逐步缓解情绪接受现实。

（2）愤怒期的心理护理：患者情绪愤怒，甚至出现抗拒行为时，护理人员不应表现出任何不满的情绪，而要更加真诚地关心体贴患者，必要时辅助用药帮助其平息愤怒情绪。

（3）妥协期的心理护理：处于妥协期的患者态度友好，积极配合治疗和护理工作。护理人员可选择恰当时机有针对性地解决患者突出的心理问题，如纠正错误认知。

（4）抑郁期的心理护理：护理人员可通过量表评估患者的抑郁程度，给予有效的心理护理。同时，鼓励家属探望陪伴，缓解患者抑郁情绪。

（5）接受期的心理护理：这一时期的患者能理性安排身后之事，此时护理人员应尊重患者意愿，营造安宁、舒适的环境，维护患者生命最后时刻的尊严，保证生存质量。同时妥善疏导家属情绪，帮助他们直面现实，珍惜家人团圆的最后时光。

第三节　心身障碍患者的心理护理

一、心身障碍概述

（一）心身障碍的概念

心身障碍（psychosomatic disorder）又称为心身疾病、心理生理障碍，指心理社会因素在疾病的发生、发展和预后过程中起至关重要作用的器质性疾病或功能障碍。

（二）心身障碍的分类

心身障碍相关疾病涉及多个系统，其分类如下：

1. 消化系统　胃十二指肠溃疡、胃痉挛、溃疡性结肠炎、习惯性便秘、肠道易激惹综合征。

2. 心血管系统　冠状动脉粥样硬化性心脏病、原发性高血压、心律失常。

3. 呼吸系统　支气管哮喘、神经性咳嗽、心源性呼吸困难、过度换气综合征。

4. 皮肤系统　神经性皮炎、皮肤瘙痒综合征、慢性荨麻疹、湿疹、银屑病、白癜风。

5. 内分泌系统　甲状腺功能亢进症、糖尿病、肥胖症。

6. 神经系统　肌紧张性头痛、偏头痛、睡眠障碍、自主神经功能紊乱。

7. 泌尿生殖系统　痛经、月经失调、功能性子宫出血、经前期紧张综合征、性功能障碍、遗尿症。

8. 骨骼肌肉系统　颈肩综合征、腰背痛、书写痉挛、肌肉痛。

9. 其他　恶性肿瘤、原发性青光眼、口腔炎。

二、心身障碍患者的心理护理

（一）支气管哮喘患者的心理护理

1. 心理社会因素

（1）人格特征：支气管哮喘患者多具有被动顺从、依赖性强、敏感脆弱、情绪不稳定、希望被人照顾并以自我为中心等人格特点。由于过度依赖、心理压抑等因素影响了自主神经系统，继而导致支气管平滑肌痉挛，引起哮喘发作。

（2）环境因素：引起支气管哮喘发作的主要变应原有尘螨、花粉、工业粉尘等，长期处于上述环境中的人群，支气管哮喘发病率较高。

2. 心理问题

（1）紧张、恐惧：哮喘发作时，患者突然出现极度呼吸困难，甚至濒死感，加之对疾病缺乏足够了解，往往表现为紧张、恐惧、焦躁不安。

（2）抑郁：由于哮喘反复发作，药物疗效不佳，甚至出现副作用，患者悲观失望，陷入抑郁状态。

（3）依赖：患者对平喘药有着明显的依赖心理，若发现药物丢失，会马上感到恐慌，继而引起哮喘发作。有的患者表现为对家属或医护人员的心理依赖，希望能随时受到他人照顾，否则马上出现紧张情绪，引起哮喘发作。

3. 心理护理

（1）了解疾病发作诱因：支气管哮喘发作重要的诱因是情绪改变，例如过度兴奋、紧张、恐惧等。护理人员应协助患者及时疏泄不良情绪，避免诱因产生。

（2）自我调控：护理人员向患者讲解一些自我调控的方法，比如放松疗法、转移注意力等帮助患者控制自身情绪反应，及时调整，保持平稳心态。

（3）自我护理：护理人员指导患者随时记录哮喘发作的时间、病情轻重、有无明显刺激因素（比如情绪激动、剧烈运动）及缓解方式，找出自身哮喘诱因，采取针对性措施，避免疾病复发。

（二）原发性高血压患者的心理护理

1. 心理社会因素

（1）人格特征：原发性高血压患者大多具有相似的人格特征，表现为争强好胜、易激动、对他人要求苛刻、保守固执、敏感多疑、压抑情绪而又难以克制自己。

（2）情绪因素：情绪变化易引起血压波动，尤其是愤怒、恐惧、焦虑、仇恨等情绪能引起体内去甲肾上腺素水平升高，导致血压升高。

（3）环境与文化因素：一般长期保持安稳、传统的生活方式，血压比较稳定。不同的工作性质产生的心理紧张度不同，血压波动也有差异，如长期从事高强度脑力工作而体力活动较少的人群比从事简单劳动的人群高血压患病率高。

（4）生活方式：吸烟、酗酒、过度肥胖、高盐高脂饮食、作息不规律等都是高血压的诱因。

2. 心理问题　原发性高血压病程较长、变化复杂且药物疗效不明显，患者常因自身疾病得不到根治而闷闷不乐、忧心忡忡，出现一系列焦虑情绪。一些患者有时因担心脑出血等严重并发症而恐惧。一些患者对主治医生的治疗方案和用药产生怀疑，反而认同广告、书刊介绍的治疗方法，固执己见。

3. 心理护理

（1）缓解心理应激：及时评估患者的心理状态，积极与患者沟通，采取针对性措施，帮助其排解不良情绪，协助患者客观评价自身现状和能力，尽量降低生活事件造成的负面影响。

（2）调整心态、自我护理：高血压疾病需要长期服药，护理人员应帮助患者接受现状并树立治疗疾病的信心，尤其要告知患者良好的心态和乐观的性格对控制血压的重要性，充分调动患者的主观能动性，巩固疗效。

（三）冠心病患者的心理护理

1. 心理社会因素

（1）人格特征：研究表明，Ａ型行为类型人群是冠心病的高危人群，性格特点为争强好胜、进取心强、工作压力大、易急躁、易激动、易愤怒。

（2）心理应激：某些生活事件如家庭不和、事业受挫、亲人离世等是冠心病的重要诱因。调查发现，心肌梗死患者前6个月内生活事件明显高于对照组。

（3）环境与生活方式：长期从事高强度脑力工作、多次变换工作岗位、每天超负荷工作等都是冠心病的危险因素。此外，吸烟、酗酒、高脂肪、高胆固醇饮食、暴饮暴食、缺乏运动、过度肥胖等也是冠心病的易感因素。

2. 心理问题　冠心病病情迁延不愈，患者常因担心血管意外等严重并发症而忧心忡忡、紧张不安，甚至惊慌失措、惧怕死亡。同时，焦虑恐惧也是促使病情恶化的主要原因之一。部分患者因担心患病后生活能力下降、给家人带来负担等而长期处于抑郁状态，表现为情绪低落、食欲减退、失眠多梦、反应迟钝。

3. 心理护理

（1）纠正不合理认知：帮助患者了解心脏的解剖结构、冠心病常见诱因、用药注意事项等，使患者正确认识冠心病，配合治疗，最大限度地发挥药物的生物学效应。

（2）调整心态，积极应对疾病：护理人员应帮助患者克服不良情绪，合理调整期望值，树立战胜疾病的信心，保持乐观开朗的性格和随遇而安的心态。

（3）实施行为矫正：与患者共同商讨、制订行为矫正目标，指导患者学会自我控制技术和行为矫正方法，去除诱因，巩固疗效。

（4）健康指导：指导患者养成健康的生活习惯，如合理膳食、睡眠充足等，尤其应避免出现可能会引起情绪激动的事件。

 知识拓展

紧张易患消化性溃疡

为研究精神因素与消化性溃疡的关系，布拉迪设计了一个动物实验：把两只猴子关进不同的笼子，各坐在一把约束椅上，每隔20秒给它们一次电击，两只猴子各有一个开关，但只有Ａ猴子的开关是真的，只要在接近20秒时按一下，就能切断电源，使它们俩都免遭电击。很快Ａ猴子学会了按开关。1个月后，Ａ猴子突然死亡，经解剖发现，它患有严重的胃溃疡。Ａ猴子处于随时准备按开关的高度紧张状态，导致胃酸分泌过量，致溃疡而死。Ｂ猴子没有时刻准备切断电源的紧张和恐惧状态，虽然遭受同样的电击，却平安无事。布拉迪的动物实验说明，精神紧张易患消化性溃疡。

（四）消化性溃疡患者的心理护理

1. 心理社会因素

（1）人格特征：部分患者习惯于自我压抑情绪、过度焦虑，使迷走神经反射增强，增加胃酸、胃蛋白酶分泌，诱发消化性溃疡。

（2）生活事件：与消化性溃疡密切相关的生活事件：失业、丧偶、子女死亡、战争、自然灾害以及持久性焦虑、抑郁。

（3）生活方式：吸烟、酗酒、刺激性饮食、生活不规律、卫生不洁等也是消化性溃疡的诱因。

2. 心理问题　消化性溃疡患者表现为节律性腹痛且病情反复，患者常因害怕疼痛而在进食前后紧张焦虑。长期疼痛刺激和病情迁延不愈容易使患者出现自卑、失落等心理反应。部分患者因担心大出血等并发症而极度恐慌，陷入溃疡-恐惧-加重溃疡的恶性循环。

3. 心理护理

（1）调整认知：护理人员应积极与患者沟通，耐心向患者介绍疾病的相关诊疗手段、治疗方法和预后情况，帮助患者纠正不合理认知，客观认识自身身体状况并配合治疗。

（2）心理支持：护理人员应随时了解患者心理状态，对患者出现的紧张、恐惧等情绪及时给予疏导，增强面对挫折的勇气，树立战胜疾病的信心。

（3）改善环境：改善患者疗养环境，使患者在一个温暖、和谐的环境中放松身心。

（4）健康指导：消化性溃疡复发率较高，护理人员应向患者详细介绍出院后注意事项和防止疾病复发的保健知识，如避免劳累、科学饮食。

（五）糖尿病患者的心理护理

1. 心理社会因素

（1）人格特征：性格多为被动依赖、优柔寡断、内向且情绪不稳定。如遇事慌张，无所适从，但又不愿求助，自我压抑，易出现焦虑、抑郁等不良情绪。

（2）心理应激：突发的生活事件，如与人激烈争吵、事业受挫等会加重病情，甚至出现严重并发症。此外，糖尿病的病情发展也与情绪有着密切联系。

（3）生活方式：高热量、高脂肪、高蛋白饮食，运动量较少，加之吸烟、酗酒等不良生活习惯，导致内分泌系统超负荷，从而引起糖尿病。

2. 心理问题　患者往往因为糖尿病病程漫长、多器官受损、长期用药出现焦虑、恐惧、自我评价过低等负性情绪。

3. 心理护理

（1）情绪疏导：情绪状态与血糖的稳定有着密切联系，护理人员应与患者真诚交流，耐心倾听，及时疏导患者不良情绪，减轻患者心理压力。

（2）健康教育：通过健康知识宣教使患者对糖尿病建立合理认知，改善生活习惯，延缓病程进展，提高生活质量。

（3）自我护理：糖尿病属于终身性疾病，住院时间相对短暂，护理人员应充分调动患者的主观能动性,鼓励患者注重自我防护,避免产生并发症。

(六)恶性肿瘤患者的心理护理

1. 心理社会因素

(1)人格特征:研究发现,C型行为类型的人与恶性肿瘤的发生有着密切联系。主要表现为尽量回避各种冲突,与他人过分合作,不表现愤怒,原谅一些不该原谅的行为,屈从于权威。

(2)生活应激事件:研究表明,近期经历过强烈的生活应激事件的人群恶性肿瘤患病率较高,如配偶死亡、离婚、子女出现意外。

(3)生活方式:不良生活方式是恶性肿瘤的"助推剂",包括吸烟、酗酒、饮食不洁、缺乏运动等,尤其是长期食用腌制、熏烤、油炸、霉变食物的人群更易患恶性肿瘤。

2. 心理问题

(1)发现期:当患者被告知可能会罹患恶性肿瘤时,首先会感到震惊,继而出现"误诊"的侥幸心理,到处求医,渴望推翻结论,焦虑与恐惧并存。

(2)确诊期:一旦被确诊为恶性肿瘤,患者往往出现怀疑、否认、愤怒、沮丧、接受、依赖的心理变化过程。在确诊初期,患者用否认的心理来应对恐惧。当所有结论都指向患病事实后,患者出现强烈的愤怒情绪。随着时间推移,患者慢慢接受现实,但难以恢复病前心境,陷入长期的抑郁、悲观情绪。

(3)治疗期:手术前后,患者因担心出现意外而焦虑不安;放化疗患者因病痛的折磨和治疗的副作用而恐惧、绝望。

3. 心理护理

(1)慎重告知诊断:告知患者诊断结果时,事先征得家属同意,把握好告知的时机,尽最大可能减轻对患者的心理伤害。

(2)指导行为矫正:护理人员应帮助患者分析所患疾病与平素生活习惯、性格、处事方式之间的关系,指导患者纠正不良行为,延缓病程进展。

(3)心理暗示:护理人员通过榜样示范等方法提供心理支持。对于遭受疼痛折磨的患者,可通过暗示性语言、安慰剂等心理暗示方式减轻患者痛苦,提高生存质量。

本章小结

　　本章的学习重点是心理护理诊断、心理护理程序、一般患者的心理护理、不同年龄阶段患者的心理护理、不同病症患者的心理护理、心身障碍患者的心理护理。本章的学习难点为不同病症患者的心理护理和心身障碍患者的心理护理。在学习过程中注重从患者自身角度思考心理变化过程,并针对不同心理和情绪,有针对性地实施有效心理护理,提高运用知识解决问题的能力,增强人文关怀能力。

(祖久春)

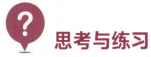

思考与练习

1. 心理护理包括哪些程序?
2. 对患者实施心理护理应注意哪些问题?
3. 临终患者的心理变化一般经历哪些阶段? 各阶段应如何进行有效的心理护理?
4. 原发性高血压患者的心理社会因素包括哪些?
5. 如何对冠心病患者实施有效的心理护理?

第六章 | 精神障碍的常见症状与诊断

06章 数字内容

学习目标

1. 具有严谨的学习态度、科学的思维能力和敢于创新的精神。
2. 掌握精神障碍的常见症状，学会识别异常精神活动的典型表现。
3. 熟悉精神障碍诊断标准。
4. 了解精神障碍的概念和特点。
5. 学会识别精神障碍患者的症状。

第一节 精神障碍的病因与诊断

 工作情景与任务

导入情景：

患者陈女士，26岁，因坚信有人要迫害自己，三次自杀未遂，被家人送到医院治疗。患者一年前因质疑单位奖金分配不均，生闷气少语，后来又因为和男朋友闹分手，之后逐渐出现精神异常。怀疑别人说她坏话，怀疑别人对她不怀好意，路人故意冲她吐痰。有幻听、幻视等现象，才引起家人注意。入院前患者自言自语、自笑，思维内容离奇，患者说："我要死了，各位再见，电波控制我。"

工作任务：

1. 请指出该患者精神障碍的类型。
2. 请指出该患者出现的精神症状。

一、精神障碍的病因

精神障碍是以精神活动异常为主要临床表现的一类常见疾病,异常的精神活动可以涉及心理各个方面,并通过外显的行为如言谈、书写、表情、动作表现出来。到目前为止,大多数精神障碍的病因和发病机制不明。统计学研究结果显示遗传、感染、人格等因素与某些精神障碍相关,譬如,精神分裂症患者就诊时,家属往往叙述其受到了刺激,但到底这些刺激是病因还是诱因,或者是因患者发病才受不了这些刺激,目前为止尚不明确。与精神障碍发病相关的因素有很多,主要包括生物学因素、社会和心理因素。

(一)生物学因素

影响精神健康的生物学因素主要包括遗传、感染、躯体疾病、药物毒物作用、营养缺乏和创伤。每一种精神疾病的影响因素各不相同,有些是单因素,但绝大多数为多因素综合作用,而且同一强度的同一因素刺激,在不同的个体往往引起不同的反应。如同卵双生子同患精神分裂症的情况明显高于其他群体,但同时患病率不超过 50%;同是梅毒患者,有的患者可出现痴呆,有的则不会出现痴呆。

(二)社会和心理因素

影响精神健康的心理社会因素通常有心境、人格特征、应激事件、社会经济、政治地位、性别因素、宗教文化、民族、教育因素和人际关系。所有的因素可归结为内因和外因两种,如一个人的性别和种族是天生的,他所受过的教育、所处的文化、宗教背景及经济和政治地位都不是自己能支配的,这些因素的共同作用形成了每个人的人格特征。这些特征对于某一个个体来说是相对稳定的。当受到应激事件的刺激时,某些因素与应激事件共同作用,可能会导致个体的精神健康状态发生变化。而且,刺激性质和刺激强度导致的精神变化对个体来说都不一样,所受的刺激可以是短暂的强刺激,也可以是长时间的弱刺激,这就是精神障碍的特殊性和复杂性。

二、精神障碍的诊断原则

(一)精神障碍"对比分析"的原则

明显的精神障碍判断并不困难。当患者的精神活动与病态的界限不明显,使判断困难时,为了确定是否存在精神障碍,一般应从三个方面进行对比分析:

1. 纵向比较　纵向比较即与患者过去一贯精神状况表现相比较,是否有明显改变。如果患者的思维、情感、行为等精神活动与过去相比变化明显,即出现了精神活动的异常表现,如幻觉、妄想、情感障碍、行为障碍等精神症状。

2. 横向比较　横向比较即与大多数正常人的精神状态相比较,差别是否明显,持续时间是否超出了一般限度。一方面是指患者的思维、情感、行为等精神活动与大多数人差异较大,不能被周围人接受,并且患者本人也不能自圆其说;另一方面是指精神活动的异常表现持续达到了一定的时间。在各种精神障碍诊断标准中,对每一种障碍都规定了病程,只有达到病程,才能确诊为这种障碍。

3. 客观评判 应注意结合患者的心理背景和当时的处境进行具体分析和判断,了解患者的病前性格特征和直系亲属的性格特征。患者近期有心理冲突或挫折时应分析原因、背景及患者当时的心境。

（二）精神障碍 "等级诊断" 的原则

精神障碍的诊断应遵循 "等级诊断" 的原则,应先重后轻。首先考虑排除器质性精神障碍、躯体疾病所致精神障碍、精神活性物质所致精神障碍;然后考虑功能性精神障碍,首先考虑排除精神病性障碍如精神分裂症、情感性精神障碍等;再考虑非精神病性障碍,如心因性精神障碍、神经症、生理心理障碍和人格障碍;最后考虑精神发育迟滞。

三、精神障碍诊断分类

由于多数精神疾病的病因与发病机制尚不明确,所以精神疾病的分类与诊断方法,基本停留在症状学的水平,而不能按病因、病理学特征进行分类。

（一）国际疾病分类

目前国际上影响最大且被很多国家采用的是世界卫生组织制定的《国际疾病、外伤与死亡统计分类(第11版)》(ICD-11),其中第六章是关于精神障碍的分类。

部分分类如下:

神经发育障碍(7A00-7A43)。

精神分裂症及其他原发性精神病性障碍(7A50-7A53)。

心境障碍(7A60-7A73)。

焦虑与恐惧相关障碍(7B00-7B05)。

强迫及相关障碍(7B10-7B15)。

应激相关障碍(7B20-7B25)。

分离障碍(7B30-7B36)。

躯体忧虑障碍(7B40-7B42)。

喂食及进食障碍(7B50-7B55)。

排泄障碍(7B60-7B61)。

物质相关及成瘾障碍(7B70-7D61)。

7D60 赌博障碍。

7D61 游戏障碍。

7D6Y 其他特定的成瘾行为障碍。

7D6Z 未特定的成瘾行为障碍。

冲动控制障碍（7D70—7D73）。

破坏性行为及品行障碍（7D80—7D81）。

人格障碍（7D90—7D92）。

性欲倒错障碍（7E00—7E06）。

做作性障碍（7E10—7E11）。

神经认知障碍（7E20—7E2l）。

与其他疾病相关的精神和行为障碍（7E30）。

（二）中国精神障碍分类

中国精神障碍分类与诊断标准（CCMD）是在中国用于分类和诊断各类精神疾病的工作系统。1958年第一次制订分类方案，即精神疾病分类，先后历经了1995年和2001年的修订和出版。

《中国精神障碍分类与诊断标准（第3版）》（CCMD-3）将精神障碍分为以下10大类：

0　器质性精神障碍。

1　精神活性物质或非成瘾物质所致精神障碍。

2　精神分裂症（分裂症）和其他精神性障碍。

3　心境障碍（情感性精神障碍）。

4　癔症、应激相关障碍、神经病。

5　心理因素相关生理障碍。

6　人格障碍、习惯与冲动控制障碍、性心理障碍。

7　精神发育迟滞与童年和少年期心理发育障碍。

8　童年和少年期的多动障碍、品行障碍、情绪障碍。

9　其他精神障碍和心理卫生情况。

（三）美国精神障碍分类系统

《精神障碍诊断与统计手册（DSM）》，由美国精神医学学会分别于1980年和1994年出版了第3版（DSM-Ⅲ）和第4版（DSM-Ⅳ）。DSM系统的分类，虽然主要通行于美国，但因其有详细的诊断标准，所以具有巨大的国际影响。

DSM-Ⅳ系统将精神障碍分为以下17大类：

通常在婴儿、儿童和少年期首次诊断的障碍。

谵妄、痴呆、遗忘及其他认知障碍。

由躯体情况引起、未在他处提及的精神障碍。

与成瘾物质使用有关的障碍。

精神分裂症及其他精神病性障碍。

心境障碍。

焦虑障碍。

躯体形式障碍。

做作性障碍(factitious disorder)。

分离性障碍(dissociative disorder)。

性及性身份障碍。

进食障碍。

睡眠障碍。

未在他处分类的冲动控制障碍。

适应障碍。

人格障碍。

可能成为临床注意焦点的其他情况。

第二节　精神障碍的症状学

一、精神障碍症状的特点

精神障碍的症状实际上就是异常的精神活动,通过人的外部行为,如言谈、书写、表情、动作表现出来。目前,医学界尚缺乏有效的生物学诊断指标用于诊断精神障碍,因此症状的表现是诊断精神障碍最重要的一环。

临床上主要通过对精神障碍患者的症状检查进行诊断是了解精神障碍的基础。各种精神症状有着不同的外在表现,一般具有以下四个共同特点:

1. 症状的出现,不受患者意识的控制。

2. 症状一旦出现,难以通过转移注意力等方法使其消失。

3. 症状的内容与周围的客观环境明显不相称。

4. 症状往往会给患者带来不同程度的痛苦以及社会功能的损害。个体的社会功能包含以下4个方面的内容:①工作学习的能力;②人际交往与沟通的能力;③遵守社会规则的能力;④生活自理能力。

二、常见的精神症状

(一)感觉障碍

1. 感觉过敏　对外界一般强度的刺激感受性升高。如感到阳光特别刺眼,声音特别刺耳等。此症状多见于神经症或感染后虚弱状态患者。

2. 感觉减退　对外界一般刺激的感受性降低,感觉阈值升高。患者对强烈的疼痛感觉轻微或完全不能感知。此症状多见于抑郁状态、木僵状态和意识障碍患者,神经系统器质性病变也常有感觉减退。

3. 内感性不适　内感性不适指躯体内部产生的各种性质不明确、部位不具体的不舒适感,或难以忍受的异常感觉,多见于精神分裂症、抑郁状态、神经症和脑外伤后综合征。

（二）知觉障碍

1. 错觉 错觉（illusion）是在特定条件下产生的、带有固定倾向的、对客观事物歪曲的知觉。病理性错觉不能接受现实检验,在意识障碍的谵妄状态时,错觉常带有恐怖性质。临床错听与错视多见,如将一条黑绳看成一条蛇,杯弓蛇影、草木皆兵。

2. 幻觉 幻觉（hallucination）指没有现实刺激作用于感觉器官时出现的知觉体验。幻觉是一种很重要的精神病性症状,常与妄想并存。

根据感觉器官的不同,幻觉可以分为幻听、幻视、幻嗅、幻味、幻触和内脏性幻觉。临床上最常见的是幻听,幻视次之,其他种类的幻觉很少出现。

（1）幻听:幻听包括言语性和非言语性的幻听。临床上言语性幻听比非言语性幻听更常见,对精神疾病的诊断和鉴别诊断有临床意义。言语性幻听又可分为命令性幻听、评论性幻听和争论性幻听。幻听见于多种精神疾病,如精神分裂症、器质性精神障碍、心因性精神障碍和功能性精神障碍。

（2）幻视:患者看到外界不存在的事物,多见于谵妄状态,也可见于精神分裂症、脑器质性疾病和高热患者。

（3）幻嗅:幻嗅的患者常嗅到异味,如尸臭、轮胎烧焦后的气味。幻嗅常见于精神分裂症,颞叶癫痫或颞叶肿瘤时也有时可见。

（4）幻味:幻味的患者在食物或水中,常尝到某种特殊的、令人不愉快的味道,因而拒食。幻味主要见于精神分裂症。

（5）幻触:幻触的患者常感到皮肤或黏膜上有虫爬、针刺、电灼等异常感觉。幻触常见于精神分裂症和癫痫等脑器质性精神障碍。

（6）内脏性幻觉:内脏性幻觉的患者对躯体内部有性质很明确、部位很具体的异常知觉,如肠扭转、肝破裂,腹腔内有虫爬行等。内脏性幻觉多见于精神分裂症或严重抑郁症发作。

按体验的来源,幻觉有真性幻觉和假性幻觉两种。真性幻觉的患者,幻觉与相应的感觉器官相联系,形象清晰、生动,与客观事物相同,有相应的情绪和行为反应。假性幻觉的患者,幻觉形象模糊、不生动,与客观事物不同,它产生于患者的主观空间,不与相应的感觉器官相联系。例如,患者说闭上眼睛能看到东西、人像,不用耳朵、脑子也能听到声音。

（三）思维障碍

思维障碍的临床表现多种多样,主要包括思维形式障碍和思维内容障碍。

1. 思维形式障碍包括联想障碍和思维逻辑障碍。常见症状如下:

（1）思维奔逸:思维奔逸是一种兴奋性的思维联想障碍,主要指思维活动量增加和思维联想速度加快。患者表现为语量多,语速快,口若悬河,滔滔不绝,自觉脑子反应快,很灵活,好像机器加了润滑油。这一症状严重时,患者在谈话的内容中夹杂着很多音韵联想或字意联想,即患者按音韵相同的词汇或意义相近的句子的联想而转换主题。患者的谈话内容很容易被环境中的变化所吸引而转换谈话的主题。思维奔逸多见于躁狂症。

（2）思维迟缓：思维迟缓是一种抑制性的思维联想障碍,以思维活动显著缓慢、联想困难、思考问题吃力、反应迟钝为主要临床表现。患者的语量少,语速慢,语音低沉,反应迟缓。患者常自诉"脑子不灵了,脑子迟钝了"。这一症状严重时,虽然患者本人非常努力,但是学习或工作效率很低,患者因此而苦恼。思维迟缓多见于抑郁症。

（3）思维贫乏：思维贫乏的患者思想内容空虚,概念和词汇贫乏,对一般性的询问往往无明确的应答性反应或回答得非常简单。回答时的语速并不减慢,这是思维贫乏和思维迟缓精神症状鉴别的要点之一。患者平时沉默寡言,很少主动讲话,答话时内容大致切题,但单调空洞、语穷词短。患者对上述精神症状漠然处之,并不以为是精神障碍的表现。思维贫乏多见于精神分裂症或器质性精神障碍痴呆状态。

（4）思维松弛或思维散漫：思维松弛或思维散漫的患者,思维活动表现为联想松弛、内容散漫。在交谈中,患者对问题的叙述不够中肯,也不很切题,给人的感觉是"答非所问",此时,与其交谈有一种十分困难的感觉。例如,某学生,笔试时监考老师已发现有一道问答题,其所答内容与所问问题毫无关系,曾前后两次提醒这位学生要好好审题,学生对答题内容仍不做任何修改,还说:"我已经看过了,这道题就这样回答。"思维松弛或思维散漫可见于精神分裂症早期。

（5）思维破裂：思维破裂的患者在意识清楚的情况下,思维联想过程破裂,谈话内容缺乏内在意义上的连贯性和应有的逻辑性。患者在言谈或书信中,其单独语句在语法结构上是正确的,但主题之间、语句之间却缺乏内在意义上的连贯性和应有的逻辑性,因此,旁人无法理解其意义。严重的破裂性思维,在意识清楚的情况下,不但主题之间、语句之间缺乏内在意义上的连贯性和应有的逻辑性,而且在个别词句之间也缺乏应有的连贯性和逻辑性,言语更加支离破碎,毫无主题可言,称为语词杂拌。思维破裂多见于精神分裂症。

（6）思维不连贯：如果语词杂拌不是在意识清楚的情况下出现的,而是在意识障碍的情况下出现的,则这时候的精神症状就不能称之为思维破裂,而称之为思维不连贯。思维不连贯多见于脑器质性精神障碍。

（7）思维中断：思维中断的患者无意识障碍,又无明显的外界干扰等原因,思维过程在短暂时间内突然中断,常常表现为言语在明显不应该停顿的地方突然停顿。这种思维中断并不受患者意愿的支配,伴有明显的不自主感。思维中断多见于精神分裂症。

（8）思维插入和思维被夺：患者在思考的过程中,突然出现一些与主题无关的意外联想,患者对这部分意外联想有明显的不自主感,认为这种思想不是属于自己的,而是别人强加给他的,不受其意志的支配,称思维插入。若患者在思考的过程中突然认为自己的一些思想被外部力量"吸去了""夺走了",称为思维被夺。思维插入和思维被夺多见于精神分裂症。

（9）强制性思维：强制性思维又称为思维云集，指患者头脑中出现大量的不属于自己的思维，内容往往杂乱多变，毫无意义，毫无系统，与周围环境也没有任何联系。这些内容往往突然出现，迅速消失。有的患者说："这些乱七八糟的想法，就像夏天天空中的云彩一样，突然乌云密布，突然乌云消失，又见阳光。"

强制性思维与思维插入和思维被夺的区别在于思维插入和思维被夺的患者还有属于自己的、受患者意愿支配的思维活动，而在强制性思维的患者认为自己的思维活动已经完全不受自己意愿的支配，已经没有属于自己的思维活动了。强制性思维多见于精神分裂症，也可见于脑器质性精神障碍。

（10）病理性赘述：病理性赘述的患者在与人交谈的过程中，不能简单明了、直截了当地回答问题，在谈话过程中夹杂了很多不必要的细节。患者并不觉得自己说话啰唆，反而认为这些都是其认真交谈和回答问题时必不可少的内容。患者不听劝说，坚持按照他原来的想法把话讲完。患者在讲了很多完全可以省略的谈话内容以后，最后终于讲出了本次谈话的主题和中心思想。病理性赘述见于脑器质性精神障碍。

（11）病理性象征性思维：病理性象征性思维的患者能主动以一些普通的概念、词句或动作来表示某些特殊的、不经患者解释别人无法理解的含义。病理性象征性思维多见于精神分裂症。正常人可以有象征性思维，如以鸽子象征和平，这样做是以传统和习惯为基础的，已约定俗成，彼此能够理解，而且不会把象征的东西当成现实的东西。

（12）语词新作：语词新作的患者会自己创造一些文字、图形或符号，并赋予其特殊的含义。有时把几个无关的概念或几个不完全的词拼凑成新的词，以代表某种新的概念或某种新的含义。例如，医生在患者写的文字材料中发现，有一个类似"手"的怪字（字的上半部是"手"，字的下半部是"心"）。患者说："这个字读作手心，是书桌的意思。"语词新作多见于精神分裂症。

（13）逻辑倒错性思维：逻辑倒错性思维以思维联想过程中逻辑性的明显障碍为主要特征。患者的推理过程十分荒谬，既无前提，又缺乏逻辑根据，尽管如此，患者却坚持己见，不可说服。逻辑倒错性思维多见于精神分裂症。

2. 思维内容障碍　思维内容障碍多表现为妄想（delusion），指在意识清醒的状态下，在病态推理和判断的基础上产生歪曲的信念。主要特点如下：①思维内容与事实不符，没有客观现实基础；②患者对自己的想法深信不疑，不能通过摆事实讲道理、进行知识教育以及自己的亲身经历来纠正；③妄想内容均涉及患者本人，总是与个人利害有关。

内容分类如下：

（1）关系妄想：关系妄想的患者把现实中与他无关的事情认为与他本人有关系。例如，患者认为电视里在演他和他们家的事，因而关闭电视机；认为报纸上的内容是影射他和他们家，因而气愤地把报纸放在一边；认为马路上陌生人之间的谈话是在议论他，咳嗽、吐痰是针对他，是蔑视他，因而拒绝出家门。关系妄想多见于精神分裂症。

（2）被害妄想：被害妄想的患者坚信周围某人或某些团伙对他进行跟踪监视、打击、陷害，甚至在其食物和饮水中放毒等谋财害命活动。受妄想的支配可有拒食、控告、逃跑或伤人、自伤等行为。被害妄想多见于精神分裂症和偏执性精神障碍。

（3）物理影响妄想：物理影响妄想的患者认为自己的思维、情绪、意志、行为受到外界某种力量的支配、控制和操纵而不由自主。譬如，患者觉得自己的大脑被电脑控制，是外星人。物理影响妄想是精神分裂症的特征性症状。

（4）夸大妄想：夸大妄想的患者常常夸大自己的财富、地位、能力和权利。夸大妄想可见于情绪性精神障碍躁狂发作、精神分裂症和脑器质性精神障碍，如麻痹性痴呆。

（5）自罪妄想：自罪妄想又称罪恶妄想，患者会毫无根据地认为自己犯了严重的错误和罪行，甚至觉得自己罪大恶极，死有余辜，应受惩罚，甚至拒食或要求劳动改造以赎其罪。自罪妄想主要见于抑郁症，也可见于精神分裂症等其他精神疾病。

（6）疑病妄想：疑病妄想的患者会毫无根据地坚信自己患了某种严重疾病或不治之症，因而到处求医，即使通过一系列详细检查和多次反复的医学验证都不能纠正其歪曲的信念。严重的疑病妄想，患者认为"内脏已经腐烂了""脑子变空了""血液停滞了"，又称虚无妄想。疑病妄想多见于精神分裂症，也可见于更年期和老年期精神障碍。

（7）嫉妒妄想：嫉妒妄想的患者无中生有地坚信配偶对其不忠，另有外遇。因此，患者跟踪监视配偶的日常活动，想方设法寻找所谓的证据。嫉妒妄想多见于精神分裂症、酒精中毒性精神障碍和更年期精神障碍。

（8）钟情妄想：患者坚信某异性对自己产生了爱情，即使遭到对方的严词拒绝，也会认为对方是在考验自己对爱情的忠诚。钟情妄想多见于精神分裂症。

（9）内心被揭露感：内心被揭露感又称被洞悉感，患者觉得自己的思想还未被表达已被人知道。很多患者不清楚别人是通过什么方式、方法了解到他内心想法的。内心被揭露感多见于精神分裂症。

（四）注意障碍

注意是人的精神活动集中于某一个对象的过程。注意不是一种独立的心理过程，感知觉、思维、记忆、智能活动之所以能够正常进行，均需要注意的参与，因此注意是一切心理活动共有的属性。意识障碍总是伴随有注意障碍。

1. 注意增强　注意增强指主动注意的增强，在某种精神病态情况下，患者特别容易注意某些事物。多见于焦虑症、精神分裂症偏执型、抑郁症。

2. 注意减弱　注意减弱指患者主动注意和被动注意的兴奋性减弱，以至注意容易疲劳，注意力不容易集中，记忆力出现下降，多见于神经衰弱症状群、脑器质性精神障碍及意识障碍时。

3. 注意涣散　注意涣散指患者主动注意不集中，是注意的稳定性降低所致。多见于焦虑症、精神分裂症、儿童多动症。

4. 注意转移　注意转移指患者主动注意不能持久，稳定性降低，很容易受外界影响而注意的对象不断转移。患者表现为兴奋状态，注意随境转移，多见于躁狂症。

5. 注意狭窄　注意狭窄指患者的注意范围显著缩小，主动注意减弱，当注意集中于某一事物时，不能再注意与之有关的其他事物，见于有意识障碍时，也可见于激情状态、专注状态和智能障碍患者。

（五）记忆障碍

1. 记忆增强　记忆增强是一种病理的记忆增强，表现为病前不能够并且不重要的事情都回忆起来。记忆增强主要见于情感性精神障碍躁狂发作或抑郁发作，也可见于偏执状态。

2. 记忆减退　记忆减退在临床上较为多见，可以表现为远记忆力和近记忆力的减退。脑器质性损害患者最早出现的是近记忆力的减退，患者记不清最近几天，甚至当天的进食情况，或记不清近几天谁曾前来看望。病情严重后远记忆力也减退。例如，回忆不起本人的经历。记忆减退主要见于脑器质性精神障碍。

3. 遗忘　对某一事件或某一时期内的经历不能回忆，称遗忘。临床上分为器质性遗忘和心因性遗忘。常见的器质性遗忘包括顺行性遗忘和逆行性遗忘。

（1）顺行性遗忘：指患者不能回忆疾病发生之后一段时间内所经历的事情。例如，脑震荡、脑挫伤患者回忆不起受伤后到意识恢复清晰前这一段时间内所发生的事情。

（2）逆行性遗忘：指患者忘掉受伤前一段时间的经历。时间跨度由受伤一刻开始，直至受伤前最后一件能清晰回忆的事情为止。典型的逆行性遗忘对脑外伤性精神障碍的诊断有参考价值。

除上述脑器质性损害所引起的遗忘外，还有心理因素引起的遗忘称为心因性遗忘症，指对生活中某一特定阶段的经历完全遗忘，通常与这一阶段发生的不愉快事件有关，可见于癔症。

4. 错构　错构是记忆的错误，对过去曾经历过的事情，在发生的时间、地点、情节上出现错误的回忆，并坚信不疑。错构多见于脑器质性疾病。

5. 虚构　患者在回忆中，将过去事实上从未发生过的事情，说成是确有其事。患者以这样一段虚构的事实来弥补他所遗忘的那一片段的经历。由于有虚构症状的患者常常有严重的记忆障碍，因而记不住曾经说过的、属于虚构的内容，其虚构的内容常常变化，并且很容易受暗示的影响。虚构多见于脑器质性疾病。

需要指出的是，当患者同时出现记忆减退（特别是近记忆减退）、错构、虚构以及定向力障碍时，称为柯萨可夫综合征，又称为遗忘综合征，多见于慢性酒精中毒精神障碍和其他脑器质性精神障碍。

（六）智能障碍

临床上将智能障碍分为精神发育迟滞和痴呆两类。

1. 精神发育迟滞　精神发育迟滞指个体在生长发育成熟以前（18岁），由于多种致病因素的影响，使大脑发育不良或发育受阻，以致智能发育停留在某一阶段，不能随着年龄的增长而增长，其智能明显低于正常的同龄人。导致精神发育迟滞的致病因素有遗传、感染、中毒、头部外伤、内分泌异常或缺氧。

2. 痴呆　痴呆是一组在意识清楚的情况下发生的以记忆、智能和人格的明显受损为主要特点的综合征，临床表现为分析综合判断推理能力下降，记忆力和计算力下降，后天获得的知识丧失，工作和学习能力下降或丧失，甚至生活不能自理，伴有精神和行为异常。例如，思维贫乏、情绪淡漠、行为幼稚、低级的和本能的意向活动亢进。根据大脑病理变化的严重程度及性质不同，可分为全面性痴呆和部分性痴呆。

临床上绝大多数的痴呆是脑器质性痴呆，也需区分在强烈的精神创伤后产生的一种类似痴呆的表现，即大脑组织结构无器质性损害，经治疗后智能可完全恢复正常，称假性痴呆。

（七）自知力障碍

自知力指患者对其自身精神病态的认识和判断能力。自知力缺乏是精神病特有的表现，精神障碍患者随着病情的进展，往往丧失了对精神病态的认识和判断能力，否认自己有精神障碍，甚至拒绝治疗，对此，医学上称之为无自知力。凡经过治疗，随着病情好转、显著好转或痊愈，患者的自知力也由部分恢复到完全恢复。由此可知，自知力完整是精神病病情痊愈的重要指标之一。

（八）情感障碍

1. 以程度变化为主的情绪障碍

（1）情绪高涨：情绪高涨的患者情感活动明显增强，表现为与环境不相符的自我感觉良好，过分地兴高采烈，喜笑颜开，因而精力充沛，内心充满幸福感，睡眠减少，爱管闲事。同时，自我评价过高。有的患者认为自己能力强，赚钱容易，花钱大方，乱买东西乱花钱，有时患者自负自信，流于夸大，可有夸大妄想。情绪高涨的患者易激惹，情绪容易波动，说到伤心事，患者也会哭泣流泪，但是很容易随着别人与患者谈论高兴的事情，而使患者恢复原先的好心情。情绪高涨时，患者的动作行为有感染力，经常能引起周围人的共鸣。如果思维奔逸、情绪高涨、动作增多同时存在，则构成躁狂状态，多见于心境障碍躁狂发作。

（2）情绪低落：情绪低落的患者与情绪高涨的患者恰恰相反，经常面带愁容，表情痛苦悲伤。自诉精力不足、失眠或睡眠过多。患者变得喜欢安静独处，原因是患者由于思维迟缓对社会交往变得顾虑重重。患者的愉快感缺失，原有的业余爱好和个人兴趣不复存在。患者自我感觉比实际情况要差，自我评价过低。自信心不足，流于自谦，可有自责自罪、自罪妄想，有"度日如年""生不如死"之感。患者可有自杀企图和行为。如果思维迟缓、情绪低落、动作减少同时存在，则构成抑郁状态，多见于心境障碍抑郁发作，也可见于器质性和躯体疾病所致精神障碍，例如脑卒中后抑郁。

（3）焦虑：焦虑的患者在缺乏充分的事实根据和客观因素的情况下，对其自身健康或其他问题感到忧虑不安，紧张恐惧，顾虑重重，犹如大祸临头，惶惶不可终日，即使多方劝说也不能消除。焦虑的患者常出现憋气、心悸、出汗、手抖、尿频等自主神经功能紊乱症状。严重的急性焦虑发作称惊恐发作,患者常有濒死感、失控感,伴有呼吸困难、心跳加快、手心出汗、尿频尿急等自主神经功能紊乱的症状。惊恐发作一般持续几分钟到半小时左右。焦虑和惊恐发作多见于焦虑神经症、惊恐障碍。

(4)恐怖:恐怖的患者遇到特定的境遇(例如参加集会)或某一特定事物(例如看到家犬或剪刀等尖锐的物品时),随即产生一种与处境不符的紧张、害怕的心情,明知没有必要,但却无法摆脱。脱离这种特定的环境或事物时,紧张、害怕的体验随即消失。多见于恐惧神经症。

2. 以性质改变为主的情绪障碍

(1)情绪迟钝:情绪迟钝的患者对一般情况下,能引起鲜明情绪反应的事情反应平淡,缺乏相应的情绪反应。例如,某早年丧父的女患者,多年来母女相依为命,情意深重。病后患者对母亲变得疏远和冷淡,对母亲关心体贴的谈话越来越少,与病前相比,判若两人。情绪迟钝不仅指正常情绪反应量的减少,更具特征性的是患者的一些高级的、人类所特有的、很精细的情感(例如劳动感、荣誉感、责任感、义务感等)逐渐受损,但是还没有达到完全丧失的程度。情绪迟钝多见于精神分裂症早期和脑器质性精神障碍。

(2)情绪淡漠:情绪淡漠的患者对一些能引起正常人情绪波动的事情以及与自己切身利益有密切关系的事情,缺乏相应的情绪反应。患者对周围的事情漠不关心,表情呆板,内心体验缺乏,能引起极大悲伤或高度愉快的事情也无动于衷。情绪淡漠多见于精神分裂症衰退期和脑器质性精神障碍。

(3)情绪倒错:情绪倒错的患者的情绪反应与现实刺激的性质不相称。例如,遇到悲哀的事情却表现欢乐,遇到高兴的事情反而痛哭,或是患者的情绪反应与思维内容不协调。例如,说到自己受人迫害时,患者的面部不但没有愤怒的表情,反而笑嘻嘻地好像在谈论与自己毫无关系的事情。情绪倒错多见于精神分裂症。

3. 脑器质性损害的情绪障碍

(1)情绪脆弱:情绪脆弱的患者常常因为一些细小或无关紧要的事情而伤心落泪或兴奋激动,无法克制。情绪脆弱常见于脑动脉硬化性精神障碍,也可见于神经症的神经衰弱等功能性精神障碍。

(2)易激惹:易激惹的患者很容易因为一些细小的事情而引起强烈的情绪反应。例如,生气、激动、愤怒,甚至大发雷霆,持续时间一般比较短暂。易激惹常见于脑器质性精神障碍,如脑动脉硬化性精神障碍,也可见于躁狂状态等功能性精神疾病。

(3)强制性哭笑:强制性哭笑的患者在没有任何外界因素的影响下,突然出现不能控制的、没有丝毫感染力的面部表情。患者对此既无任何内心体验,也说不出原因。强制性哭笑是在脑器质性精神障碍时较为常见的一种精神症状。

(4)欣快:欣快是在痴呆的基础上出现的一种"情绪高涨",患者经常面带单调且刻板的笑容,难以引起周围人的共鸣,患者无法自诉高兴的原因,因此给人以呆傻、愚蠢的感觉。欣快可见于麻痹性痴呆和脑动脉硬化性精神障碍。

（九）意志行为障碍

1. 意志增强　意志增强指意志活动的增多，不同的精神障碍表现不尽相同。躁狂状态情绪高涨时，患者终日不知疲倦地忙忙碌碌，但常常是"虎头蛇尾"，做事有始无终，结果是一事无成。有被害妄想的患者受妄想的支配，不断地调查了解，寻找所谓的证据或到处控告。

2. 意志缺乏　意志缺乏表现为患者对任何活动都缺乏应有的主动性和积极性，行为被动，生活处于被动状态，处处需要别人的督促和管理。严重时患者甚至连个人卫生、摄食及性本能都会丧失。意志缺乏常伴有思维贫乏和情感淡漠，多见于衰退期的精神分裂症和痴呆。

3. 意志减退　意志减退指患者的意志活动减少。意志活动减少常见于下列两种情况：

第一种情况是抑郁状态，患者并不缺乏一定的意志要求，但受情绪低落的影响，总感到自己做不了事情，或是由于愉快感缺失，对周围的一切兴趣索然，觉得干什么都没有意思，以至意志消沉，使患者的学习、工作或家庭生活受到明显的影响。抑郁状态患者对自身的这些变化，一般说来还是能够意识到的，自知力可能部分存在。

第二种情况是意志减退，属于程度较轻的意志缺乏，即意志低下患者。

4. 精神运动性兴奋　精神运动性兴奋可分为协调性精神运动性兴奋和不协调性精神运动性兴奋两种。

协调性精神运动性兴奋时，患者动作和行为的增加与思维、情绪活动协调一致，并且和环境协调一致。患者的动作和行为是有目的的、可理解的。协调性精神运动性兴奋多见于情绪性精神障碍躁狂发作。

不协调性精神运动性兴奋时，患者的动作、行为增多与思维及情绪不相协调。患者的动作杂乱无章，动机和目的性不明确，使人难以理解。不协调性精神运动性兴奋多见于精神分裂症的青春型或紧张型，也可见于意识障碍的谵妄状态时。

5. 精神运动性抑制　精神运动性抑制主要表现为以下10个方面：

（1）木僵（stupor）：木僵的患者表现为动作行为和言语的抑制或减少。患者保持一种固定姿势，不言不语、不吃不喝、不动，大小便潴留。由于吞咽反射的抑制，大量唾液积存在口腔内，侧头时顺着口角外流。如果患者的言语活动和动作行为明显减少，但是还没有达到完全消失的地步，则称之为亚木僵状态。

木僵多见于精神分裂症紧张型，称之为紧张性木僵。除紧张性木僵外，临床上还可见到抑郁症的抑郁性木僵，心因性精神障碍的心因性木僵以及脑器质性精神障碍的器质性木僵。

（2）违拗：违拗的患者对于别人要求他做的动作，不仅不执行，反而做出与要求完全相反的动作，称为主动性违拗。例如，要求患者张嘴时，患者反而把嘴闭得更紧。如果患者对别人的要求不做出任何行为反应，称为被动性违拗。违拗多见于精神分裂症紧张型。

（3）蜡样屈曲（waxy flexibility）：蜡样屈曲在木僵的基础上出现，患者的肢体任人摆布，即使不舒服的姿势，也可在较长时间内像蜡塑一样维持不动。如果将患者的头部抬高，做出类似枕着枕头的姿势，患者也可以很长时间保持不动，称之为"空气枕头"。蜡样屈曲多见于精神分裂症紧张型。

（4）缄默：缄默的患者表现为缄默不语，也不回答问题，但有时可以用手势或点头、摇头示意，或通过写字与别人进行交流。缄默多见于精神分裂症紧张型和癔症患者。

（5）被动性服从：被动性服从的患者会被动地服从医生或其他人的命令和要求，即使是完成别人所要求的动作对他不利，患者也绝对服从。例如，患者已经历过舌体被针刺的痛苦，再次让其伸舌时，患者还是被动地服从。被动性服从多见于精神分裂症紧张型。

（6）刻板动作：刻板动作的患者会机械、刻板地反复重复某一单调的动作，常与刻板言语同时出现。刻板动作多见于精神分裂症紧张型。

（7）模仿动作：模仿动作的患者会无目的地模仿别人的动作，常与模仿言语同时出现，多见于精神分裂症紧张型，以木僵为主要临床表现。模仿动作也见于脑器质性精神障碍等其他精神障碍。

（8）意向倒错：意向倒错的患者的意向活动与一般常情相违背，导致其行为无法为他人所理解。意向倒错多见于精神分裂症青春型。

（9）作态：作态的患者会做出幼稚愚蠢、古怪做作的姿势、动作、步态与表情。作态多见于精神分裂症青春型。

（10）强迫动作：强迫动作的患者会做出违反本人意愿且反复出现的动作。例如，强迫性洗手、强迫性地检查门是否锁好。患者清楚地知道，自己做这些动作完全没有必要，并努力设法摆脱，但徒劳无益，为此患者感到非常痛苦。强迫动作多见于强迫症，也可作为强迫状态的一部分见于精神分裂症。

本章小结　　本章的学习重点是精神障碍的特点、精神障碍的病因、诊断原则、方法及分类标准。本章的学习难点是识别异常精神活动的典型表现，掌握精神疾病的常见症状。

（周立超）

❓ 思考与练习

1. 精神症状有哪些特点？
2. 妄想的特征有哪些？
3. 简述精神障碍的诊断原则。
4. 如何判断患者的精神活动是否异常？

第七章 | 精神科护理技术

07章

07章 数字内容

1. 具有良好的护士职业素质,尊重、关爱患者。
2. 掌握精神科基础护理的基本内容;暴力行为的防范与护理;出走行为的防范与护理;自杀的防范与护理;噎食与吞食异物的防范与护理。
3. 熟悉精神科护理的基本技能;木僵的护理。
4. 学会运用护理程序进行精神科危机干预。

精神障碍患者常不能正确地反映客观现实,其行为不能为常人所理解,因此,加强对精神障碍患者的观察与记录,准确应对患者的危机事件是精神科护士应具备的护理技术。

第一节　精神科基础护理

 工作情景与任务

导入情景:

患者,陈某,女,20岁,学生。近3个月以来出现夜间睡眠差,严重时整晚不能入睡,白天周身乏力,头晕不适,且自觉学习、生活都成了一种负担,办理了休学。近1周以来常把自己关在房间,言语明显减少,整日愁眉苦脸,唉声叹气,食欲减退,多次表示活着没有什么意义。

工作任务:

1. 请指出该患者最可能出现的精神科危机。
2. 请针对该患者的问题,制订相应的护理程序。

一、基础护理的基本内容

精神科基础护理主要包括患者的安全护理、日常生活护理、饮食护理、睡眠护理、服药依从性护理等方面的内容。患者由于受精神症状的影响，常出现生活自理能力下降或丧失，缺乏自我保护能力，甚至发生自杀、自伤、伤人毁物等意外事件，因此，做好精神科基础护理是保证患者安全与健康的一项重要工作。

（一）安全护理

1. 概述　精神障碍患者由于行为异常，尤其是症状活跃期的患者，危险性行为，如自杀、自伤、暴力、出走等发生率高。因此，安全护理是精神科护理的重要工作，需要护士具有高度的安全意识。做好安全护理，不仅能保障患者的安全，对于提高医疗、护理质量也具有重要意义。

2. 护理措施

（1）掌握病情：要熟悉病史，密切观察，掌握患者的精神症状、疾病诊断、治疗、护理要点及注意事项。对有自杀、自伤、伤人、毁物、出走、假服药的患者，重点观察，将患者置于视线范围内，掌握其动态。重症患者必须安置于重病室，并重点交班，必要时进行24小时监护。

（2）与患者建立信赖关系：要尊重、关心、同情、理解患者，及时满足患者的合理要求，使患者感受到护士的亲切、可信赖。在良好护患关系的基础上，患者会主动倾诉内心活动，容易接受护士的劝慰，若患者流露出想自杀的征兆时，护士应及时制止，避免意外发生。

（3）加强巡视：每10~15分钟巡视病房一次，观察患者的精神症状、躯体情况、治疗效果和药物反应等，及时发现自杀、自伤、冲动、出走先兆，积极采取有效措施，防止意外发生。尤其在夜间、午间、交接班、节假日等特殊时段，病房工作人员较少，要特别注意加强巡视。

（4）严格执行各项工作制度：对安全检查制度、探视制度、交接班制度、给药及药物管理制度、危险物品管理制度及各项专科护理常规等要严格执行，以确保患者住院期间的安全。

（5）加强安全管理

1）确保病区环境安全：定期检查病房门窗、锁、床、护栏、家具、抢救物品及设备、消防和电源设备等，如有损坏及时修理，并做好安全检查记录。保持地面干燥，防止患者跌倒。妥善保管病区钥匙，严格交接班。

2）严格管理危险物品：病房内的危险物品，如药品、玻璃制品、约束带、器械、易燃物品、锐利物品等要定点放置并加锁保管，每班清点并记录，如有缺失，及时查找。危险物品一般不准带入病室，若需使用，必须在工作人员的看护下进行，并及时收回。

3）严格安全检查：严格执行危险物品检查制度，在入院时、探视时、探视后、外出请假返院时做好危险物品检查工作。每天晨间护理时进行一次常规检查，封闭式病房每周进行一次大检查。

4）加强重症及高风险患者的管理：精神科重点管理的患者，包括"三防"（防自杀自伤、防伤人毁物、防出走）患者、生活不能自理、拒食、木僵、伴严重躯体疾病的患者等。这些患者较容易出现安全问题，必须密切巡视、重点观察，必要时专人管理，做好相应的护理工作，确保患者的安全。

5）加强患者和家属安全知识的宣传教育：向患者和家属进行安全知识的宣传教育，使其增强安全意识、遵守各项规章制度并主动配合治疗。

（二）日常生活护理

1. 概述　精神障碍患者往往生活懒散，日常生活自理能力下降或丧失，护士应督促、鼓励并帮助患者做好日常生活护理，同时注意督促培养患者的生活自理能力。

2. 护理措施　评估患者生活自理能力，根据评估结果，确定予以帮助的程度，包括完全帮助、部分帮助、督促指导等。

（1）入院卫生处置：新患者入院时，应根据情况做好一般卫生处置（如洗头、沐浴、更衣等），检查有无外伤、头虱、皮肤病，并及时做好相应处置。

（2）制订日常生活护理计划：根据患者的情况制订日常生活护理计划，帮助患者养成良好的卫生习惯。

（3）督促协助患者个人卫生料理

1）晨晚间护理：督促或协助患者进行晨晚间口腔护理、洗脸、梳头、洗脚、清洗会阴等，保持病室和床单的整洁。女性患者要注意督促或协助经期卫生护理。

2）个人卫生：根据患者情况，定期督促或协助患者沐浴、更衣、理发、修剪指甲，检查皮肤情况。

3）排泄护理：患者由于服用精神药物易出现便秘、排尿困难，须每天观察患者的排泄情况，同时加强健康宣教，鼓励患者多吃蔬菜水果、多喝水、多活动预防便秘，若3天无大便，可适当给予缓泻剂。对排尿困难或尿潴留的患者，可先采用诱导法刺激排尿，无效则遵医嘱予以导尿。对大小便不能自理的患者，要注意观察其大小便规律，定时督促、协助如厕或使用便器，并进行训练，及时更换衣裤和床单，使患者保持清洁、舒适。

4）衣着卫生：气温变化时，督促或帮助患者增减衣服，避免中暑、受凉；帮助患者保持衣着整洁，定期更衣。

（4）加强健康教育：使患者理解日常生活料理的重要性和必要性。经常表扬患者，适当给予一些小奖励；开展个人卫生评比，促使或鼓励患者自我护理。

（三）饮食护理

1. 概述　精神障碍患者由于症状各异，在饮食方面会出现各种障碍。如不知饥饱、暴饮暴食、吞食异物、怀疑食物有毒不敢进食、药物不良反应引起的吞咽困难、噎食等。

因此,护士应认真做好患者的饮食护理,根据患者病情选择食物及进食方式,保证治疗的顺利进行。

2. 护理措施

(1)进餐前准备:餐厅环境要整洁、明亮、宽敞,地面保持干燥,防止患者发生滑倒;清洁、消毒的餐具每人一套,进餐时发给患者,进餐后及时收回,清洁消毒,避免患者将餐具作为伤人或自伤的工具;餐前督促与帮助患者洗手。

(2)进餐时护理

1)拒食患者的饮食护理:①对因被害妄想、疑心饭菜有毒的患者,可采取让其自选饭菜,由护士先食用或与他人互换食物;②对有罪恶妄想的患者,可将饭菜拌在一起,使患者认为是残汤剩饭而促使其进食;③对木僵、紧张综合征的患者,先尽量劝其进食或喂食,若无效,则遵医嘱留置胃管给予鼻饲饮食或静脉补充营养,或将饭菜置于床旁,有时患者会自行进食。

2)厌食患者的饮食护理:对厌食的患者,尽量准备其喜爱的食物,劝其进食,必要时予以鼻饲饮食或静脉补液,以保证患者得到充足的营养。

3)暴食患者的饮食护理:对暴饮暴食或抢食的患者,宜安排其单独进餐,劝其放慢进食速度,以免发生噎食,并适当限制进食量,以防过饱发生急性胃扩张。

4)吞食异物患者的饮食护理:重点观察吞食异物患者,密切巡视,必要时专人陪护或予以隔离,防止吞食异物的发生。

5)吞咽困难患者的饮食护理:对吞咽困难的患者,可给予流质饮食或软食,患者进食过程中避免催促,重点照顾,防止被其他患者伤害。

6)老年患者的饮食护理:对老年患者,可给予软食或流质饮食,不宜催促患者进食。

(四)睡眠护理

1. 概述　大部分精神障碍患者在发病前或发病时常出现睡眠障碍,睡眠的情况常预示着病情的好转、波动或恶化。护士须密切观察患者的睡眠情况,采取有效措施,保证患者充足的睡眠,对稳定患者情绪、巩固治疗效果有重要作用。

2. 护理措施

(1)创造良好的睡眠环境

1)病室内清洁整齐、无异味、空气流通、温度适宜、光线柔和、环境无噪声,有利于患者稳定情绪,容易入睡。

2)床褥要干燥、清洁、平整,被褥的长宽、软硬、冷暖适度,使患者感觉舒适。

3)病室内有兴奋躁动患者应安置于隔离室,并及时做安眠处理,以免影响其他患者的睡眠。护理人员做到说话轻、走路轻、操作轻、关门轻,保持病室内安静。

4)就寝时,可让患者听轻柔的催眠曲,有利入睡。

(2)合理安排作息制度:指导患者养成良好的睡眠习惯;督促患者按时作息,白天除午睡外,尽量不过多卧床;可进行适当活动,鼓励患者参加病房的工娱活动。

（3）促进患者养成有利于睡眠的习惯

1）睡前避免参加可引起兴奋的娱乐活动和长时间的谈话，不宜看情节紧张刺激的影视或文学作品。

2）睡前避免服用易引起兴奋的药物和饮料。

3）晚餐不宜过饱或餐后过多饮水。

4）睡前用温水浸泡双脚或沐浴，以利减缓脑部血流量，促进睡眠。

5）要采取仰卧或侧卧等健康的睡眠姿势，不蒙头盖面，不俯卧睡眠。

（4）掌握入睡困难患者的护理技巧

1）对入睡困难患者，护士要体谅其痛苦与焦虑不安的心情，耐心听取诉说，予以安慰，无效时按医嘱给药处理，帮助入眠。

2）指导患者运用放松方法、转移注意力等帮助入眠。

3）分析原因，对症处理。入睡困难患者的原因很多，对因新入院而对医院环境陌生、不适应、害怕的患者，护士要耐心劝慰、作保护性解释，使其有安全感；对因病痛及身体各种不适，如疼痛、皮肤瘙痒、便秘、饥饿而引起失眠的患者，护士应及时帮助缓解疼痛，排除不适；对主观性失眠者可在入睡后用笔在手臂上做记号，待醒后善意告知患者以证明确实睡着过，缓解其担忧的情绪；对抑郁症及幻觉、妄想症状严重的未入眠者，要及时按医嘱予以药物处理，帮助入睡。

（5）加强巡视：护士要深入病床边，勤巡视，采取循序巡查与返回重复巡查相结合的方式进行，密切观察患者睡眠情况。如发现患者有蒙头睡觉、经常如厕、假装睡觉等情况，应引起重视，严防发生意外。

（五）服药依从性护理

1. 概述　药物治疗是精神障碍治疗的主要途径，贯穿于治疗的整个过程。精神障碍患者常常会因为自知力缺失、受精神症状支配、害怕药物不良反应等而拒绝服药或藏药。护士应严格执行给药操作规程，采取有效措施，提高患者的服药依从性，保证药物治疗顺利进行。

2. 护理措施

（1）严格执行查对制度，做好"三查八对"。"三查"指操作前查、操作中查、操作后查；"八对"指核对床号、姓名、药名、浓度、剂量、用法、时间、药物有效期。

（2）严格执行发药服药原则。必须看着患者将药服下并认真检查患者的口、手、水杯、衣袖或口袋，确认患者将药咽下后方可离开，防止因藏药影响治疗效果或发生因多次积存药物后一次性服用的自杀行为。

（3）有针对性地防范藏药行为。对因担心药物不良反应而藏药的患者，向其进行药物知识宣教，说明服药的必要性及可能出现的不良反应，增强服药的依从性；对因疾病因素拒绝服药的患者，予以解释劝说使其配合，必要时予以鼻饲给药或改变给药途径；对有催吐行为的患者，服药后须停留15～30分钟方可离开，防止患者服药后到卫生间或无人处,用手指刺激咽部,将所服药物全部呕吐掉。

二、基础护理的基本技能

（一）精神科护理观察

精神科基础护理的过程中,护士要密切观察患者精神活动和日常活动的特点及变化情况,特别要注意有无危险行为,保障患者住院期间的安全,使患者得到满意的照顾。

1. 观察原则

（1）客观性:护士在观察病情时,要将客观观察到的事实进行交班与记录,不可随意加入自己的猜测,以免误导其他医务人员对患者病情的了解。

（2）整体性:要对患者住院期间各个方面的表现进行了解观察,以便能够对患者情况有全面、整体、动态的掌握,及时制订适合患者需要的护理措施。对患者的特殊表现,如妄想、幻觉、自杀言行、冲动伤人等行为要重点观察,详细记录,掌握其动向,以免发生意外。

（3）计划性:在工作繁忙的情况下,护士要善于统筹规划,有计划地安排最佳时间去接触观察患者。

（4）针对性:在治疗的不同阶段,在全面观察的基础上进行有重点的观察。急性期患者重点观察精神症状,以及躯体情况;治疗期的患者重点观察对治疗的态度、服药依从性以及疗效、药物不良反应;缓解期的患者重点观察病情稳定程度及对疾病的认识程度;恢复期患者重点观察症状消失、自知力恢复的程度、对出院的态度和回归社会的适应能力。

（5）隐秘性:对病情的观察不应让患者察觉。护士可在执行治疗和护理操作时进行观察,或在与患者轻松的交谈中了解患者,这时患者所表达的内容、表现出的情况较为真实。

2. 观察方法

（1）直接观察:护士通过与患者直接接触,进行面对面交谈,了解患者的基本情况;或通过观察患者在独处、与人交往、参加病房集体活动时的表现,获得患者生理、心理和社会方面的相关信息。

（2）间接观察:护士通过患者的家属、同事、朋友、病友等了解患者的情况;或通过患者的书信、日记、绘画、手工制品等了解患者心理活动及有关情况。

3. 观察内容

（1）一般情况:包括患者的仪表、衣着、步态及个人卫生情况;生活自理程度;接触主动、被动或是违拗;进食、睡眠、排泄情况;集体活动时的适应情况。

（2）精神症状:患者有无意识障碍;有无错觉、幻觉、感知综合障碍;有无思维中断、思维破裂、强迫观念、象征性思维;有无妄想;有无自杀、自伤、冲动、伤人、毁物及外走企图;有无记忆、智能、定向力、自知力及意志活动障碍的情况。

（3）躯体情况:患者的生命体征;一般健康状况;有无躯体疾病或症状;有无外伤。

（4）心理状况:患者的心理问题、心理需求以及相关因素;对住院及治疗护理的态度;

心理治疗和心理护理的效果。

（5）治疗情况：患者对治疗的配合程度；治疗的效果；有无药物不良反应。

（6）家庭支持程度：家属对患者的态度。

（7）社会功能：患者的学习、工作、社会交往和日常生活能力；患者出院期间的社会适应能力。

（二）精神科护理记录

精神科护理记录是护士对患者的病情以及护理过程进行的客观记录，是精神科医疗文件的组成部分。

1. 记录目的

（1）及时准确地反映患者的身心状况，供其他医务人员了解患者病情，为医疗诊断和制订护理计划提供参考。

（2）为司法鉴定、医疗纠纷等提供证据。

（3）为治疗及护理经验的积累和科学研究提供资料。

2. 记录原则

（1）记录内容必须及时、准确、客观，注意时效性，不可拖延或提前记录。

（2）记录项目齐全、字迹工整、禁止涂改，错误处按统一规定修改后签名，记录完成后签名并注明时间。

（3）根据病情决定记录时间和频率，病情有变化随时记录。

3. 记录方式与内容

（1）入院护理评估单：记录方式可采取叙述性书写或表格式填写。入院护理评估单的内容包括一般资料、简要病史、精神症状、心理社会情况、日常生活与自理程度、主要护理问题等，一般在患者入院24小时内完成。

（2）护理记录单：反映患者的主要病情及护理要点，包括交班报告、临床护理记录单、即将出院患者的护理记录等。

（3）护理观察量表：是以量表方式作为观察病情、评定病情的一种护理记录方法，是精神科护理记录方法的发展和补充。

（三）接触患者的方法与技巧

1. 接触患者的原则

（1）了解患者病情：与患者接触前，应熟悉患者的情况，全面了解患者生理、心理、社会等各方面情况。

（2）尊重患者人格：接触患者时，应尊重患者，对患者的病态言行给予理解和谅解，不可因此而嘲笑和歧视患者；根据其年龄、性别、职业给予适当的称呼，一视同仁，平等相待。

（3）恪守职业道德：不可在患者面前议论与工作无关的人和事或窃窃私语，避免让患者觉得是在议论他，引起不必要的麻烦；不可任意谈论患者的病情或议论患者的家事、不良预后等；与患者的谈话内容应注意保密。

（4）保持仪表端庄：接触患者时，护士应仪表端庄、态度温和、言语诚恳，理解、关心和体贴患者，善于体会患者的心境。

（5）恰当使用语言：护士要以轻柔的语言、中肯的语气与患者谈话，且谈话要有针对性和目的性，以安慰鼓励为主。

（6）注意自我保护：接触有攻击性行为的患者时，要保证至少有两人以上协同进行，进入病房时，尽量不关门，靠墙、靠门站立、巡视或操作时要防止患者突然袭击。

2. 接触患者的途径

（1）语言沟通：交谈是接触精神障碍患者的一种常见的语言沟通方式，可分为正式交谈和非正式交谈两类。

1）正式交谈：指事先通知患者，进行有目的、有计划的交谈。

2）非正式交谈：指护士在日常工作中与患者自然进行的交谈。可以向患者传递护士的关心，增进护患关系，并可从中了解到患者的真实想法和心理反应。

（2）非语言沟通：包括表情、音量、音调、手势、动作等。护士可通过使用这些方式传递信息，鼓励患者的叙述。

3. 接触患者的方法

（1）合作患者的接触方法：与合作患者的接触，一般以开放式交谈为主，可采用倾听和集中焦点等沟通技巧。如采用眼神交流、身体前倾、点头等方式来表示自己在认真倾听，重视患者的谈话；当患者说话离开主题时，护士应巧妙地运用沟通技巧使患者的谈话集中在相关内容上。

（2）不合作患者的接触方法：大多数精神障碍患者入院时无自知力，不能安心住院，接触被动或难以接触，护士可根据患者的情况，采用观察、沉默或运用开放式话题等技巧，不可与患者争辩。

（3）特殊患者的接触方法

1）接触有攻击性行为患者的方法：精神障碍患者可在幻觉、妄想的支配下，出现冲动及攻击性行为，护士在接触此类患者时应注意语言和态度，勿与患者争论，尽量满足患者的合理要求，避免激惹患者。患者冲动时，尽量避免与其正面接触，应从侧面或者后面控制患者。在与有攻击性行为的患者接触时，要以不伤害患者为原则，同时也要尽可能避免工作人员受到伤害。

2）接触妄想患者的方法：在与妄想患者接触时，应避免提及妄想内容，不要因其荒谬的思维而打断患者的谈话，更不能与患者争辩、取笑患者，否则会阻碍患者的表述或引起患者的猜疑，甚至成为患者妄想的对象。对夸大妄想的患者，护士耐心倾听，避免评论；对罪恶妄想的患者，应加强心理疏导；对钟情妄想的患者，尤其是异性患者，注意举止稳重，尽可能避免与其单独接触，或将患者转到其他病区。

3）接触抑郁患者的方法：接触抑郁患者时，护士声音宜轻快明亮，要给患者以新鲜而有积极意义的语言刺激,认真倾听患者的痛苦;对待患者要热情、耐心,使用非语言方式向患者传递关心、支持和鼓励。

4)接触木僵患者的方法:木僵患者的意识是清晰的,在接触时,要尊重患者,给患者以关怀和同情,不要在患者面前议论病情,同时要注意保护性医疗制度。要特别注意生活护理和安全护理,防止患者受伤、受凉或发生突发性的冲动行为。

第二节　精神科危机干预技术

精神科危机是指患者突然发生的、自身无法控制的、有可能威胁患者自己、他人生命或物体安全的一种需要立即干预的严重状态。主要包括暴力行为、出走行为、自杀行为、噎食和吞食异物、木僵等。精神科危机干预技术是精神科护士必须具备的护理技术。

一、暴力行为的防范与护理

(一)暴力行为的概念

暴力行为是由于愤怒、敌意、憎恨、不满等情绪对他人、自身或其他目标所采取的破坏性攻击行为,可造成严重伤害甚至危及生命。精神障碍患者是发生暴力行为的主要危险群体,多见于精神分裂症、心境障碍、器质性精神病障碍的患者。

(二)暴力行为的防范与护理

【护理评估】

1. 原因评估

(1)精神障碍:以精神分裂症、心境障碍等最为常见。

(2)心理因素:早期成长过程中处于暴力环境的个体,容易采取暴力应对方式。

(3)生物因素:智力低下、内分泌失调、患脑器质性疾病等,可产生暴力倾向。

(4)社会因素:不良社会环境和文化的影响也是导致暴力行为的因素。

2. 征兆评估

(1)行为评估:早期兴奋行为包括不能静坐、来回走动、击打物体、握拳、下颌或面部肌肉紧张;威胁性的语言或提出无理要求;说话声音较大并具有命令性等。

(2)情感评估:随着暴力倾向的增加,患者的情绪,如激动、愤怒等逐步升级。

(3)意识状态评估:意识状态的改变,如思维混乱、精神状态突然改变、定向力缺乏等,也提示可能会发生暴力行为。

【护理诊断】

有暴力行为的危险(针对他人)　与幻觉、妄想、焦虑、器质性损伤等因素有关。

【护理目标】

1. 短期目标　患者没有发生暴力行为,能明确自己激动、愤怒的原因,能控制自己的行为或寻求帮助。

2．长期目标　患者能够以适当的方式表达自己的情绪及需要，并能以积极的方式处理挫折、紧张等感受。

【护理措施】

1．暴力行为的预防

（1）环境管理：保持环境的安静、整洁、舒适，避免嘈杂、拥挤、炎热，并管理好危险品。

（2）良好沟通：与患者进行有效的沟通交流以化解危机，降低暴力行为的发生率。

（3）患者教育：教会患者人际沟通的方法和合理表达情绪的方式，尤其是不满和愤怒情绪的处理。

2．暴力行为发生时的处理

（1）控制局面：暴力行为发生时，应寻求帮助，尽快控制局面，疏散其他患者，确保其他患者和病房的安全。护士与患者交流时必须用坚定、平和的语音、语调交流，避免将焦虑的情绪传递给患者。

（2）解除危险品：患者持有危险品时，一定要尽快解除。

（3）约束与隔离：遵医嘱采用约束和隔离的方法。

【护理评价】

1．患者在住院期间是否有暴力行为发生；患者能否确认造成自己激动、愤怒的因素，并能控制自己的行为或寻求帮助。

2．患者是否能以适当的方式表达自己的情绪及需要；患者能否以积极的方式处理挫折、紧张等感受。

二、出走行为的防范与护理

（一）出走行为的概念

出走行为是指患者在住院期间，没有得到医生和护士的同意而私自离开医院的行为。患者的出走会使治疗中断，加之患者自我保护意识较弱，可能造成自己受伤或伤害他人等意外情况。因此，精神科护理人员必须注意预防和及时处理患者的出走行为。

（二）出走行为的防范与护理

【护理评估】

1．原因评估

（1）心理社会因素：如生活受到限制、思念家人或对治疗环境的恐惧。

（2）精神症状因素：如自知力丧失，否认有精神障碍而逃避就医；受幻觉、妄想症状支配认为住院是对其进行迫害而逃离医院；因痴呆造成盲目外出。

2．征兆评估　密切观察患者，及时发现出走的征兆。

（1）病史中有出走史。

（2）患者有明显的幻觉、妄想。

（3）患者不适应住院环境或对住院及治疗感到恐惧。

（4）患者对疾病缺乏认识，非自愿住院。

（5）患者强烈思念亲人，急于回家。

【护理诊断】

1. 有走失的危险　与幻觉、妄想、思念亲人、意识障碍有关。

2. 有受伤的危险　与自我意识下降、意识障碍有关。

【护理目标】

1. 患者不发生出走，能安心住院，人际关系和行为方式改善。

2. 患者能有效处理和控制情绪，恰当表达需要。

【护理措施】

1. 出走的预防

（1）安全管理，严格执行病房管理制度，保证环境安全。患者外出要有专人陪同，对出走危险性较高的患者要加强巡视与观察，适当限制其活动范围。

（2）丰富住院生活，了解患者的兴趣、爱好，满足其合理的要求，并鼓励患者参加各种娱乐活动，化解不良情绪。

（3）加强沟通，了解和满足患者的心理需求，消除其出走的念头。

（4）关心患者，鼓励家人、朋友、同事来医院探视。

2. 出走后的处理　发现患者出走后，要沉着冷静组织寻找，并通知家属，共同努力寻找。找到后要做好患者的医疗救治和心理安抚工作，制订防范措施，防止再次出走。

【护理评价】

1. 患者是否发生出走，能否适应医院环境、安心住院，人际关系和行为方式是否改善。

2. 患者是否能有效地处理和控制自己的情绪，恰当表达需要。

三、自杀的防范与护理

（一）自杀的概念

自杀是指有意识地伤害自己的身体，达到结束生命的目的。自杀有成功自杀、自杀未遂和自杀意念三类。有自杀行为并导致死亡，称为成功自杀；有自杀行为但未导致死亡，称为自杀未遂；有自杀想法但未付诸行动，称为自杀意念。精神障碍患者的自杀率远高于普通人群。

（二）自杀的防范与护理

【护理评估】

1. 原因评估

（1）精神障碍：精神障碍是自杀最常见的原因之一，自杀率较高的精神障碍有抑郁症、精神分裂症。抑郁症自杀的危险因素包括中老年、单身、离婚、经济地位低、春季和夏季、个性特征依赖、脆弱敏感、敌对易怒、遭遇严重的负性生活事件、患有严重的躯体疾病。精神分裂症的患者常因受到命令性幻听的支配而出现自杀行为，或受被害妄想的影响，以自杀来逃避"被害"。

（2）心理社会因素：因遭遇重大压力或创伤性事件产生强烈痛苦，采用自杀行为以期摆脱困境。

（3）其他：如家族成员的自杀史，可能与家庭成员之间认同和模仿等有关。

2. 征兆评估

（1）既往史：自杀史、家族史。

（2）情绪评估：情绪低落、无助、绝望、易激惹、情绪不稳定。

（3）意识状态评估：谵妄时出现的错觉、幻觉。

（4）行为评估：谈论与死亡、自杀有关的问题，并着手处理后事；将自己与他人隔离；收集、储藏与自杀有关的物品，如安眠药物、绳子、刀具等。此外，病情突然"好转"或拒绝治疗者，生活方式突然改变者，均需提高警惕该患者近期可能出现自杀行为。

 知识拓展

自杀的三级预防

一级预防：指为防止引起致命后果的行为而采取的措施，目标在于降低自杀死亡率，针对一般人群及潜在人群。主要包括管理好农药、毒药、危险药品和其他危险物品；监控有自杀可能的高危人群；积极治疗自杀高危人群的精神障碍或躯体疾病；广泛宣传心理卫生知识；提高人群应付困难的技巧。

二级预防：指对处于自杀边缘、有自杀危险的人进行早期干预，措施包括危机干预机构的建立、控制造成自杀的便利途径、加强急诊服务。

三级预防：指对曾经有过自杀未遂的人防止其再次出现自杀，降低死亡率及善后处理。其措施包括建立自杀的急救系统；心理咨询和早期危机干预；加强对高危个体的药物和心理治疗。

【护理诊断】

1. 有暴力行为的危险（针对自己）　与绝望情绪、幻听等有关。

2. 无效应对　与社会支持不足、缺乏处理问题的策略和技巧等有关。

【护理目标】

1. 短期目标　患者无自我伤害行为，能够认识和表达自己痛苦的内心体验。

2. 长期目标　患者无自杀意念，有积极的自我认知，对将来产生希望，掌握了一定的应对技巧和途径。

【护理措施】

1. 自杀的预防

（1）医护人员加强合作：对于任何自杀的征兆，医护之间都要互通信息，共同努力，加强防范，采取有效措施防止自杀行为的发生。

（2）保证环境安全：安全的环境可以防范自杀，查寻并严格管理危险品，包括锐器、绳子等，管理好电源开关。

（3）建立良好护患关系：与患者建立良好的护患关系，及时提供支持性心理护理；通过倾听了解患者的感受，鼓励患者表达内心感受；与患者一起分析自杀的原因，探讨应对方法。

（4）密切观察病情：对有严重自杀企图的患者，必须置于医护人员的视线之内，每10～15分钟观察患者活动并进行记录，对有高度自杀危险者应专人护理。对已有自杀计划的患者，应连续评估自杀危险，了解其时间、地点、方法、工具，以判断发生自杀行为的可能性。

（5）对有自杀意图的患者制订约束条约：通过口头或书面的形式，要患者同意在一定的时间内不会采取自杀行动，如有自杀冲动，要及时与医护人员联系。

（6）帮助患者重建社会支持系统：社会支持缺乏是自杀的原因之一，应教会患者在无法应对问题时如何求助，同时也向患者表明，医护人员随时准备向其提供帮助。

（7）鼓励患者参加有意义的活动：参加有意义的活动，可以帮助患者缓解紧张愤怒的情绪，增加成就感、归属感，对于消除自杀意念和自杀行为具有重要意义。

2. 常见自杀的救护

（1）服毒

1）评估患者的意识状态、瞳孔、肤色、分泌物。

2）判断所服毒物的性质、种类。

3）催吐：对清醒的患者刺激咽喉部，使其呕吐，必要时口服催吐药物。

4）洗胃：根据毒物选择洗胃液，毒物不明者首选清水，洗胃要彻底。

5）导泻：洗胃后用硫酸镁溶液导泻。

6）毒物种类不明时，采集胃内容物进行检验。

7）对意识不清或休克的患者，配合医生进行急救。

（2）自缢

1）立即将患者向上托起，使绳索放松，解脱自缢绳套时，应抱紧患者以免摔伤。

2）将患者就地放平，解开衣领和腰带，保持呼吸道通畅，对于心跳呼吸停止的患者，应立即进行心肺复苏。

3）吸氧，酌情使用中枢兴奋剂。

4）纠正酸中毒及对症处理。

5）患者清醒后要给予心理疏导，稳定情绪，并严密观察，防止再次自杀。

（3）触电

1）立即切断电源。

2）意识清醒的患者就地平卧休息，解开衣带领口等，抬起下颌，保持呼吸道通畅；心跳呼吸停止的患者立即进行心肺复苏术。

3）复苏成功的患者，要对电烧伤的部位进行清创处理，给予抗生素和破伤风抗毒素，维持血压稳定，禁止下床活动，防止心律失常甚至心力衰竭或休克。

（4）自伤

1）对使用锐器切割自伤的患者应迅速止血，观察患者的生命体征和精神状态，进行对症处理。

2）对采用撞击自伤的患者应立即阻止，转移注意力，若患者不听从劝告或无法控制，应采取约束，迅速了解患者伤情，配合医生进行抢救。

自杀患者进行急救后，常需进一步使用精神病药物治疗；对于自杀观念非常强烈者，可采用电抽搐治疗；心理治疗也可以改变患者原有的思维模式和行为习惯，提高患者的应对能力。

【护理评价】

1. 患者有无自我伤害行为，是否能够认识和表达自己的内心体验。

2. 患者是否还有自杀意念，有无积极的自我认知及应对技巧。

四、噎食与吞食异物的防范与护理

（一）噎食的防范与护理

噎食是指食物堵塞咽喉部或卡在食管的狭窄处，甚至误入气管，导致呼吸窒息。精神障碍患者发生噎食窒息较多，其原因主要是服用精神药物发生锥体外系不良反应时，出现吞咽肌肉运动不协调所致，表现为患者在进食时突然发生严重呛咳、呼吸困难、出现面色苍白或青紫等危象，甚至窒息死亡，应立即处理。

【护理评估】

1. 原因评估

（1）与治疗相关的因素：因服用抗精神病药物出现锥体外系不良反应，引起吞咽肌肉运动不协调，抑制吞咽反射所致；也可因电抽搐治疗后未完全清醒，在意识模糊状态下进食引起。

（2）与疾病相关的因素：脑器质性疾病患者，吞咽反射迟钝，可能因抢食、急促进食而发生噎食；癫痫患者在进食时如抽搐发作也可能导致噎食；颅脑神经损害患者也可能由于吞咽反射迟钝，导致食物进入气管。

2. 噎食表现　程度较轻者出现呛咳、呼吸困难、面色青紫、双眼发直、双手乱抓、四肢抽搐；严重者表现为意识丧失、全身瘫软、四肢发凉、大小便失禁、甚至呼吸和心跳停止。

【护理诊断】

1. 吞咽障碍　与服用抗精神病药物、脑器质性疾病有关。

2. 有窒息的危险　与进食阻塞气道有关。

【护理目标】

1. 患者在住院期间不发生噎食。

2. 患者知道细嚼慢咽的重要性，有效防止噎食。

【护理措施】

1. 噎食的预防

（1）严密观察患者的药物反应，了解其有无吞咽困难。

（2）对有吞咽困难的患者要给予软食、半流食。

（3）加强饮食期间的护理，避免患者抢食、暴饮暴食，纠正不良的进食习惯。

2. 噎食发生后的处理

（1）就地抢救，立即清除口咽部的食物，保持呼吸道通畅。如患者牙关紧闭或抽搐，可用筷子等工具撬开口腔取出食物，并解开患者领口，尽快使其呼吸道通畅，用海氏急救法抢救。

（2）若使用以上急救法均不能奏效，可采用环甲膜穿刺术，并通知医生进行气管插管。若食物仍滞留在气管内，应请耳鼻咽喉科医生会诊。

（3）对心跳呼吸停止者，立即进行心肺复苏。

（4）取出食物后应防止吸入性肺炎。

【护理评价】

1. 患者在住院期间是否能细嚼慢咽进食，有无噎食发生。

2. 发生噎食的患者是否得到有效的抢救，有无并发症发生。

（二）吞食异物的防范与护理

吞食异物是指患者吞下了食物以外的其他物品。吞食异物的种类各异，小的异物包括戒指、别针、刀片，大的异物包括体温表、筷子、剪刀，除金属外，也可能是塑料、布片或棉絮。吞食异物导致的后果十分严重，须严加防范和正确处理。

【护理评估】

1. 原因评估　精神分裂症患者吞食异物可能是由于思维障碍引起的，也可能是一种自杀的手段；抑郁症患者也可能以吞食异物作为自杀手段。

2. 吞食异物的表现　吞食异物的种类不同，表现也不同：吞下锋利的金属或玻璃片可损伤重要器官或血管引起胃肠穿孔或大出血；吞下较多的纤维织物可引起肠梗阻；吞食塑料可引起中毒。

【护理诊断】

1. 有胃肠出血的危险　与吞食锐器有关。

2. 有中毒和梗阻的危险　与吞食纤维织物、塑料有关。

【护理目标】

1. 患者住院期间没有吞食异物。

2. 患者能认识到吞食异物的后果,并纠正不良行为。

【护理措施】

1. 吞食异物的预防

(1) 对有吞食异物倾向或病史的患者加强防范,并了解原因、过程及感受。

(2) 不指责患者,耐心地向患者说明吞食异物的后果。

2. 吞食异物后的处理

(1) 冷静劝慰患者,鼓励患者说出吞食异物的种类、大小、数量和目前的感受。对金属物或不明物体立即进行医学检查,尽快给患者食用富含纤维的蔬菜,如韭菜、芹菜,使粗纤维包裹异物,防止或减少异物对胃肠壁的损伤。

(2) 同时使患者服用缓泻剂,促进异物排出,并检查患者的大便,直至找到全部异物。

(3) 密切评估患者的生命体征,若有腹痛或内出血征兆应立即请外科会诊处理。

【护理评价】

1. 患者住院期间是否发生吞食异物。

2. 患者是否认识到吞食异物的危险性而改变行为方式。

五、木僵的护理

(一) 木僵的概念

木僵是指在意识清晰的情况下,动作行为和言语活动的减少或完全抑制,并经常保持一种固定的姿势,是一种比较严重的精神运动性抑制障碍。

(二) 木僵的护理

【护理评估】

1. 原因评估　导致患者出现木僵状态的常见原因包括精神分裂症、情感性障碍、严重应激障碍、脑器质性疾病和药物使用。进行护理评估时,要详细询问病史,了解木僵发生的时间、过程及原因。

2. 木僵的类型及表现

(1) 紧张性木僵:紧张性木僵是木僵的典型表现。患者可出现刻板动作、违拗症、不语、不动、不食、不饮、双面凝视、面无表情、大小便潴留、全身肌张力增高,甚至出现"蜡样屈曲"或"空气枕头"。紧张性木僵持续的时间不一,兴奋和抑制状态交替发生。

(2) 抑郁性木僵:抑郁性木僵多见于严重的抑郁发作,多为不完全性木僵。随着患者情绪低落的加重,运动减少,逐渐进入木僵状态。通常患者无违拗表现,肌张力正常,耐心询问可获患者的微弱回答或者点头摇头示意。

(3) 反应性木僵:反应性木僵由突然而强烈的精神创伤引起,常伴有意识模糊,持续时间较短,恢复后患者对木僵期间的经历多数不能回忆。

（4）器质性木僵:器质性木僵由各种病因如感染、中毒、脑肿瘤、脑血管病、脑外伤、癫痫等所致。患者除了木僵外,还有意识障碍和病理反射体征,部分患者表现为被动进食或被动排便。

（5）药物性木僵:药物性木僵是指在使用某些抗精神病药物治疗的过程中出现的木僵状态。常在药物治疗早期、快速加量或药物剂量较大时发生,通常伴有急性锥体外系反应,如肌张力增高等,减药或停药可减轻木僵程度。

【护理诊断】

1. 营养障碍（摄入食物低于机体需要） 与不能自行进食有关。

2. 有暴力行为危险 与突然进入兴奋状态有关。

3. 有受伤的危险 与自我保护能力缺失有关。

4. 有感染的危险（皮肤、口腔、肺部） 与长期卧床、抵抗力下降等有关。

5. 有肢体功能减退的危险 与长期卧床有关。

6. 便秘和尿潴留 与精神运动抑制有关。

【护理目标】

1. 患者不出现营养失调。

2. 患者不发生暴力行为。

3. 患者不发生受伤。

4. 患者不发生感染。

5. 患者不发生肢体功能减退。

6. 患者不发生便秘和尿潴留。

【护理措施】

1. 安全护理 由于木僵患者失去防御能力,要防止其他患者的干扰和伤害。将患者安排在隔离室,单人居住;环境应安静、光线柔和、温度适宜;同时也要防止患者突然转为兴奋而出现冲动伤人行为。

2. 针对性护理 根据病因不同,对木僵患者采用相应的治疗措施,患者若无禁忌证,可给予电休克治疗。

3. 生活护理 保持环境安静和整洁;保持口腔清洁;维持呼吸道通畅;保持皮肤清洁定时翻身,防止压疮形成;保证足够的营养和水分的摄入,对拒食者可采用鼻饲饮食;注意二便情况,必要时给予留置导尿和灌肠。

4. 心理护理 由于患者意识清楚,护士在执行任何治疗与护理措施时应耐心细致,操作动作轻柔,态度和蔼。护理过程中应照顾体贴患者,切忌在患者面前谈论病情或取笑患者,以免对患者造成恶性刺激。

5. 功能锻炼 对于长期卧床的木僵患者,护士应定时翻身按摩,防止患者发生肌肉萎缩和关节功能的丧失。

【护理评价】

1. 患者是否出现营养失调。
2. 患者是否发生暴力行为。
3. 患者是否发生受伤。
4. 患者是否发生感染。
5. 患者是否发生肢体功能减退。
6. 患者是否发生便秘和尿潴留。

本章小结

　　本章的学习重点是精神科基础护理的基本内容、暴力行为的防范与护理、出走行为的防范与护理、自杀的防范与护理以及噎食与吞食异物的防范与护理。本章的学习难点是制订危机干预的护理程序。在学习过程中应明确课堂目标，结合精神症状学的内容，同时与基础护理、心理学、人际沟通等学科相联系进行学习，将精神科护理技术用于临床护理实践，把人文关怀融入精神科护理的全过程。

（李　淼）

思考与练习

1. 精神科基础护理主要包括哪些方面的内容？
2. 接触精神障碍患者的原则有哪些？
3. 精神障碍患者暴力行为发生的征兆有哪些？应如何处理暴力行为？
4. 如何预防精神障碍患者的自杀行为？
5. 如何护理木僵患者？

第八章 | 脑器质性精神障碍患者的护理

08章 数字内容

1. 具有高度的同情心和责任心，关爱患者。
2. 掌握常见器质性综合征的概念及临床表现；阿尔茨海默病的概念、临床表现及治疗。
3. 熟悉常见器质性综合征及阿尔茨海默病的护理诊断及护理措施。
4. 了解常见器质性综合征及阿尔茨海默病的发病原因。
5. 学会对器质性综合征及阿尔茨海默病患者进行常规护理。

　　精神障碍分为器质性精神障碍和功能性精神障碍。器质性精神障碍是由于人体组织形态学发生改变（如感染、创伤、变性、肿瘤等）所致的精神障碍，主要分为两类：一类是由脑部器质性病变如脑外伤、颅内感染、颅内肿瘤等引起的精神障碍，称为脑器质性精神障碍；另一类是由脑以外的各种躯体疾病如内脏器官疾病、躯体感染、内分泌疾病等引起的精神障碍。随着社会人口老龄化快速发展，器质性精神障碍趋势明显，尤其是较为常见的器质性精神障碍——阿尔茨海默病，已然成为影响老年人健康的重要医学和社会问题。

第一节　常见器质性综合征患者的护理

 工作情景与任务

导入情景：

　　患者，王大爷，72岁。自65岁退休后经常和妻子同去老年大学练书法、绘画，有时外出旅行，4年前妻子去世，王大爷搬去与女儿同住。近段时间出现健忘现象，外出总找不到回家的路，甚至认不出女儿，日常生活能力逐渐下降，甚至不会使用牙刷、碗筷，无法正常生活。

精神检查：生命体征正常。情绪低落，对简单的问题无法正确回答，语句颠三倒四，喋喋不休，有时出现伤人行为。

工作任务：

1. 列出该患者的临床症状。

2. 列出影响患者的主要护理问题。

3. 阐述对患者应采取的护理措施。

一、常见器质性综合征概述

器质性综合征（organic syndrome）是指直接或间接由于脑部疾病或躯体疾病引起的精神、行为症状群。器质性综合征的临床表现与原发疾病之间无特异性关系，即不同病因可引起相同的精神症状，相同病因在不同患者身上可引起不同的精神症状。常见的器质性综合征主要分为两类：第一类以意识、认知障碍为主，如谵妄、痴呆、遗忘综合征；第二类与功能性精神障碍相似，如器质性幻觉症、器质性妄想障碍、器质性心境障碍。下面着重介绍谵妄、痴呆和遗忘综合征这三种最为常见的器质性综合征。

（一）谵妄

1. 概念　谵妄（delirium）是由于脑部弥漫性、暂时的病变所致的急性、一过性、广泛性认知障碍，以意识障碍为主的认知障碍。因起病急、病程短暂、病情发展迅速，因此被称为急性脑病综合征（acute brain syndrome）。由于谵妄的病程短暂，病变可逆，多数预后良好。

2. 病因　引起谵妄的原因很多，常见病因有感染、脑外伤、药物滥用和水电解质平衡紊乱等。谵妄的发病机制迄今尚不明确，胆碱能假说认为，血浆乙酰胆碱等神经递质合成减少与谵妄的发生密切相关。

3. 临床表现　谵妄为急性起病，症状变化大，一般持续数小时至数天，典型的谵妄一般10～12日可完全恢复，有时也可达到1个月甚至持续几个月。

谵妄的特征以意识障碍、兴奋、妄想为主。意识障碍是谵妄的核心症状，以意识清晰度下降为主，具体表现为神志恍惚，注意力不集中，反应迟钝，动作缓慢，具有晨轻暮重的特点。在意识障碍基础上，患者会出现思维障碍和记忆障碍等精神障碍，思维障碍主要表现为思维不连贯，言语凌乱；记忆障碍主要表现为对新近发生的事情难以识记，以近记忆和即时记忆障碍最明显，而好转后患者对谵妄时发生的事情和表现大都遗忘。谵妄患者的感知觉障碍主要表现为感觉过敏、错觉和幻觉，对声光特别敏感，视错觉和视幻觉最常见，从而使患者产生冲动行为及继发性片段妄想。情绪方面主要表现为抑郁、焦虑和愤怒。

4. 治疗　谵妄的治疗主要有病因治疗、对症治疗和支持治疗。病因治疗是针对原发脑器质性疾病的治疗。对症治疗是针对患者的精神障碍给予精神药物治疗，以小剂量、短期治疗为主。支持治疗是补充营养，维持水电解质平衡。

（二）痴呆

1. 概念　痴呆（dementia）是指较严重的、持续的认知障碍。临床上以缓慢出现智能减退为主要特征，伴有不同程度的人格改变，但没有意识障碍。因起病缓慢，病程较长，因此又称为慢性脑病综合征。痴呆多由神经系统退行性疾病引起，以阿尔茨海默病最常见。痴呆发生多缓慢隐匿，病程长，多数痴呆病变不可逆，并且呈进行性发展。

2. 病因　中枢神经系统变性疾病、脑血管病变、颅内占位性病变、感染和创伤以及代谢障碍和中毒等均可引起痴呆。部分由内分泌障碍、神经梅毒以及颅内占位性病变等所致痴呆患者，如能及时发现和治疗，预后较好。其中有 10%～15% 的患者在针对病因的治疗后可以获得部分程度的改善。

3. 临床表现及分期

（1）临床表现：痴呆的特征以记忆减退、智能减退、人格改变为主，其中记忆障碍是典型临床表现。首先出现的是近记忆障碍，随着病情的进一步发展成为远记忆障碍，严重患者多以虚构弥补记忆缺损。思维贫乏、缓慢，注意力下降，对一般事物的判断力和理解力越来越差。除认知功能障碍外，多伴语言障碍，表现为用词困难，命名不能，甚至语言不连贯、重复，严重时表现为缄默。

患者日常生活自理能力下降，需他人照顾，重者表现为完全不能自理。患者会出现人格改变，对周围环境兴趣减少，情感淡漠，可表现幼稚、冲动行为等症状。情绪方面表现为抑郁、焦虑和易激惹等。

（2）临床分期：根据患者病情的严重程度，一般将痴呆分为三期。①早期：又称为遗忘期，主要表现为记忆障碍，经常丢三落四，遗忘事情，甚至找不到回家的路。由于症状与老年人常见退行性改变表现相似，常易忽视；②中期：又称为紊乱期，此期记忆障碍加重，伴有思维障碍、情感障碍和性格改变，患者对新事物的学习能力减退，对周围事物不感兴趣，情绪激动，甚至出现人格改变；③晚期：又称为痴呆期，患者的各项症状逐渐加重，导致日常生活自理能力减退，与外界的接触能力下降，可能会出现随地大小便、终日卧床不起等现象，同时伴有睡眠障碍。

4. 治疗　痴呆的治疗应以病因治疗为主。治疗原则为提高患者的生活质量，维持患者躯体健康，提供舒适、安全的生活环境，以及药物对症治疗。抗精神病药物从低剂量起，缓慢加量对抗精神病性症状，症状改善后逐渐减量或停药。抗抑郁药用于伴发抑郁的痴呆患者，可以有效改善痴呆综合征。

（三）遗忘综合征

1. 概念　遗忘综合征（amnestic syndrome）是指脑器质性病变所致的一种选择性或局灶性认知功能性障碍。临床上以出现近记忆障碍为主要特征，但没有意识障碍，智力相对完好，又称为柯萨可夫综合征（Korsakoff syndrome）。

2. 病因　引起遗忘综合征的常见原因是下丘脑后部和近中线结构的大脑损伤，双侧海马结构受损也可导致遗忘障碍。酒精滥用导致硫胺素（维生素 B_1）缺乏是遗忘综合征最常见的病因。心脏停搏所致的缺氧、一氧化碳中毒、心脑血管性疾病、脑炎、第三脑室肿瘤等也可导致遗忘综合征。

3. 临床表现　遗忘综合征主要表现在出现严重的记忆障碍，尤其是近记忆障碍，但即时回忆和注意力完好。患者往往记不住近期发生的事，学习新事物很困难。在智能检查时，当患者被要求立即回忆刚刚告知的时间、地址或物品时，通常问题不大，但 10 分钟后却难以回忆。由于患者近记忆缺损，所以常编造和虚构详细生动的情节来弥补。患者其他认知功能和技能保持相对完好，故可进行正常对话，显得较为理智。

4. 治疗　遗忘综合征主要是针对病因治疗。如酒精滥用所致者，需要戒酒并补充维生素 B_1；血管病变或颅内肿瘤所致者，则需分别治疗原发病。其次，也需制订相应康复训练计划，如强调每天坚持读书、看新闻、训练记忆电话号码等来帮助患者康复。

二、护理程序的应用

（一）谵妄患者的护理

【护理评估】

1. 健康史

（1）现病史：此次发病时间、表现、治疗状况。

（2）既往史：既往个人健康状况、疾病状况、临床表现、诊断及治疗状况、恢复状况。

（3）家族史：家族中是否有人有精神病发作史或疾病史。

2. 身体状况

（1）评估患者生命体征。

（2）评估患者饮食及睡眠状况是否正常，有无失眠或嗜睡等状况。

（3）评估患者用药治疗状况及药物不良反应。

（4）实验室检查及其他辅助检查，如脑电图。

3. 心理－社会状况

（1）认知活动：患者有无错觉、幻觉、感觉过敏、思维障碍等状况，自知力如何，是否容易受外界影响，有无出现难以维持注意力等状况。

（2）情感活动：患者有无焦虑、抑郁等情绪，有无因情绪变化引起冲动行为。

（3）社会支持系统：患者家庭成员对患者疾病态度、照顾方式。

【护理诊断】

1. 有受伤的危险　与意识障碍有关。

2. 有暴力行为的危险（对自己或他人）　与幻觉、妄想、精神运动性兴奋、自知力缺乏有关。

3. 睡眠型态紊乱　与脑部器质性疾病引起的精神活动紊乱有关。

4. 焦虑。

【护理目标】

1. 患者意识清晰,住院期间不发生跌倒、坠床。

2. 患者自知力清晰,无自伤及伤人行为。

3. 患者能保证规律睡眠。

4. 患者不良情绪得到改善。

【护理措施】

1. 基础护理

（1）饮食护理:高热量、高蛋白、高维生素、易消化的软食,保证营养供给平衡,对不能自行进食的患者,需给予喂食。对于出现严重意识障碍患者不得强行喂食,应采用鼻饲或静脉输液方法补充营养。

（2）睡眠护理:谵妄患者症状表现为昼轻夜重,因此良好睡眠尤为重要。首先为患者创造良好睡眠环境,病房安静,温湿度适宜。夜间巡视病房,做到"四轻",即说话轻、走路轻、关门轻和操作轻,避免强光刺激、噪声等激惹因素,以免影响患者情绪,必要时遵医嘱给予药物安眠。对于睡眠昼夜不规律的患者,白天尽量让患者多活动,少卧床。

2. 安全护理 加强观察,为患者创造一个安全环境。谵妄患者容易发生跌倒、坠床等状况,应减少病室设施,必要时使用床旁护栏,控制患者活动范围。对产生恐怖性视幻觉和视错觉的患者,护理人员应在一旁陪伴,病室亮灯,以安慰患者。对于兴奋冲动患者,应及时与其他患者分开管理,防止自伤或伤人行为。

3. 心理护理 了解患者心理状态,及时疏导,促进患者认知功能恢复,尤其是加强对注意力和记忆力的训练。对感知觉障碍患者应耐心解释,向患者反复讲述真实情况,阻止恐惧延伸,稳定患者情绪,讲明时间、地点信息,恢复患者定向力。鼓励患者表达自己的想法,减轻患者抑郁、焦虑等状况,建立有利于康复的最佳心理状态。

4. 特殊症状护理

（1）意识障碍患者的护理:评估意识障碍患者状况。由于谵妄患者在妄想、幻觉及错觉影响下,情绪激动,甚至会引起冲动行为,严重时引起自伤或伤人后果。为防止意外发生,应专人陪护,随时观察病情,加强防范。必要时安置于重病室或独立病房,减少周围环境不良影响。对于意识清晰度下降的患者,必须限制患者活动范围,加强防护。

（2）错觉、幻觉及妄想状态患者的护理:产生错觉、幻觉及妄想的患者容易出现抑郁、焦虑等情况,护理人员应设法转移患者注意力,多想开心的事情,减少不良刺激的影响。对情绪易激惹患者,需严密注意病情变化,提前做好防范,一旦有冲动行为要及时采取处理措施。

5. 健康宣教 告知患者及家属本病与脑部器质性病变的关系,应积极治疗原发疾病,使精神症状尽快恢复。若出院后出现莫名兴奋、意识模糊等现象,应及时到医院复查及治疗。指导患者正确面对生活中的压力,积极参加社区工娱活动,进行康复训练。

【护理评价】

1. 患者精神症状是否得到缓解,能否维持基本生理功能。

2. 患者有无意外事件的发生。

3. 患者能否保证规律睡眠。

4. 患者情绪是否稳定,能否维持正常生活状态。

(二)痴呆患者的护理

【护理评估】

1. 健康史

(1)现病史:此次发病时间及表现、治疗状况。

(2)既往史:既往个人健康状况、疾病状况,治疗及恢复状况。

(3)家族史:家庭中是否有脑器质性疾病及精神病疾病史。

2. 身体状况

(1)评估患者生命体征。

(2)评估患者的躯体功能状况,如意识状态。评估饮食、排泄及生活自理能力等状况。

(3)评估患者用药治疗状况及药物不良反应。

(4)实验室检查及其他辅助检查,如脑电图。

3. 心理－社会状况

(1)认知活动:患者有无记忆减退、智力减退及遗忘、自知力如何。

(2)情感活动:患者有无紧张、恐惧等情绪。

(3)意志行为活动:患者有无出现消极懒散现象、不注意个人卫生。

(4)社会支持系统:患者家庭成员或朋友对患者疾病态度、照顾方式,是否存在社交障碍。

【护理诊断】

1. 生活自理缺陷　与神经系统病变及认知功能障碍有关。

2. 思维过程改变　与认知功能障碍有关。

3. 有受伤的危险　与智能障碍有关。

4. 社交障碍　与认知功能下降及生活自理能力下降有关。

5. 有感染的危险　与生活自理能力下降及营养失调有关。

【护理目标】

1. 患者生活自理能力部分或完全得到改善。

2. 患者能主诉自我感受,定向力清晰,积极配合治疗及护理。

3. 患者住院期间无跌倒、自伤行为。

4. 患者能保持最佳功能状态,进行有效沟通,融入社会。

5. 患者营养均衡,没有发生感染。

【护理措施】

1. 基础护理

（1）皮肤护理：长期卧床的患者，做好压疮护理十分必要。保持床铺干燥、平整，为患者勤翻身、勤擦洗、勤按摩，必要时建立翻身卡，定时更换卧位，促进血液循环。认真检查患者皮肤完整情况，发现破损、擦伤及时处理，防止感染。

（2）饮食护理：高营养、易消化的软食。生活自理能力较差的患者，采取喂食。吞咽困难及不能进食的患者应给予鼻饲或静脉输液，补充营养。

（3）排泄护理：认知功能障碍患者，协助患者如厕，让患者记住卫生间的位置及标记，并训练患者养成规律排便的习惯；长期卧床患者应定时提供便盘，协助床上排便。

2. 安全护理　严格执行病房安全管理制度。由于患者生活自理能力下降，易发生跌倒、坠床等意外事件，必要时使用床旁护栏。及时评估病房内设施有无安全隐患，刀具等危险物品及时清除。对于经常卧床患者，应将其所需物品放在患者伸手可及的地方，如床旁桌。

3. 心理护理　建立护患信任关系，主动关心爱护患者，不因患者缺陷而嘲笑患者。对自卑、绝望的患者应及时做好心理疏导，让家属参与治疗和护理，让患者得到最大限度的心理支持。

4. 特殊症状护理

（1）定向力障碍患者的护理：由于记忆减退，患者无法正确识别所处的地点和时间，对周围事物常感陌生，应积极帮助患者恢复定向力。对病房周边环境做好标记，明确告知患者所处地点及时间，增强记忆。防止患者外出走失，应限制患者自由外出，可佩戴个人信息卡，上面写清楚患者个人信息和家属的联系方式。

（2）记忆力障碍患者的护理：让患者待在熟悉的环境中，由熟悉的人进行照顾，反复强化记忆。适当增加难度适宜的智力及功能训练，帮助患者恢复基本生活自理能力，耐心与患者沟通。

（3）语言沟通障碍患者的护理：与患者沟通应耐心细致，说话语速放慢，尽量使用简短语句，确保患者能清楚明白。鼓励患者与家属及病友沟通，逐渐改善语言障碍。

5. 药物治疗护理　加强对患者用药知识宣教，提高患者服药依从性，达到有效治疗。

6. 健康宣教　失语、肢体功能障碍及生活不能自理的患者，病情稳定后开始康复训练。耐心指导患者进行肢体功能锻炼，制订锻炼计划，帮助患者树立重新生活的信心。告知家属患者最理想的康复场所是家中，让患者从熟悉的环境到熟悉的人逐步恢复，以改善记忆障碍。

【护理评价】

1. 患者生活自理能力有无改善。

2. 患者能否积极配合治疗及护理，定向力有无得到改善。

3. 患者有无发生跌倒、自伤行为。

4. 患者能否有效沟通，表述自我感受。

5. 患者有无发生感染情况。

（三）遗忘综合征患者的护理

【护理评估】

1. 健康史

（1）现病史：此次发病时间、临床表现和治疗状况。

（2）既往史：既往个人健康状况、疾病状况，治疗用药情况、药物不良反应等情况。

（3）家族史：家族中是否有亲属有脑器质性疾病或精神障碍病史。

2. 身体状况

（1）评估患者生命体征。

（2）评估患者意识状态、全身营养状况、饮食状况、睡眠型态、排泄情况及器质性疾病的相应表现。

（3）评估患者用药治疗状况及药物不良反应。

（4）实验室检查及其他辅助检查。

3. 心理 - 社会状况

（1）认知活动：患者有无记忆减退、遗忘、错构及虚构，智力有无减退。

（2）情感活动：患者有无情绪低落、焦虑、紧张、恐惧，有无情绪不稳定、易激惹。

（3）意志行为活动：患者有无出现生活懒散现象、不注意个人卫生。

（4）社会支持系统：能否获得家庭、单位、社会适宜的支持和照顾。

【护理诊断】

1. 记忆力障碍　与急性或慢性脑功能障碍有关。

2. 生活自理缺陷　与认知功能障碍及神经系统病变有关。

3. 社交障碍　与认知功能下降及生活自理能力下降有关。

4. 思维过程改变　与认知功能障碍有关。

5. 有感染的危险　与生活自理能力下降及营养失调有关。

【护理目标】

1. 患者能保持现存智能，维持最佳功能状态。

2. 患者生活自理能力部分或完全得到改善。

3. 患者能保持最佳功能状态，进行有效沟通，融入社会。

4. 患者能主诉自我感受，定向力清晰，积极配合治疗和护理。

5. 患者营养均衡，没有发生感染。

【护理措施】

1. 基础护理

（1）饮食护理：结合原发疾病的情况，为患者提供易消化、营养丰富的软食或半流质饮食，对不知饥饱、抢食的患者要控制进食量及速度。要防止患者口腔肌肉运动不协调而导致误吸,必要时鼻饲流质饮食。

（2）排泄护理:嘱患者定时排便,保持大便通畅,及时处理便秘、尿潴留等情况。对于认知功能障碍患者,应协助患者如厕,让患者记住卫生间的位置及标记,并训练患者养成规律排便的习惯。长期卧床患者应定时提供便盘,协助床上排便。

（3）睡眠护理:为患者创造良好的睡眠环境,病房安静,温湿度适宜。避免因光线不足而使患者感到恐惧不安。对睡眠规律昼夜颠倒的患者,可增加其日间活动量,保证夜间睡眠质量,做好睡眠记录。

2. 安全护理　经常卧床患者,将患者所需物品放在患者伸手可及的地方,如床旁桌。地面防滑,禁止患者穿拖鞋或塑料底鞋。台阶、走廊、厕所等处应设有扶手,防跌倒。长期卧床患者必要时应使用床旁护栏。及时评估和定期检查病房内设施有无安全隐患,及时清除刀具等危险物品。

3. 心理护理　建立良好的护患关系,尊重关心患者,对待患者一视同仁,不因患者缺陷而嘲笑患者。及时发现患者的不良情绪和心理反应,教会患者自我调节和控制情绪的方法,如数数、深呼吸。鼓励患者做一些力所能及的自我生活护理,并多参加一些集体活动,如下棋、读书。

4. 特殊症状护理

（1）记忆力障碍患者的护理:每日带患者熟悉环境、认识亲人,可使用记事本、提示条等,反复强化,以增强记忆。维持患者现有的生活能力,并帮助患者恢复穿衣等最基本的生活自理能力。适当增加难度适宜的智力及功能训练,耐心与患者沟通。

（2）定向力障碍患者的护理:在病房设置大指针的时钟和以日期分页的日历,以利于增强患者对时间的认识。对患者病床、卫生间等做好标记,增强患者的空间定向力。为了防止患者外出走失,应限制患者自由外出。为防止意外发生,可适当佩戴信息卡,记录患者个人信息及家属联系方式。

5. 药物治疗护理　加强对患者用药知识宣教,提高患者服药依从性,达到有效治疗。密切观察药物疗效及不良反应,为医疗处理提供依据。

6. 健康宣教　向患者和家属介绍精神障碍发生的可能原因,告知家属一旦发现患者病情变化或出现新的精神异常,应及时就诊。指导家属明确患者最理想的康复场所是家中,让患者从熟悉的环境到熟悉的人逐步恢复,以改善记忆障碍。

【护理评价】

1. 患者能否维持基本生理功能,保存现存智能。

2. 患者生活自理能力有无改善。

3. 患者能否有效沟通,表述自我感受。

4. 患者能否积极配合治疗及护理,定向力有无得到改善。

5. 患者有无发生感染情况。

第二节　阿尔茨海默病患者的护理

 工作情景与任务

导入情景：

张某，女，70 岁，退休工人。4 年前患者无明显诱因出现记忆减退，做事常丢三落四，刚吃过饭就说没吃，刚放完东西便找不到。常走错房间，外出后找不到回家的路，分不清上午、下午，无故骂人，与人吵架。逐渐发展为记不住自己的生日，不认识镜子中的自己，常将衣服穿反，吃饭用手抓。入院前患者生活自理能力下降，不愿出门，在床边大小便，言语不清。诊断：阿尔茨海默病。

工作任务：

1. 请列出该患者的护理诊断。

2. 针对该患者的情况，拟定一份护理计划。

一、阿尔茨海默病概述

（一）概念及分类

1. 概念　阿尔茨海默病（Alzheimer disease，AD）是一组中枢神经系统原发性退行性脑变性疾病，主要表现为痴呆综合征。阿尔茨海默病起病缓慢，病程呈进行性，病情持续性加重，具有不可逆性，是引起老年前期和老年期痴呆的首要原因。

2. 分类　根据发病的年龄及临床表现可分为老年前期型、老年期型、非典型或混合型三种。老年前期型起病年龄小于 65 岁，病情发展快，较早出现失写、失认、失语等症状；老年期型多 65 岁后发病，病情发展慢，临床以记忆障碍为主；混合型则介于老年前期型和老年期型之间，两型临床表现均可见。除此之外，根据家族史还可分为散发性阿尔茨海默病和家族性阿尔茨海默病。

（二）病因

1. 遗传因素　据遗传病学调查资料显示，阿尔茨海默病具有一定的家族聚集性，有痴呆家族史者，其患病率为普通人的 3 倍。

2. 免疫因素　有学者发现，阿尔茨海默病患者体内白细胞介素 −1 产生减少，脑脊液和脑组织液中含有高浓度的抗原性异常蛋白 AL_z68，该蛋白是神经纤维结的一种主要成分，从而导致阿尔茨海默病患者的免疫功能比正常人低。

3. 病毒因素　阿尔茨海默病与已知由病毒所致的克 − 雅病，在临床表现和大脑病理改变方面都有许多相似之处。

4. 中毒因素　早期研究发现，阿尔茨海默病患者体内铝元素和硅元素的含量比正常人高,中毒因素研究最多的是铝中毒。

5. 神经化学因素　阿尔茨海默病患者脑部乙酰胆碱(Ach)明显减少,合成 Ach 的酶活性降低,特别是海马和新皮质部位。同时,阿尔茨海默病患者脑中的去甲肾上腺素、5-羟色胺及其受体、生长抑素及其受体、谷氨酸受体及促肾上腺皮质激素等也有所减少。

 知识拓展

阿尔茨海默病的诊断标准

《中国精神障碍分类与诊断标准(第 3 版)》(CCMD-3)阿尔茨海默病的诊断标准如下。

1. 症状标准

(1)符合器质性精神障碍的诊断标准。

(2)全面性智能损害。

(3)无突然的卒中样发作,疾病早期无局灶性神经系统损害的体征。

(4)无临床检查或特殊检查提示智能损害是由其他躯体或脑的疾病所致。

(5)其他高级皮质功能受损,可有失语、失认、失用或人格改变。

(6)神经病理学检查有助于确诊。

2. 严重标准　日常生活和社会功能明显受损。

3. 病程标准　起病缓慢,病情发展虽可暂停,但难以逆转。

4. 排除标准　排除脑血管病等其他脑器质性病变所致的智能损害、抑郁症等精神障碍所致的假性痴呆、精神发育迟滞,或老年人良性健忘症。

(三)临床表现

阿尔茨海默病起病隐匿,病程缓慢迁延,早期不易察觉,总病程通常为 2~12 年,临床表现为认知功能减退和精神症状。

1. 记忆障碍　此为阿尔茨海默病的首发症状,也是阿尔茨海默病早期突出症状。特点是早期近记忆损害明显,常记不住最近发生的事情,对原有工作无法胜任,遗落物品,学习新知识能力下降和短时记忆及保存困难,早期远记忆损害相对不明显。随着病情进展,远记忆损害逐渐出现,表现为对过去的经历无法回忆,认不出家人,外出找不到回家的路,严重者出现虚构症状。

2. 智能障碍　全面的智力减退。理解判断能力差,分析概括能力丧失,逻辑推理能力受损明显。看不懂书报,听不明白别人说的话。

3. 失认、失用　失认表现为不能认出熟悉的人物、地方及物品,甚至不能认出自己,其中以面容失认最常见,如不断询问镜子中自己的像。失用表现为运动功能正常,但无法正确完成系列动作,甚至穿衣、进食等基本生活自理能力也越来越差。

4. 言语障碍　患者言语功能下降,首先表现为语义学障碍,即用词不当、描述错误、重复言语和病理性赘述,无法正常交谈。同时伴有阅读和书写困难,进而出现命名困难。言语障碍进一步发展可出现语法错误、语句颠倒,甚至出现失语。

5. 人格改变　人格改变常见于额叶、颞叶受累的患者。往往在疾病早期出现,表现为活动减少,缺乏主动性,对周围环境兴趣减少,情绪不稳定,无法适应新环境。

6. 精神症状　早期以情感障碍为主,表现为躁狂、焦虑、抑郁等症状。病程进一步恶化,会出现意识障碍,伴有错认、幻觉和妄想,其中部分症状继发于人格改变。

7. 神经系统症状　神经系统症状常见于晚期患者,表现为不自主地出现原始反射如吸吮、强握。最明显体征是肢体屈曲,肌张力增高,可出现震颤、痉挛及偏瘫。

(四)治疗

阿尔茨海默病病因不明,无法针对病因治疗,一般以生活护理为主,鼓励患者适当参加活动,减缓精神衰退,最大限度地改善患者社会功能。

1. 药物治疗　应选择改善认知功能的药物和促进脑部代谢的药物,延缓疾病进展。改善认知功能的药物常用乙酰胆碱酯酶抑制剂(AChE),如多奈哌齐、艾斯能、石杉碱甲;促进脑代谢的药物常用二氢麦角碱,具有扩张血管的作用,从而促进大脑新陈代谢。

2. 对症治疗　一般不需要服用抗精神病药物,主要针对痴呆伴发的各种精神症状,如患者出现焦虑、抑郁、冲动等症状,对症给予抗焦虑药、抗抑郁药或抗精神病药,但应注意副作用,症状改善后应及时停药。

　护理学而思

患者张某,女,75岁。1年前开始感到倦怠,不愿出去散步,在家也不愿活动,经常呆坐在沙发上,什么也不做。记不住家人的名字,丢三落四。近期情绪有很大变化,易激动、易哭,自言自语。记忆力明显降低,刚刚吃完饭却说没吃,总是重复购买相同的物品。近几日,出门后找不到回家的路。

请思考:

1. 该患者可能患有哪种疾病?

2. 根据患者目前的症状,应如何进行护理?

二、护理程序的应用

【护理评估】

(一)健康史

1. 现病史　此次发病的时间及严重程度。

2. 既往史　既往疾病状况、个人健康情况、脑器质性疾病情况、用药治疗情况及不良反应、预后及恢复情况。

3. 家族史　家族中是否有人有脑器质性疾病和精神障碍病史。

（二）身体状况

1. 评估患者意识状态，有无定向力障碍。

2. 评估患者全身营养状况、饮食及睡眠状况是否正常，有无食欲下降、失眠或嗜睡等状况。

3. 评估患者生活自理能力状况。

4. 实验室检查及其他辅助检查，如脑电图等特殊检查结果。

（三）心理-社会状况

1. 认知活动　患者有无注意力减退、记忆减退、智力减退或痴呆、自知力损害情况。

2. 情感活动　患者有无紧张、情绪低落等状况，有无易激惹。

3. 意志行为活动　患者有无消极、悲伤，甚至冲动暴力行为，对周围事物反应如何。

4. 社会支持系统　患者家庭环境情况、与家人的关系如何，社会支持系统怎样。

【护理诊断】

1. 有受伤的危险　与患者意识障碍、智能障碍、人格改变及情绪症状有关。

2. 意识障碍　与脑部器质性病变有关。

3. 生活自理缺陷　与思维过程改变及语言沟通障碍有关。

4. 语言沟通障碍　与定向力障碍及感觉性失语有关。

5. 潜在并发症：外伤、窒息。

【护理目标】

1. 患者能控制情绪，不发生自伤或伤人事件。

2. 患者意识清晰，能配合治疗及护理，基本生理功能得到改善。

3. 患者能完成力所能及的自我料理，安排自己生活起居。

4. 患者维持最佳生活状态，能正常与家属及朋友进行有效沟通。

5. 患者不发生潜在并发症。

【护理措施】

（一）基础护理

1. 饮食护理　维持正常的营养代谢，高营养、易消化的软食。生活自理能力较差的患者，采取喂食，注意喂食速度以防呛咳和噎食的发生，必要时应给予鼻饲或静脉输液，补充营养。

2. 排泄护理　训练患者养成规律排便习惯，保持大便通畅；应协助并陪伴不能自行排便的患者去卫生间，帮助患者识记卫生间位置。必要时给予便秘患者缓泻剂。

3. 生活护理　保持规律生活方式，固定作息时间，便于记忆。协助患者晨、晚间护理，保持个人卫生，注意皮肤清洁，防止皮肤感染。自理能力不足者，强化生活料理训练，指导患者完成日常生活自理项目，做好力所能及的自我护理，使患者保持现存自理能力。

4. 皮肤护理　长期卧床的患者,定时翻身按摩,注意皮肤完整情况,预防发生压疮和坠积性肺炎。

（二）安全护理

保持病房环境简单、舒适、安全。地面防滑,台阶、走廊、厕所应设有扶手,防止患者跌倒。产生错觉、幻觉及妄想的患者进行严密观察,防止出现伤人或自伤事件。将患者安置在重点病室,重点照顾,尊重患者原有的生活习惯,方便患者生活自理。患者外出应有人陪伴,给患者佩戴身份识别卡,防止走失。

（三）心理护理

维持良好护患关系,维护患者尊严,鼓励患者参与工娱活动,改善患者记忆和智力活动。有自伤、自杀倾向患者,积极疏导,观察病情变化,及时去除危险因素,严禁患者单独活动。必要时专人照顾。

（四）健康宣教

向患者和家属介绍疾病的特征及临床表现,教会正确认识痴呆患者的生理、心理变化特征,指导家属帮助患者进一步恢复其日常生活功能,提高自理能力,延缓病情进展速度。

【护理评价】

1. 患者是否发生自伤或伤人事件。

2. 患者意识障碍是否改善,是否配合治疗及护理,基本生理功能有无改善。

3. 患者能否完成力所能及的自我料理,能否安排生活起居。

4. 患者是否能与家属及朋友进行有效沟通。

5. 患者有无发生潜在并发症。

本章小结　　本章的学习重点是阿尔茨海默病的概念、临床表现以及护理措施。本章的学习难点是谵妄、痴呆和遗忘综合征等常见器质性综合征,以及阿尔茨海默病的病因及临床表现。在学习过程中注重从患者角度思考问题,理解和尊重患者,并针对不同的护理问题采取相应的护理措施,提高运用知识解决问题的能力,增强人文关怀能力。

（迟俊梅）

❓ 思考与练习

1. 常见的器质性综合征有哪些?

2. 痴呆在临床可分为哪几期? 临床表现是什么?

3. 阿尔茨海默病患者的常见护理诊断有哪些?

4. 如何做好阿尔茨海默病患者的安全护理?

5. 李某，女，70 岁。患阿尔茨海默病住院治疗。住院期间情绪不稳，经常与家人及医护人员争吵。一天深夜，护士发现患者在医院走廊内游逛，患者告诉护士她正在找儿子。

请问：

（1）此时护士应该如何做？

（2）针对该患者采取的主要护理措施是什么？

第九章 ｜ 精神活性物质所致精神障碍患者的护理

09章 数字内容

学习目标

1. 具有理解药毒同源性的辩证思维。
2. 掌握精神活性物质所致精神障碍的概念及相关患者的护理。
3. 熟悉精神活性物质所致精神障碍概述。
4. 了解酒精、烟草所致精神障碍的防治原则。
5. 学会为各种精神活性物质所致精神障碍的患者制订护理计划。

第一节　精神活性物质所致精神障碍概述

 工作情景与任务

导入情景：

小张，23岁。3年前参加朋友的生日聚会时，因为朋友的诱导和起哄加上自己的好奇，吸了一口添加了精神活性物质的香烟，之后就不可自拔了。若停用，则会出现打哈欠、乏力、寒战、头痛、骨痛等不适症状，用药后症状缓解。随着用药量和次数的增加，小张的生活变得非常懒散，无法坚持工作，常有冲动行为，被家人强行送入院治疗。

工作任务：

1. 请指出小张目前存在的问题。
2. 请帮助小张改变其不良行为。

一、基本概念

1. 精神活性物质　精神活性物质又称为成瘾物质或药物。指能够影响人类情绪、行为，改变意识状态，来自体外且有导致依赖作用的一类化学物质，主要指阿片类、可卡因、大麻、氯胺酮、苯丙胺类等物质。

2. 依赖　常与成瘾互用。指反复使用精神活性物质引起的一组认知、行为和生理症状群。依赖者明知滥用物质会带来问题，给自身带来伤害，但却难以控制，仍长期慢性或周期性使用。一般将依赖分为躯体依赖和心理依赖。躯体依赖是指由于反复使用精神活性物质使机体产生了病理性适应状态，主要表现为耐受性增加和戒断症状。心理依赖是指患者对精神活性物质的强烈渴求，期待服用后愉快满足的特殊快感。心理依赖会驱使使用者为寻求这种特殊快感而反复用药。

3. 滥用　滥用又称为有害使用（harmful use），是由于反复使用药物而导致了明显的适应不良。滥用强调的是不良后果，如不能完成重要的工作、学业，损害了躯体、心理健康。滥用者如果出现明显的耐受性增加或戒断症状则成为依赖状态。

4. 耐受性　耐受性是一种状态，指使用者反复使用某种物质后，使用原剂量达不到所需效果，必须增加使用剂量方能获得所需效果。

5. 戒断状态　戒断状态是指停用物质或减少使用剂量或使用拮抗剂占据受体后所出现的特殊的心理、生理症状群，或社会功能受损。不同物质所致的戒断症状因其药理特性不同而不同，一般表现为与所使用药物的药理作用相反的症状。例如酒精成瘾者戒断后出现的是兴奋、不眠，甚至癫痫样发作等症状群。

6. 强制性觅药行为　强制性觅药行为是指使用者冲动性使用药物，不顾一切后果以求获得物质的一种行为。这种行为优先于其他任何活动，如责任、义务、道德、法律。

二、精神活性物质的分类

根据精神活性物质的药理特性，分为以下几类：

1. 中枢神经系统兴奋剂　中枢神经系统兴奋剂能兴奋中枢神经系统，如咖啡因、苯丙胺类药物、可卡因。

2. 中枢神经系统抑制剂　中枢神经系统抑制剂能抑制中枢神经系统，如巴比妥类、苯二氮䓬类、酒精。

3. 大麻　大麻是世界上最古老的致幻剂，适量吸入可使人产生欣快感，增加剂量可使人进入梦幻，陷入深睡眠。

4. 致幻剂　致幻剂能改变人的意识状态或感知觉，如麦角酸二乙酰胺、仙人掌毒素、苯环己哌啶、氯胺酮。

5. 阿片类　阿片类包括天然、人工合成或半合成的阿片类物质，如吗啡、鸦片、海洛因、美沙酮、哌替啶、二氢埃托啡、丁丙诺啡。

6. 挥发性溶剂　如丙酮、甲苯、汽油、嗅胶。

7. 烟草　主要为尼古丁成分。

三、精神活性物质使用的相关因素

一般认为，精神活性物质使用和滥用的原因不能用单一模式来解释，其与生物因素、心理因素与社会因素等皆有较密切的关系。它们之间相互交叉、相互影响、互为因果。

（一）生物因素

1. 脑内"犒赏系统"的作用　研究发现，人类所使用的物质，如阿片类、酒精、烟草、苯丙胺和可卡因等，尽管有不同的药理作用，但最后共同通路均是作用于中脑边缘多巴胺系统，增加多巴胺的释放，使突触间隙中多巴胺增加，过多的多巴胺连续刺激下一个神经元受体，便产生了一连串强烈而短暂的刺激"高峰"，于是大脑"犒赏系统"发出愉悦的信号，使吸食者主观上产生某种陶醉感和欣快感。

2. 机体的代谢速度　代谢速度在物质依赖中也起着重要作用。代谢速度的不同，对精神活性物质的耐受性就不同，依赖的易感性也不同。如天生缺乏乙醛脱氢酶的个体，饮酒后酒精代谢成乙醛，但乙醛不能继续转化为乙酸，乙醛堆积导致出现严重的不良反应，从而阻止个体继续饮酒，也就不太可能成为酒精依赖者。

3. 遗传　遗传因素在物质依赖和滥用中同样起着重要作用。家系、双生子及寄养子研究均发现，物质滥用的易感性是由基因决定的。

（二）心理因素

研究发现，物质滥用者有明显的人格问题，如反社会性、较差的情绪控制力、易冲动、易激惹、缺乏有效的防御机制、追求即刻满足。但目前尚无前瞻性研究说明是这些人格问题导致了物质滥用还是由于物质滥用改变了滥用者的人格，抑或是两者互为因果。

（三）社会因素

社会生活状况与社会文化环境对精神活性物质使用有很重要的影响，常决定了精神活性物质的易获得性和可接收性。如社会生活节奏加快，社会竞争加剧，人们应激与压力更大，加上不良的应对方式易诱发人们滥用物质；有的国家认为饮酒是生活需要，是文化的表现，"无酒不成宴"式的观念比较普遍，婚丧嫁娶皆饮酒助兴，易发生酗酒行为。

家庭因素对个体使用精神活性物质有重要影响。家庭矛盾、单亲家庭、家庭成员间交流差或缺乏沟通、家庭成员吸毒等因素易导致个体物质使用的问题发生。

同伴因素也是影响个体尤其是青少年精神活性物质使用的一个因素。如同伴影响、同伴间压力等因素也容易使青少年从偶尔为之走向慢慢成瘾。

总之，精神活性物质滥用和依赖是上述因素相互作用的结果，物质的存在及其药理特性是滥用、依赖的必要条件，但是否成为"瘾君子"，还与个体人格特征、生物易感性有关，而社会因素在物质滥用中起到了诱因作用。

第二节　常见精神活性物质所致精神障碍患者的护理

 工作情景与任务

导入情景：

患者，男性，54岁，自20岁开始饮酒，不饮则浑身难受、全身震颤。近1年来，饮酒量明显增加，且开始在吃早饭时饮酒。近段时间，家人发现他有时会自言自语，问及原因，他自述耳边出现别人和他交流的谈话声和议论声。

工作任务：

1. 请指出该患者可能出现的问题。

2. 请帮助该患者解决此问题。

一、精神活性物质所致精神障碍的临床特点

（一）酒精所致精神障碍

酒精（乙醇）是世界上应用最广泛的成瘾物质。酒精中毒已成为严重的医学问题和社会问题，引起了全世界的普遍关注。因酒精使用导致的公共卫生问题也日趋严重，应引起充分的重视。

1. 临床表现　短时间内大量饮酒，超过了机体代谢酒精的速度，可造成蓄积中毒。如果长期反复大量饮酒，则会引起脑功能减退和各种精神障碍，包括急性酒精中毒、酒依赖、戒断反应以及精神病性症状，甚至导致不可逆的病理改变。

（1）急性酒中毒：有大量饮酒史，醉酒的严重程度与血液酒精浓度关系密切，主要表现为冲动性行为、易激惹、判断力及社交功能受损，并有口齿不清、共济失调、步态不稳、眼球震颤、面色发红、呕吐等表现。如果中毒较深，血液浓度超过0.40%时，则可能出现昏迷、呼吸抑制，甚至出现生命危险。

（2）酒精依赖：俗称"酒瘾"，是由于长期反复饮酒所致的对酒渴求的一种特殊心理状态，这种渴求导致的行为远远优先于其他任何活动。1976年，英国学者Edwards提出酒依赖模型，其基本假设是依赖不是全或无的现象，而是有不同的严重程度。酒依赖的临床特征如下：

1）固定的饮酒模式：酒依赖者的饮酒时间比较固定，有"晨饮现象"。在不应该饮酒的时间、场合饮酒通常是为了维持体内的酒精浓度，以免出现戒断症状。

2）特征性寻求饮酒行为：酒依赖者将饮酒作为第一需要，高于一切活动，为了饮酒可以放弃其他更重要的活动，也可以采用任何手段。

3）耐受性增加：表现为饮酒量增加，但酒依赖者后期由于肝功能损害耐受性会下降，

少量饮酒会导致功能失调。

4）戒断症状反复出现：当酒依赖者减少饮酒量或延长饮酒间隔，血液中酒精浓度下降时，就出现手、足、四肢震颤，以及出汗、恶心、呕吐、情绪不稳等戒断症状。若及时饮酒，此戒断症状可迅速消失。

5）反复饮酒致躯体、心理对酒精的强烈渴求：酒依赖者对酒精有强烈渴望，虽然明知应该少喝，但往往很难控制饮酒行为和饮酒量。

6）戒酒后重饮：酒依赖者反复出现戒酒后重新饮酒，并在短时间内再现原来的依赖状态。

（3）戒断反应：指长期大量饮酒者戒酒或减少饮酒量后所引起的一系列躯体和精神症状。症状的严重程度与个体饮酒方式、饮酒类型、年龄、身体状况等因素有关。

1）单纯性酒精戒断反应：长期大量饮酒后停止或减少饮酒量，在数小时后出现手、足或眼睑震颤，并有恶心或呕吐、失眠、头痛、焦虑、情绪不稳和自主神经功能亢进，如心跳加快、出汗、血压增高等，少数患者可有短暂性幻觉或错觉。

2）震颤谵妄：长期大量饮酒者如果突然断酒，大约在48小时后出现震颤谵妄，表现为意识模糊，分不清东西南北，不识亲人，不知时间，有大量的知觉异常，如常见形象歪曲和恐怖的毒蛇、猛兽、妖魔鬼怪，患者极不安宁，情绪激烈、大喊大叫；另一个重要的特征是全身肌肉粗大震颤，伴有发热、大汗淋漓、心跳加快，部分患者因高热、衰竭、感染、外伤而死亡。

3）癫痫样发作：多在停饮后12~48小时后出现，多为大发作，表现为意识丧失、四肢抽搐、两眼上翻、角弓反张、口吐白沫等，持续时间不定，一般在5~15分钟恢复意识。

（4）记忆及智力障碍：长期大量饮酒者，由于饮食结构发生变化，食欲降低，不能摄入足够量的维生素、蛋白质、矿物质等身体必需物质，常伴有肝功能不良、慢性胃炎等躯体疾病，所以酒依赖者身体状况较差，贫血、营养不良者并不少见。长期的营养不良状态势必影响神经系统的功能及结构，导致酒精中毒性脑病，包括韦尼克脑病、柯萨可夫综合征和酒精性痴呆。

1）韦尼克脑病：是慢性酒精中毒常见的一种代谢性脑病，由于缺乏维生素 B_1 所致，表现为眼球震颤、眼球不能外展和明显的意识障碍，伴有定向障碍、记忆障碍、震颤谵妄。大量补充维生素 B_1 可使眼球症状很快消失，但记忆障碍的恢复较为困难，一部分患者转为柯萨可夫综合征，呈慢性病程，但部分患者经过数月仍有可能恢复。

2）柯萨可夫综合征：是酒精依赖者神经系统的特有症状之一，就是记忆障碍，主要表现为近事记忆障碍、虚构、定向障碍三大特征，患者还可能有幻觉、夜间谵妄等表现。患者往往经久不愈，仅有少数可以恢复正常。

3）酒精性痴呆：在长期、大量饮酒后出现的持续性智力减退，表现为短期、长期记忆障碍，抽象思维及理解判断障碍，人格改变，部分患者有皮质功能受损表现，如失语、失认、失用等。病程一般不可逆，预后较差。

（5）其他精神障碍：还可能会出现酒精性幻觉症、酒精性妄想症以及人格改变。

2. 治疗 首先要处理来自患者的"否认"，取得患者的合作。其次要积极治疗原发病和合并症，如人格改变、焦虑障碍和抑郁障碍。再次要注意加强患者营养，补充机体所需蛋白质、维生素、矿物质、脂肪酸等物质。

（1）戒断症状的处理：主要对单纯性戒断反应和震颤谵妄两类进行说明。

1）单纯性戒断反应：由于酒精与苯二氮䓬类药理作用相似，临床上常用此类药物来缓解酒精的戒断症状。首次用量要足，不需要缓慢加药，这样不仅可以抑制戒断症状，而且还能预防可能发生的震颤谵妄、戒断性癫痫发作。以地西泮为例，剂量一般为每次10mg，每日 3 次，首次剂量可更大些，口服即可，2～3 日后逐渐减量，不必加用抗精神病药物。由于酒依赖者有依赖素质，所以应特别注意用药时间不宜太长，以免发生对苯二氮䓬类药物的依赖。

2）震颤谵妄：在突然断酒大约 48 小时后出现，72～96 小时达到极期。由于其他脑、代谢、内分泌问题也可能出现谵妄，要注意鉴别区分。出现谵妄的患者，多兴奋不安，需要有安静环境，光线不宜太强。如有明显的意识障碍、行为紊乱、恐怖性幻觉、错觉，则需要有人看护，以免发生意外。如果有大汗淋漓、震颤，可能有体温调节问题，应注意保暖。同时，由于机体处于应激状态、免疫功能受损，容易导致感染，应注意预防各种感染，尤其是肺部感染。

治疗首选苯二氮䓬类药物帮助患者镇静，地西泮每次 10mg，2～3 次 /d，如果口服困难应选择注射途径。根据患者的兴奋、自主神经症状调整剂量，必要时可静脉滴注，一般持续一周，直到谵妄消失为止。另外，可选用氟哌啶醇，每次 5mg，1～3 次 /d，肌内注射来控制患者的精神症状，根据患者的反应增减剂量。其他治疗还包括纠正水、电解质和酸碱平衡紊乱、补充大剂量维生素。

（2）酒增敏药：戒酒硫本身是一种无毒物质，能抑制肝细胞乙醛脱氢酶，预先给予患者戒酒硫，能使酒精代谢停留在乙醛阶段，出现显著的体征或症状，饮酒后 5～10 分钟即出现面部发热，不久出现皮肤潮红、血管扩张、呼吸困难、恶心呕吐、低血压、直立性晕厥等症状，严重者可出现精神错乱和休克。因此医护人员要特别警告患者不要在服药期间饮酒。在每天早上服用，最好在医疗监护下使用，每次 250mg，1 次 /d，可持续使用 1 个月至数月。有心血管疾病和年老体弱者应禁用或慎用。

（3）抗酒渴求药：研究发现纳曲酮能减少酒依赖者的饮酒量和复发率，剂量为每天25～50mg。此外，乙酰高牛磺酸钙也是一种较安全有效的抗渴求药物，能减少戒酒后复发。

（4）对症支持治疗：多数患者有神经系统损害和机体营养差的情况，可给予神经营养剂，同时补充大剂量维生素，特别是 B 族维生素，一是缓解维生素 B_1 缺乏，二是防止发生韦尼克脑病。对患者出现的焦虑、紧张和失眠情况，可用抗焦虑药对症处理。对患者出现的兴奋躁动、幻觉妄想，可用小剂量抗精神病药进行治疗。对出现精神抑郁的患者可用抗抑郁药对症处理。

（5）康复治疗：采用认知行为治疗、行为治疗、家庭治疗等方法对戒酒者进行心理社会干预，鼓励其参加各种文体活动，激发保持长期戒酒的愿望，促进其职业康复，帮助患者回归家庭和社会，重建良好的社会支持网络。

（6）预防：医疗卫生机构、社区、媒体等可通过健康宣教活动加强公众对酒精相关危害的认识，在顾及到文化、信仰和价值体系的情况下，改变社会大众的饮酒模式。打击非法或非正规的酒精生产，严禁未成年人饮酒。

（二）烟草所致精神障碍

烟草危害也是全球最严重的公共卫生问题之一，也应引起充分重视。

1. 临床表现　研究证明，尼古丁符合高依赖性物质的所有标准，依赖者通过改变吸烟量、吸烟频度、烟雾吸进呼吸道的深度等来维持体内尼古丁的水平。烟草所致精神障碍主要有烟草（尼古丁）依赖和烟草戒断综合征两类。

（1）烟草（尼古丁）依赖：尼古丁依赖主要表现为躯体依赖和心理依赖。躯体依赖主要为出现心率减慢、食欲增加、体重增加、皮肤温度降低等躯体症状。心理依赖主要为无法控制的对烟草的强烈渴求，强迫性地连续使用尼古丁以期带来愉悦欣快的体验，并避免可能产生的戒断症状。尼古丁依赖的形成存在个体差异，可能在开始吸烟后几天内即可出现依赖。

（2）烟草戒断综合征：尼古丁依赖形成后突然戒断时，会出现唾液分泌增加、体重增加、心率降低、头痛、失眠、易激惹、注意力不集中、烦躁不安、焦虑等戒断症状。

2. 治疗　尼古丁依赖的治疗需要足疗程系统治疗，包括尼古丁替代治疗、安非他酮缓释剂和伐尼克兰。

（1）尼古丁替代治疗（nicotine replacement treatment, NRT）：即以低剂量、安全性好的尼古丁制剂替代烟草。尼古丁替代制剂通过向人体提供尼古丁以达到代替或部分代替烟草中获得的尼古丁，从而减轻尼古丁戒断症状，之后逐渐减少替代制剂的使用次数和使用剂量，使戒烟者的尼古丁摄取量逐渐减至最低水平，最终停止使用。疗程为8～12周，少数吸烟者可能需要治疗更长时间（5%可能需要继续疗程长达1年）。尼古丁替代安全，符合成本效益。目前我国主要是尼古丁咀嚼胶，为非处方药。规格有2mg/片和4mg/片。心肌梗死后近期（2周内）、严重心律失常、不稳定型心绞痛患者慎用。

（2）安非他酮（缓释剂）：是一种抗抑郁口服药，作用机制可能包括抑制多巴胺及去甲肾上腺素的再摄取和阻断尼古丁乙酰胆碱受体。安非他酮的剂量为150mg/片，至少在戒烟前1周开始服用，疗程为7～12周。不良反应有口干、易激惹、失眠、头痛和眩晕。癫痫患者、厌食症或不正常食欲旺盛者、现服用含有安非他酮成分药物者、近14日内服用过单胺氧化酶抑制剂者禁用。对尼古丁严重依赖的吸烟者，联合应用尼古丁替代治疗效果会更好。

（3）伐尼克兰：伐尼克兰是一种新型非尼古丁戒烟药，能减少吸烟的快感，降低对吸烟的期待,从而减少复吸的可能性。一般剂量为 1mg,每日 2 次。伐尼克兰的常见不良反应为消化道症状和神经系统症状,消化道症状以恶心最常见,但大多数为轻至中度反应。严重肾功能不全患者(肌酐清除率小于 30ml/min)应慎用。由于伐尼克兰有部分尼古丁拮抗作用,不推荐与尼古丁替代治疗药物联合使用。

（4）认知行为治疗:通过系统脱敏治疗、厌恶治疗、放松训练、改变负性认知观念等也可带来一定的治疗效果。

3. 预防 从社会层面看,提高大众对吸烟危害的认识,制定相关法律限制烟草产品的营销广告,规范烟草工业行为,提高烟草税,严禁向未成年人售卖烟草制品,大力创造无烟环境。从个体层面看,通过改变认知调整行为等减少烟草使用,进行社会交往技巧训练,建立积极良性的社会联系。

二、护理程序的应用

【护理评估】

护理人员应详细询问病史,仔细观察病情,查阅病历记录,进行体格检查,并结合相关量表评估和检验报告,从生理、心理、社会文化等方面收集与患者健康状况有关的资料,做好全面评估。

（一）精神活性物质使用的评估

1. 应用精神活性物质史 应用精神活性物质史包括患者用药种类、方式、用药持续时间、每次用药量、目前用量及间隔时间;饮酒史、饮酒量、饮酒的种类和模式;吸烟史、尼古丁的依赖程度。

2. 治疗情况 治疗情况包括患者既往戒毒、戒酒或戒烟史、治疗用药及效果、药物不良反应等。

（二）生理评估

1. 一般情况 一般情况包括患者生命体征、营养状况和体重。

2. 神经系统状况 注意患者的腱反射、周围神经损伤情况,如是否感觉麻木。

3. 躯体和戒断症状 患者有无打哈欠、流涕发热、肌肉疼痛、共济失调、睡眠障碍。

4. 并发症 患者有无感染性疾病、消化道疾病、肝肾功能损害、心血管系统疾病、神经系统疾病。

5. 实验室及其他辅助检查 患者应做血、尿、便常规、血液生化检查、心电图、脑电图等检查。

（三）心理评估

1. 认知方面 是否存在幻听幻视,有无智力与记忆损害,有无思维过程方面的改变,有无记忆减退和定向力障碍。

2. 情绪情感方面 是否焦虑、抑郁、恐惧不安,有无兴奋、吵闹、易激惹,停药期间有无对以往行为感到自责悲伤、羞愧。

3. 意志方面　患者的用药动机，患者生活方式是否改变，有无强制性觅药行为。

4. 人格特征　患者有无人格发育不全或缺陷，是否有决策能力。

（四）社会评估

1. 患者的工作、学习方面　工作、学习效率是否降低，与人交往能力是否降低。

2. 患者的家庭方面　家庭气氛是否和谐，家庭结构是否稳定，家庭功能是否良好。

3. 患者所在社区（村委会）方面　社区（村委会）对患者的支持、帮扶及关心状况。

【护理诊断】

（一）生理方面

1. 营养失调：低于机体需要量与药、酒、烟滥用所致的缺乏食欲、吸收营养不良，或以药、酒取代其他食物，或不良的饮食习惯有关。

2. 睡眠型态紊乱　与物质依赖所致欣快作用、行为模式异常和戒断症状有关。

3. 受伤、中毒或感染的风险　受伤与意识不清、躁动、肌张力下降或头晕、眩晕、晕厥等有关。中毒与过量服用精神活性物质和过高估计耐受程度有关。感染与共用或重复使用注射器，皮肤消毒不严或不消毒，机体抵抗力下降有关。

（二）心理方面

1. 认知改变　与酒精或药物过量中毒、戒断反应、物质依赖导致中枢神经系统受损有关。

2. 焦虑、恐惧情绪　与健康状态受到威胁，缺乏问题应对技巧或应对无效，自我无法控制物质使用有关。

3. 低自尊　与缺乏正向反馈、家庭关系不良、社会支持缺乏有关。

4. 有暴力行为的危险（针对自己或他人）　与酒精中毒或药物中毒、戒断反应出现幻觉或个人应对机制无效有关。

5. 急性意识障碍　与酒精或药物过量中毒、戒断反应有关。

（三）社会方面

1. 家庭运作过程改变　与家庭成员缺乏对物质滥用的认识有关。

2. 社交障碍　与物质滥用行为不被社会接受、人格改变和行为主动性下降有关。

【护理目标】

（一）短期目标

1. 患者戒断症状得到控制，预防并发症发生。

2. 避免患者行为失控，伤害自己或他人。

3. 患者能正确认识自身物质使用问题，并有意愿认真执行戒毒、戒酒或戒烟计划。

4. 患者能按计划配合进行戒毒（药、酒、烟）计划。

（二）长期目标

1. 患者能有效调节和控制自身负性情绪，提高自尊。

2. 患者能有效运用问题应对策略或积极的自我防御机制。

3. 患者能恢复积极正向的家庭、职业和社交角色功能。

【护理措施】

（一）生活和安全护理

1. 饮食护理　护理人员应观察患者的每餐进食情况，给予清淡易消化、营养丰富的饮食，鼓励患者多饮水。拒食或昏迷患者可鼻饲食物或静脉营养支持。

2. 睡眠护理　护理人员应观察患者的睡眠时间，对于失眠患者，在药物调整基础上，应指导患者帮助改善其睡眠状况。如改善睡眠环境、睡前不宜太饿或太饱或过饮、睡前避免剧烈运动、温水泡脚。

3. 安全护理　定期安全检查，加强危险品管理，杜绝一切可能的物质来源，密切观察患者有无复吸或复饮。多数患者入院后戒断反应严重会要求提前出院，甚至想逃跑，护理人员应密切关注，对患者心理及行为进行研判，保证患者安全。

（二）对症护理

1. 过量中毒护理　首先确认何种药物中毒，再给予适当的处理方法，如洗胃、拮抗剂治疗等。急性酒中毒患者入院后要尽快使用纳洛酮，使其快速清醒。此外，要密切观察患者的生命体征变化，保持水电解质及能量代谢的平衡，保持呼吸道通畅，做好口腔护理及皮肤护理，预防并发症。

2. 戒断症状护理　密切观察患者生命体征和意识状态，观察和及时处理可能出现的戒断反应，适时用药。用药后也需密切观察其病情变化。如果发生痉挛，要有专人护理，痉挛发作时要放好牙垫，防止舌咬伤，保证呼吸道通畅，必要时吸痰、吸氧，尽量让患者卧床休息，确保患者安全。

3. 用药护理　严格遵守用药制度，观察患者用药后的疗效和是否有不良反应，注意患者有无藏药行为。在使用特殊药物如戒酒硫治疗时，护理人员须特别警告患者不能在服药期间饮酒。

4. 兴奋躁动护理　医护人员要根据病情设立专人护理，必要时给予保护性约束，防止患者冲动性的自伤或伤人。

5. 躯体并发症护理　物质依赖患者多有不同类型的躯体疾病，如心血管疾病、肝功能异常、神经系统损害和传染性疾病。

（三）心理护理

1. 加强认知干预　护理人员要向患者宣讲有关精神活性物质使用的知识，帮助患者认识到滥用物质的危害，取得患者的配合。

2. 加强情绪调控　护理人员要积极关注患者并识别其可能出现的负性情绪，真诚帮助其对抗负性情绪，教给他们一些简单易操作的情绪调控方法。

3. 矫正不良行为　护理人员要规范患者行为，适当设限，严加防范患者的觅药或觅酒行为。护患双方也可签订行为契约对其行为进行约束。

4. 训练应对技巧　护理人员要帮助患者发展有效的应对策略,通过训练学会使用建设性的应对方式,增强其生活中的目标感和价值感。

（四）社会支持

1. 积极参加社交活动　鼓励患者根据自身喜好选择丰富多彩、陶冶情操的活动。

2. 家庭社区社工联动　家庭、社区、社工要给予其积极可靠的支持,让其体验到在家庭、社会中是被尊重、被支持、被理解的。

3. 多措并举预防复吸　医疗卫生机构、社区、新闻媒体等加强精神活性物质的精神卫生宣传工作,向已成瘾者提供可利用的外部资源如专业戒毒(酒、烟)机构网址、地址、热线电话等;严格行政执法;规范酒、烟行业生产行为;加强心理咨询和教育,减少应激性生活事件的影响。

【护理评价】

（一）短期评价

1. 患者戒断症状是否得到控制,有无出现并发症。

2. 患者是否能控制行为,有无发生暴力自伤或伤人行为。

3. 患者是否能按计划进行戒毒(药、酒、烟)。

（二）长期评价

1. 患者是否能有效处理和控制情绪。

2. 患者是否能运用建设性的应对方式。

3. 患者是否能表现出适当的家庭、职业和社交角色功能,是否积极参与社交活动。

 护理学而思

王大爷,65 岁,吸烟史 47 年,每天吸烟 1 包。在一次常规体检中检查出了肺部疾病,医生建议他戒烟。王大爷不吸烟了,不吸烟的数小时后,他就会表现出易激惹、焦虑、注意力不集中、坐立不安、头痛,然后王大爷又开始吸烟。家属苦口婆心劝说无效,无奈将王大爷送入院协助戒烟。

1. 帮助王大爷戒烟的药物有哪些?

2. 如何预防王大爷复吸烟草?

本章小结　　本章的学习重点是精神活性物质的基本概念及分类、精神活性物质所致精神障碍患者的护理。本章的学习难点是精神活性物质使用的相关因素。在学习过程中,要注重从患者角度思考,不歧视精神活性物质使用者。

（史艳琴）

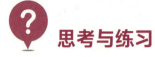

思考与练习

1. 简述精神活性物质的概念及分类。
2. 简述依赖的概念及分类。
3. 简述酒依赖的治疗原则。
4. 如何对精神活性物质所致精神障碍的患者进行健康教育？

第十章 | 心境障碍患者的护理

10章 数字内容

学习目标

1. 具有良好的职业道德,尊重和理解患者,体现人文关怀。
2. 掌握躁狂发作和抑郁发作的临床表现。
3. 熟悉躁狂发作和抑郁发作的治疗和护理措施。
4. 了解心境障碍的概念。
5. 学会运用护理程序,对心境障碍患者进行有效护理和健康教育。

心境障碍(mood disorder)又称情感性精神障碍,是指由各种原因引起的以显著而持久的心境或情感改变为主要特征的一组疾病。临床上主要表现为情感高涨或低落,伴有相应的认知和行为改变,部分患者可有精神病性症状,如幻觉、妄想。此病常呈周期性发作或循环性复发,如有些女患者的病情或病情变化呈现出与月经周期相关的特点。间歇期表现基本正常,每次发作多可缓解,部分可有残留症状或转为慢性。

心境障碍的病因到目前尚不清楚,研究资料提示可能与遗传因素、神经生化因素和心理社会因素等多种因素有关。根据我国学者的调查统计,心境障碍终生患病率为0.83‰。总体看来,患病率较十年前有增加的趋势。心境障碍发病率因性别、年龄、社会阶层、种族、婚姻状况和季节等有所不同,为3‰~4‰。首次发病年龄多在16~30岁,女性发病率高于男性,约是3∶2,而男性自杀死亡率却高于女性。

根据《中国精神障碍分类与诊断标准(第3版)》(CCMD-3),心境障碍分为躁狂发作、抑郁发作、双相情感障碍、持续性心境障碍等类型。反复出现躁狂或抑郁发作无相反相位者,称为单相情感障碍。既有躁狂又有抑郁发作者,称为双相情感障碍(躁郁症)。本章主要介绍躁狂发作和抑郁发作患者的护理。

导入情景：

患者，女，24岁。近3个月来，整天兴高采烈，自觉聪明过人，自诩"脑子特别好使。"说起话来口若悬河，别人无法打断。爱管闲事，做事没耐心，有头无尾、不顾后果。举止轻浮，喜欢浓妆艳抹，穿鲜艳的衣服，乱花钱。睡眠少，每天只睡2~3小时，但依然精力充沛。情绪不稳，易激惹。近两周，常常会因为一点小事而勃然大怒，与家人出现肢体冲突，入院前曾冲进厨房拿菜刀砍伤家人。

工作任务：

1. 请找出该患者存在的精神症状。

2. 请说出护士可采取的护理措施。

第一节　躁狂发作患者的护理

一、躁狂发作概述

（一）临床表现

躁狂发作（mania episode）的典型临床表现是"三高"症状，即情感高涨、思维奔逸和活动增多，可伴有夸大观念和冲动行为，并有不同程度的社会功能损害，或给他人造成危险。躁狂发作多急性起病，病程较短，平均3个月，好发于春末夏初。

1. 情感高涨　情感高涨是主要的原发症状。典型表现为患者自我感觉良好，整日沉浸在欢乐之中，兴高采烈，眉飞色舞，笑逐颜开，洋洋自得。情感高涨往往生动、鲜明，与内心体验和周围环境相协调，具有感染力。患者爱表现自己，喜打抱不平，爱打扮，不拘小节，争强好胜。但部分患者可能情绪不稳定、易激惹，尤其当有人指责其不切实际的想法或行为时，就会暴跳如雷、怒不可遏，甚至出现破坏或攻击行为，但持续时间较短，继而转怒为喜，若无其事。

2. 思维奔逸　思维奔逸又称为观念飘忽，表现为患者联想速度明显加快，思维内容丰富多变，反应敏捷，语量大、语速快、语音高，口若悬河、滔滔不绝，可出现音联和意联。患者常有"脑子变聪明了""舌头跟思想赛跑"的体验。注意力随境转移，思维话题常常转换，即观念飘忽，不能贯彻到底，内容肤浅，给人以信口开河的感觉。

3. 活动增多　患者精力旺盛，能力强，兴趣广，动作迅速而敏捷，想多做事、做大事。喜欢发号施令指挥他人，爱管闲事，爱挑剔，整天忙碌不停，感觉自己"全身有使不完的劲"，似乎永远没有疲倦感，但多虎头蛇尾，有始无终。有时挥霍无度，狂购乱买，随意馈送他人。爱与人开玩笑，爱接近异性，注重打扮但不得体。多数可出现攻击性暴力行为。

4. 躯体症状 患者自我感觉良好,精力充沛,很少主诉有躯体不适,常表现为面色红润,两眼有神。体格检查可发现患者瞳孔轻度扩大,心率加快,且有交感神经亢进的症状。患者会出现抢食、暴饮暴食、性欲亢进和睡眠减少。患者因极度兴奋,体力过度消耗,会导致失水和体重减轻。

5. 其他症状 躁狂发作极为严重时,患者呈明显兴奋状态,表现为活动紊乱且毫无目的性或指向性,常伴有冲动、攻击行为。也可出现意识障碍、大量错觉和幻觉及思维不连贯等症状,临床上称为谵妄性躁狂,此时易被误诊为精神分裂症。

(二)治疗

1. 药物治疗

(1)碳酸锂:碳酸锂是治疗躁狂发作的首选药物。治疗时起始剂量为 0.5g/d,每日 3 次口服,1 周内增加至治疗剂量 2.5g/d,持续治疗 4 周后递减至维持量(治疗量的 1/2),维持治疗至少 1 年。由于锂盐的治疗剂量与中毒剂量比较接近,在治疗中除密切观察病情变化和治疗反应外,应定期监测血锂浓度,并根据病情、治疗反应和血锂浓度调整剂量。血锂浓度的上限不宜超过 1.4mmol/L,以防锂盐中毒。

(2)抗癫痫药:主要有卡马西平和丙戊酸盐(钠盐或镁盐),适用于对锂盐过敏或不能耐受锂盐不良反应和碳酸锂治疗无效的患者。

(3)抗精神病药物:对严重兴奋、激惹、攻击或伴有精神病性症状的急性躁狂患者可联合使用抗精神病药物。常用的抗精神病药物有氯丙嗪、氟哌啶醇、奥氮平、利培酮及喹硫平,氯氮平和锂盐合用可治疗难治性躁狂发作。

2. 电抽搐治疗 对于急性重症躁狂发作或药物治疗无效的患者,可选择电抽搐治疗,起效迅速,可单独应用或合并药物治疗,一般隔日一次,6～12 次为 1 个疗程。

3. 心理治疗 心理治疗贯穿于整个治疗过程,采用认知疗法和认知行为疗法,可以纠正患者的认知扭曲,提高其行为应对能力和社会适应能力,为患者提供心理支持。

二、护理程序的应用

【护理评估】

(一)健康史

1. 评估患者的既往史、家族史、疾病史及药物过敏史等。

2. 评估患者的年龄、性别、学习、工作、个人成长发育状况及生活习惯(如患者的进餐时间、次数及饮食量的多少;能否整理个人卫生等)。

(二)身体状况

1. 评估患者的生命体征。

2. 评估患者的营养状况,有无营养失调。

3. 评估大小便情况,有无便秘、尿潴留等情况。

4. 评估睡眠情况，有无失眠、早醒、多梦或嗜睡。

5. 评估患者有无躯体外伤。

6. 评估神经系统及实验室和其他辅助检查状况。

（三）心理-社会状况

1. 评估患者病前人格特点、社交能力。

2. 评估患者病前是否有重大生活事件发生。

3. 评估患者有无情感高涨、易激惹、兴奋、夸大、自负等表现。

4. 评估患者是否有关系妄想或被害妄想；患者是否注意力不集中，随环境而转移等情况。

5. 评估患者是否活动增多、爱管闲事、肆意挥霍钱财、处事鲁莽、爱指责他人。

6. 评估患者的人际关系有无显著变化、教育背景、家庭对患者患病态度、社会参与和支持系统。

【护理诊断】

1. 有暴力行为的危险　与易激惹、失去正常控制能力有关。

2. 营养失调：低于机体需要量　与极度兴奋、活动过多、消耗量增加及摄入不足有关。

3. 睡眠型态紊乱　与持久兴奋与睡眠需要量减少有关。

4. 思维过程改变　与思维形式和思维内容障碍有关。

5. 社交障碍　与极度兴奋、思维过程改变有关。

【护理目标】

1. 患者学会控制和疏泄自身的亢进情绪，不发生伤害他人或自己的暴力行为。

2. 患者活动适量，营养和消耗供给均衡，体重恢复正常。

3. 患者不依赖药物，每天保证6～8小时睡眠。

4. 患者能认识和分析自己的病态行为，精神症状（思维障碍）得到控制。

5. 患者人际关系改善，与他人建立有效沟通。

【护理措施】

（一）基础护理

1. 饮食护理　为患者提供高热量、高营养、易消化的食物，定时、定量提供水分和营养，进餐时要防止患者抢食、暴食和噎食，必要时单独进食。

2. 睡眠护理　合理安排好患者的活动，提供安静、舒适的睡眠环境，可用睡前喝热牛奶、热水泡脚、听轻音乐等方法促进睡眠。严重睡眠障碍患者可遵医嘱服用镇静催眠药物，保证患者足够的夜间睡眠。

3. 排泄护理　鼓励便秘患者多活动，多饮水，多吃粗纤维食物，多吃蔬菜水果，可以顺时针按摩腹部促进排泄。

4. 个人卫生护理　指导患者料理个人卫生及参与收拾个人病室卫生。对患者异常打扮和修饰给予适当的指导和限制，教会患者更好地体现个人修养和身份。

（二）安全护理

1. 提供安静、安全的病室环境　给患者提供安静、安全、整洁、刺激少的病室环境，避免刺激患者不安情绪发作；室内物品力求简洁，消除所有危险品。

2. 护士应坚守岗位，加强巡视　护士要设法引导患者把过盛的精力投入到正性活动中去，以减少或避免其可能造成的破坏性行为；患者一旦发生冲动暴力行为，应予以语言加以控制，当难以制止冲动时，可隔离或保护约束患者，并及时报告医生采取进一步措施。

3. 及时了解掌握患者发生暴力行为的原因，设法消除或减少引发暴力行为的因素　护士应及时发现患者潜在暴力行为发生的先兆表现，如情绪激动、挑剔、质问、无理要求增多、出现辱骂性语言等，及早采取措施，设法稳定患者情绪，可根据当时的情景尝试采取婉转、暂缓、转移等方法，稳定和减缓患者的激越情绪，杜绝发生暴力行为。

（三）心理护理

护士应尊重、关心患者，注意说话语气应温和，不指责和羞辱患者。对患者过激言行不争辩，但也不轻易迁就。帮助患者了解其过激行为在社会交往中的不良影响，逐渐教会患者克服急躁情绪，改善患者人际交往能力和心理适应能力。同时，帮助患者正确认识自我、正确评价自己能力。

（四）对症护理

1. 病情观察　随时观察患者情绪、行为活动变化，及时了解患者既往发生暴力行为的原因，设法减少或消除。

2. 思维过程紊乱的护理　与患者沟通应善于引导谈话，防止话题分散或转移。当患者情绪激动时，不要与其争论是非对错，并预测患者可能产生的行为，注意观察防范。

3. 暴力行为的护理　及时发现暴力行为，一旦出现兴奋冲动，立即将患者安置在隔离房间，加强巡视，必要时可给予保护性约束，认真执行约束护理常规。当难以制止冲动时，应及时报告医生采取进一步措施。

（五）药物治疗护理

在锂盐治疗过程中应密切观察患者用药的耐受性和不良反应，注意血锂浓度的监测。若患者出现异常情况如恶心、呕吐、手部细小震颤等，应果断采取措施，确保患者用药安全。

（六）健康宣教

对患者和家属宣讲疾病的病因、临床特征、治疗手段、用药不良反应的观察、复发先兆症状的识别等方面的知识；使患者真正获得健康主动权，并叮嘱家属负担起督促患者的责任。指导家属督促患者及时服药、定期复查、全力配合治疗，提供良好的家庭环境，使患者早日恢复健康。

【护理评价】

1. 患者的情绪症状是否控制良好，有无冲动伤人、自伤等行为的发生。

2. 患者的营养摄入与机体消耗是否达到平衡,体重是否在正常范围。

3. 患者的睡眠是否充足。

4. 患者能否识别自己的病态行为,能否有效应对。

5. 患者能否恰当地与他人交往。

第二节　抑郁发作患者的护理

一、抑郁发作概述

(一)临床表现

抑郁发作(depressive episode)临床表现可分为核心症状、心理症状群和躯体症状群。典型重症抑郁的患者表现为情感低落、思维迟缓和意志活动减退,与躁狂发作正相反,因此也称为"三低",发作应至少持续 2 周。抑郁发作起病较缓,病程较长,平均 6 个月,好发于秋冬季节。

1. 核心症状　核心症状包括情绪低落、兴趣缺乏和乐趣丧失,这些是抑郁的关键症状,诊断时至少应包括上述三种症状中的一个。

(1)情绪低落:患者的情感基调低沉、灰暗,情绪低落,无精打采,忧心忡忡,愁眉苦脸,唉声叹气,对一切事物都不感兴趣。患者常用"高兴不起来""活着没有意思"等描述自己的抑郁体验。病情重者感到悲观绝望和痛苦难熬,感到度日如年、生不如死。部分患者可同时伴有焦虑、恐惧的症状,典型病例的抑郁心境具有晨重夜轻的特点。

(2)兴趣缺乏:患者对各种以前喜爱的活动失去兴趣,如文娱活动、体育活动、业余爱好等,严重者对任何事物都缺乏兴趣,离群索居,不愿见人。

(3)乐趣丧失:患者丧失了体验快乐的能力,无法从日常活动中获得乐趣或快感消失。即使有些患者能做事,也是敷衍了事,消磨时间。生活索然无味,毫无快乐可言。

上述三种症状相互联系,互为因果,在不同的患者身上表现并不完全一致,可能同时出现三种症状,也可能只以其中某一两种突出表现出来。

2. 心理症状群

(1)认知方面

1)抑郁性认知:抑郁症的重要特征之一是在抑郁内心体验的基础上,患者往往会出现认知扭曲,对所有事物做出悲观的解释,将周围一切都看成是灰色的。过分贬低自己,常有"三无"症状,即无望、无助、无用。"无望"即感到前途渺茫,悲观失望;"无助"即在悲观失望的基础上,对自己现状缺乏改变的信心和决心;"无用"即认为自己的生活毫无价值,失败,一无是处。

在"三无"症状的基础上,患者往往会表现出"三自"症状,即自责、自罪、自杀。患者感到生活中的一切,甚至生活本身都没有意义,认为自己给家人或社会带来很大负担,约半数会出现自杀观念。抑郁发作自杀率高出一般人群 20 倍，至少有 25% 的患者出现自杀企图或自杀行为，最终有 10%～15% 的人死于自杀。因此，对抑郁症患者必须及早治疗和干预。有的患者会出现"扩大性自杀"，应提高警惕。

2）注意力下降和记忆减退：抑郁症伴发的认知症状主要是注意力下降和记忆减退，患者由于无法集中注意力思考一个问题，从而导致工作和学习能力下降。此症状属于可逆性的，治疗后会缓解。

3）思维迟缓：重症患者表现为思维联想速度减慢，反应迟钝，思路闭塞，自觉"脑子好像生了锈的机器""脑子里一团浆糊"。临床表现为主动言语减少，语速明显减慢，说话声音变小，思考问题困难，遇事犹豫不决，常认为自己"变笨了"。

4）精神病性症状：主要有幻觉和妄想。内容与抑郁心境协调的称为心境相协调的妄想，如罪恶妄想、疑病妄想、无价值妄想；也有与抑郁心境不协调的妄想，如被害妄想、关系妄想。抑郁发作时，若幻觉、妄想等精神病性症状非常突出，称为妄想性抑郁或精神病性抑郁。

（2）情感方面：焦虑与抑郁常常伴发，经常是抑郁发作的主要症状之一，表现为莫名其妙的紧张、担心、坐立不安，甚至恐惧。主观的焦虑可以伴发一些躯体症状，如胸闷、心跳加快、尿频、出汗，躯体症状可以掩盖主观的焦虑体验而成为临床主诉。

（3）意志行为方面：患者意志活动呈显著持久的抑制。患者主动性活动明显减少，生活被动、懒散，行为缓慢，不愿和周围人接触交往，不愿外出，不愿参加平常喜欢的活动，常独坐一旁，与亲人、朋友疏远，回避社交。严重者，吃、喝、个人卫生也不能自理，甚至发展为不语、不动、不吃、不喝，称为"抑郁性木僵状态"。抑郁伴焦虑的患者可表现为坐立不安、搓手顿足或徘徊踱步等精神运动性激越的症状。

3. 躯体症状群

（1）睡眠障碍：是本病最常伴随的症状之一，80% 的患者伴有睡眠障碍，最具特征的是早醒，一般比平时早醒 2～3 小时，早醒后不能再入睡，悲观情绪随之加重，为一天中最严重的时候。有的表现为入睡困难、即使睡着了也感到睡眠不深，少数患者表现为睡眠过多。

（2）食欲紊乱：抑郁发作对患者食欲的影响尤为明显，主要表现为食欲下降和体重减轻。食欲减退的发生率为 70% 左右。

（3）性功能减退：相当一部分患者可出现性欲减退、阳痿、闭经等症状，有的患者即使勉强维持性行为，但无法从中体验到快乐。

（4）精力丧失：表现为精力不足、能力下降、无精打采、疲乏无力、懒惰、不愿见人，与精神运动性抑制相伴随。

（5）非特异性躯体症状：在临床上，大部分患者会有主观躯体不适，如疼痛、胸闷、心悸、胃肠不适、食欲差、便秘等，甚至掩盖了抑郁情绪，称为"隐匿性抑郁障碍"。这些患者大多长期在综合医院各科就诊，虽然大多无阳性发现，但容易造成误诊。

（6）其他症状：抑郁发作时患者可能出现幻觉、人格解体及强迫和恐怖症状，应与神经症相鉴别。因思维联想显著迟缓及记忆力下降，影响老年患者的认知功能，易出现老年抑郁性假性痴呆症。

（二）治疗

1. 药物治疗　一线首选新型抗抑郁药主要有选择性 5- 羟色胺再摄取抑制剂（SSRIs）如氟西汀、帕罗西汀、舍曲林和西酞普兰，虽然起效慢（2～3周），但与疗效相近的三环类药物相比不良反应较轻，安全性高，患者服药依从性高。其他新型抗抑郁药还有曲唑酮、文拉法辛和米氮平。

抑郁发作患者复发率高，达 50%～85%，其中 50% 的患者在疾病发生后 2 年内复发。为改善这种高复发性疾病的预后，防止复发复燃，目前提倡全病程治疗。可分为急性期、巩固期和维持期治疗。

（1）急性期治疗为治疗的前 3 个月。治疗的目标是控制症状，尽量达到临床痊愈，药物治疗一般 2～3 周起效，6～8 周仍无效应考虑换药。

（2）巩固期治疗的治疗目标是巩固原有疗效，避免病情的复燃。症状缓解后，最低有效剂量应继续巩固治疗 4～6 个月。

（3）维持期治疗的治疗目的是防止症状复发。一般认为，第一次发作且药物治疗得到缓解的患者，药物的维持时间为半年至 1 年；若为第二次发作、主张维持治疗 3～5 年；若为第三次或三次以上发作，应长期维持治疗直至终身服药。

2. 电抽搐治疗　对重症抑郁伴妄想、有自杀倾向、抑郁性木僵、拒食、拒药的患者或抗抑郁药治疗疗效不佳时，可选用电抽搐治疗，6～12 次为 1 个疗程。

3. 心理治疗　药物治疗的同时，联合心理治疗可取得较好疗效。采用支持性心理治疗、认知疗法、行为疗法等以达到减轻或缓解症状，矫正其不良认知，改善其行为，纠正不良人格，提高其社会适应能力的目的。

 知识拓展

重复经颅磁刺激治疗

重复经颅磁刺激治疗是利用时变磁场重复作用于大脑皮质特定区域，产生感应电流改变皮质神经细胞的动作电位，从而影响脑内代谢和神经电活动的生物刺激技术。重复经颅磁刺激治疗抑郁障碍部位为左侧前额叶背外侧皮质，是抑郁障碍非药物治疗的重要手段之一，因其无创性而得到逐步推广。每日治疗 1 次，时间约 30 分钟，10 次为 1 个疗程，一般连续治疗 12 个疗程。治疗后，10%～30% 的患者会出现头痛，但持续时间短，无需特殊处理，多可自行缓解。一些临床研究证实重复经颅磁刺激治疗合并抗抑郁药物治疗难治性抑郁障碍是安全有效的。

二、护理程序的应用

【护理评估】

（一）健康史

1. 评估患者的既往史、家族病史及药物过敏史。

2. 评估患者的年龄、性别、学习工作、个人成长发育状况及生活习惯。

（二）身体状况

1. 评估患者的生命体征。

2. 评估患者有无饮食、睡眠障碍，有无疲乏无力、心悸、胸闷、便秘等一般躯体症状，有无体重明显减轻或增加。

3. 评估患者有无躯体疾病，询问用药治疗状况和药物不良反应。

4. 评估患者神经系统、实验室检查和其他辅助检查。

（三）心理社会状况

1. 评估患者病前是否属于适应不良人格，如敏感、自卑、易焦虑；评估患者兴趣爱好是否变化。

2. 评估患者病前人际交往能力，对人际交往的主动性。

3. 评估患者病前是否经历过负性生活事件，强度、持续时间如何。

4. 评估患者家庭成员对患者疾病的态度、家庭背景及经济状况。

5. 评估患者有无情绪低落、唉声叹气、沮丧、焦虑等；有无自卑、自责、自罪感及无助、无望、无价值感等表现。

6. 评估患者自知力是否完整；有无感知障碍如幻觉，有无思维障碍如思维迟缓、罪恶妄想、疑病妄想、被害妄想。

7. 评估患者有无言语及活动明显减少，不愿与人交往，不愿参加集体活动，有无自伤、自杀、哭泣等行为。

【护理诊断】

1. 有自杀的危险　与自我评价低、自责自罪、悲观绝望等情绪有关。

2. 营养失调：低于机体需要量　与食欲下降、罪恶妄想和轻度木僵所致摄入不足有关。

3. 睡眠型态紊乱　与情绪低落、沮丧、自身调节机制紊乱有关。

4. 思维过程改变　与认知障碍等有关。

5. 焦虑　与情绪不能自控有关。

6. 社交障碍　与抑郁情绪、精力和兴趣丧失有关。

【护理目标】

1. 患者学会以适当方式疏解不良情绪，住院期间不发生自杀行为。

2. 患者能适当活动,自主摄入营养均衡的食品,体重未下降。

3. 患者在无药物辅助下,每天睡眠时间保持在6~8小时。

4. 患者能正确认识疾病,自主分析解决自己的问题。

5. 患者学会识别和缓解焦虑情绪的方法,焦虑情绪逐渐消失。

6. 患者能主动并恰当地与他人交往,社会功能恢复。

【护理措施】

（一）基础护理

1. 饮食护理　抑郁症患者存在食欲下降、自责自罪等症状可使其拒食。护士应制订相应护理措施,保证患者的营养摄入,如陪伴患者进食、选择患者爱吃的食物。必要时采取喂食、鼻饲或静脉输液等进食方式。

2. 睡眠护理　抑郁患者的睡眠障碍以早醒最多见,抑郁情绪有晨重夜轻的特点,因此早醒时自杀、自伤的发生率最高。护理人员应坚定地鼓励或督促患者白天从事工娱活动,减少卧床时间。入睡前禁饮浓茶、咖啡,可饮热牛奶,洗温水澡,对失眠患者可遵医嘱服用必要的安眠药物,保持安静的睡眠环境。

3. 排泄护理　便秘患者,鼓励多活动、多饮水、多吃粗纤维食物,多吃蔬菜水果,或顺时针按摩腹部促进排泄。

4. 生活护理　患者因情绪低落影响个人生活自理能力,护士应设法改善患者的消极状态,提醒、督促并适时鼓励患者料理个人卫生及参与收拾个人病室卫生。生活完全不能自理者,护士应协助做好日常生活护理。

（二）安全护理

密切观察病情,贯彻执行病房的安全管理制度,确保治疗的开展。室内物品力求简洁,清除所有危险品,以免患者将其作为自杀工具。密切观察病情,严格执行护理巡视制度,将有自杀意图的患者安排在便于观察的病室内,必要时设专人24小时看护。患者一旦发生自杀、自伤等意外,应立即通知医生并与医生合作实施有效的抢救措施,并及时通知家属。

（三）心理护理

护理人员应尊重、理解和支持患者,接纳其病态表现,鼓励患者抒发自己的感受,耐心倾听其诉说,并注意尊重患者隐私权。医护人员应毫不回避地同患者谈论有关自杀的话题,谈论自杀对于个人、家庭、他人的影响。在良好护患关系基础上,以耐心、亲切、友善的态度及非言语方式表达对患者的关心与支持。改善消极情绪,协助患者建立新的认知模式和应对技巧。理解目前问题是负性认知导致的抑郁情绪,帮助患者减少负性思维,正确认识评价自己增强自信获得正向思维。对曾实施过自杀的患者,不可歧视和埋怨,深入了解其自杀前后的心理状态,继续做好自杀风险评估,完善护理措施。

（四）症状护理

1. 病情观察　护理人员应密切观察患者的情感变化、行为、语言和书写内容,及早识别自杀先兆，如将物品送给他人、书写遗书等，做到早发现并及时采取有效的阻止措施，防止发生意外。同时帮助患者分析、认识精神症状，鼓励患者在出现自杀意图时立即向医护人员寻求帮助，必要时给患者发泄愤怒的机会，做好自伤、自杀后的心理疏导，了解患者的心理变化，进一步制订防范措施。

2. 思维过程紊乱的护理　保持一种稳定、温和与接受的态度，具有高度的耐心和同情心，理解患者痛苦心境。抑郁发作患者以负性思维方式为主，所以护理人员在与患者交谈时，应积极地创造一切人际接触的机会，协助患者改善消极被动的交往方式，增加社会交往技巧。

3. 自杀、自伤的护理　对于有自杀、自伤企图的患者，可将其安置于设施安全的重点病室，加强巡视，其活动范围不能离开护理人员的视线，认真做好交接班。一旦出现自杀、自伤等意外，应与医生合作实施有效抢救措施，并及时通知家属。

（五）药物治疗护理

考虑抑郁症患者的自杀因素，护理人员每顿药都要认真看着患者服下去，并让患者张开嘴检查确认后方可离开，防止藏药和大量吞食。认真观察药物疗效及药物不良反应，如用药后有无口干、便秘、排尿困难、直立性低血压及心动过速等症状出现。

（六）健康宣教

护理人员应指导患者及家属认识疾病的相关知识，指导其掌握疾病复发的早期征兆及如何预防复发。帮助患者及家属正确对待疾病，坚持服药，不可自行停药和减药，定期复查。指导家属为患者创造良好的家庭环境和人际互动关系，增强交往技巧及社会适应能力。

【护理评价】

1. 患者的情绪低落是否得到有效控制，是否消除了自杀企图。
2. 患者营养状况是否良好，体重是否恢复正常。
3. 患者的睡眠时间是否有所改善，每天睡眠时间是否保持在6～8小时。
4. 患者分析和解决问题的能力是否逐渐提高。
5. 患者是否学会识别和缓解焦虑情绪的方法，焦虑情绪逐渐消失。
6. 患者的人际交往、社会适应能力是否得到改善。

 护理学而思

患者，女，17岁。近3个月来情绪低落，不愿和同学说话，也不想去上学。自觉"脑子变笨了，像一块木头。周围的一切都是灰色的"，对自己最喜欢的综艺节目也不感兴趣。患者整日卧床，不思饮食，入睡困难，早醒，有轻生的想法。在精神检查时患者低着头，愁眉不展，问多答少，声音低沉缓慢，或点头、摇头示意。问到对将来的计划时，患者轻轻啜泣，说："自己不配活着，浪费地球的资源，不如去死"。

请思考:

1. 分析该患者的精神障碍类型。

2. 写出针对此患者的护理诊断。

3. 该患者的护理要点有哪些?

本章小结　　本章主要介绍了心境障碍的临床表现、治疗要点与护理程序。本章的学习重点是躁狂发作、抑郁发作时的临床表现和护理,其难点是区分躁狂发作、抑郁发作的核心症状并有针对性地实施有效的护理。同学们在学习中要注重以同理心去尊重和理解患者,体现人文关怀,以高度负责的职业精神为患者提供个体化的整体护理。

（徐　琳）

❓ 思考与练习

1. 躁狂发作的主要临床特点有哪些?

2. 抑郁发作的核心症状有哪些?

3. 抑郁发作时心理症状群的主要表现有哪些?

4. 试述躁狂发作时暴力行为的对症护理措施。

5. 简述抑郁发作时患者自杀自伤倾向的护理和防范。

第十一章 精神分裂症患者的护理

11章 数字内容

学习目标

1. 具有人文护理理念及对精神分裂症患者高度的责任心、同情心和爱心；有团队合作意识。
2. 掌握精神分裂症的概念、临床表现及分型。
3. 熟悉精神分裂症的治疗方法、护理评估、护理措施。
4. 了解精神分裂症的护理诊断。
5. 学会识别精神分裂症症状。

在临床中，精神分裂症发病率较高，症状复杂多变，临床类型多样。随着社会发展，精神分裂症症状趋于非典型化，在临床护理中是较重要的精神疾病，属于临床重型精神疾病之一。

第一节 精神分裂症概述

 工作情景与任务

导入情景：

患者男性，33岁，1年前无明显原因出现多疑、敏感，认为邻居在背后议论他，说他的坏话，还感到马路上的人在骂他，诋毁他的名誉。近1个月病情加重，认为邻居派人跟踪监视他，想害死他，并用高科技仪器控制他的脑子，让他头痛，使他生不如死。为此，患者多次拿刀找邻居，被家人及时制止。近3日，患者拒食，听到有声音告诉他："饭里有毒，不能吃。"医生与其交谈时，患者表情变化不明显，声音偏低，反应慢，很少抬头看医生，否认自己有病。

工作任务:

1. 评估该患者主要的精神症状。
2. 简述该患者的主要护理措施。

一、精神分裂症的概念

精神分裂症(schizophrenia)是一组病因不明的严重精神障碍,多起病于青壮年时期,通常意识清晰、智能尚好,有些患者在发病过程中可能伴有认知障碍。精神分裂症主要表现为感知觉、思维逻辑、情感体验、认知和行为表现等多方面存在异常,以及精神活动的不协调。精神分裂症发病通常呈缓慢或亚急性状态,病程一般迁延,呈反复发作、加重或恶化,部分患者最终出现精神衰退和精神残疾,但亦有些患者在治疗后可以痊愈或基本痊愈。

现阶段研究显示精神分裂症可能为遗传、大脑结构、妊娠问题以及后天生活的家庭因素、周围环境因素等共同激发,但具体发病机制、病因并未完全明确,通过适当的治疗手段可以控制病情。

二、精神分裂症临床表现及分型

精神分裂症临床表现比较复杂,有一定的多样性,因人、因类型、因疾病的不同阶段而呈现出不同的临床表现。

(一)精神分裂症的临床表现

1. 前驱表现　目前普遍认为,绝大多数精神分裂症患者在首次发作前,从出现轻度异常到症状明朗化常有持续数月甚至数年之久的前驱期,即有一系列亚临床症状,包括感知、思维、言语和行为等方面,不具有特异性,不易引起关注,不被认为是病态,常被认为是患者的思想问题或性格问题。部分患者是在追溯精神障碍病史时才被发现。精神分裂症前驱期的表现如下:

(1)敏感多疑:对任何事情都很敏感,而且把平常的事情和自己的情况联系起来,认为所有的事情都针对自己。例如:别人在进行交谈,患者认为在讨论他;别人看书或海报等,患者也认为和他有关系;总是注意别人的一举一动,认为有人要害他,不敢吃饭、喝水、睡觉。

(2)性格反常:无故发脾气,不能自制,伴有抑郁、焦虑、激越和情绪不稳。原本开朗的人,变得沉默寡言,甚至不愿意和别人交谈;原本喜欢干净的人变得松散邋遢;原本好面子的人则对批评满不在乎。

(3)行为异常:行为改变,常人无法理解,常常蒙头大睡,外出游荡,夜不归家,喜欢独处,不愿意追逐异性,偏执或寡言少语,独自呆坐或无目的漫游,生活懒散,原本遵守纪律的人变得早退、迟到、工作马虎。部分患者可能出现一些新"爱好",如痴迷某些哲学或宗教问题。

（4）情感改变：情感变得冷漠、迟钝,对人冷淡,与人疏远,躲避亲人,怀有敌意,而且缺少了应有的情感交流,对周围的事情没有任何兴趣,总是莫名其妙伤心。对朋友、业余运动或爱好失去兴趣。疏离感增加、自我孤立,沉湎于一些脱离现实的幻想、自语、自笑或无端恐惧。

2. 感知觉障碍　精神分裂症患者比较常见的症状是多种感知觉障碍,最突出的感知觉障碍是幻觉,包括幻听、幻视、幻嗅、幻味及幻触,以幻听最常见。幻听可以是言语性的,也可以是非言语性的。一般来说,在意识清晰状态下出现持续的评论性、争论性或命令性幻听常指向精神分裂症。幻视亦较常见,而幻嗅、幻味和幻触则不常见。

3. 思维障碍　思维障碍是精神分裂症的核心症状,主要包括思维形式障碍和思维内容障碍。思维形式障碍是以思维联想过程障碍为主要表现的,包括思维联想活动过程、思维联想连贯性及逻辑性等方面的障碍。妄想是最常见、最重要的思维内容障碍。最常出现的妄想有被害妄想、关系妄想、影响妄想、嫉妒妄想、夸大妄想。大多数精神分裂症患者都存在被害妄想。被害妄想可以表现为不同程度的不安全感,如被监视、被排斥、担心被投药或被谋杀等,在妄想影响下患者会做出防御或攻击性行为。在命令性幻听中往往联合伴有妄想的内容,如被害妄想、关系妄想,这往往会造成患者冲动、暴力伤人。

4. 情感障碍　情感淡漠或情感反应不协调是精神分裂症患者最常见的情感症状。不协调性兴奋、易激惹、抑郁及焦虑等情感症状也较常见。情感障碍主要表现为情感平淡或淡漠,患者表情呆板,缺乏变化,缺乏肢体语言,自发动作减少。在谈话中几乎没有任何辅助表达语言的手势和身体姿势,讲话缺乏抑扬顿挫,单调刻板,没有趣味。交谈过程中多茫然凝视前方,很少与交谈对象有目光接触。患者对亲人感情冷淡,缺乏关心与问候,亲人痛苦伤悲对患者来说毫无意义、无动于衷,缺乏内心体验。少数患者有情感倒错,如一位患者在接到母亲死亡消息时却大笑不止。

5. 意志和行为障碍　多数患者的意志减退或缺乏,表现为活动减少、离群独处,行为被动,缺乏应有的积极性和主动性,对工作和学习兴趣减退,不关心前途,对将来没有明确打算,某些患者可能有一些计划和打算,但很少执行。患者病情严重时懒于料理个人卫生,终日呆坐或卧床,没有自发活动。少数患者出现意志增强,如患者在被害妄想支配下,反复申述、上告。

6. 神经系统变化　在接受神经系统检查时,出现一部分神经系统体征。其中,紧张性木僵状态患者的躯体变化较为明显。神经系统体征可见肌张力增高,腱反射亢进,极少数患者也可出现病理反射或阵挛现象。感觉方面常见痛感减低,瞳孔对光反射迟钝,对疼痛刺激引起的瞳孔散大反应减弱或消失。血管运动方面可见四肢发绀、皮肤发凉、局部水肿。自主神经方面可见副交感神经张力增高,如脉搏缓慢,瞳孔扩大,出汗,有时可见唾液分泌和皮脂腺分泌增多。

7. 自知力障碍　患者对自身疾病的性质和严重程度缺乏自知,认为自己没病,拒绝住院、服药及治疗。

（二）精神分裂症常见临床分型

根据《中国精神障碍分类与诊断标准（第 3 版）》（CCMD-3）分类,精神分裂症主要分为:紧张型、青春型、偏执型、单纯型和未分化型等。

1. 偏执型　偏执型精神分裂症是最常见的精神分裂症类型,多在青壮年、中年或更晚的年龄起病。临床表现以妄想为主,常伴有幻觉,以幻听较多见,突出一个"疑"字。偏执型精神分裂症患者的症状称阳性症状,且症状比较明显,对精神分裂症药物的反应相对比较好,大部分患者经过治疗,症状都能得到控制。早期住院以后,一般经过 4～6 周的治疗,症状就能得到明显缓解,比表现为被动、退缩、懒散等阴性症状的患者对药物的反应更好,所以治疗效果较好,预后也更好。

2. 青春型　青春型精神分裂症多在青年期起病,以显著的思维、情感和行为障碍或紊乱为主要表现,突出一个"乱"字。典型的表现是思维散漫、思维破裂,情感倒错、行为怪异,可能伴有片段的幻觉、妄想;部分患者可以表现为本能活动亢进,如食欲、性欲增强等。该型患者首发年龄低,起病急,病程发展较快,社会功能受损明显,易复发,预后一般。

3. 紧张型　紧张型精神分裂症多于青年期或中年期起病,以紧张综合征为主要表现,突出一个"僵"字。其中以紧张性木僵较常见。还会出现蜡样屈曲、刻板言行,以及不协调性精神运动性兴奋、冲动行为。一般该型患者起病较急,部分患者缓解迅速,预后较好。

4. 单纯型　单纯型精神分裂症是较少见的精神分裂症类型,多起病于青少年时期,突出一个"懒"字。早期表现为神经衰弱类症状,如主观感觉疲惫、力不从心、失眠、注意力不集中,病情呈进行性加重,逐渐出现日益严重的孤僻、退缩,常被误认为内向而漏诊、误诊。单纯型精神分裂症多以孤僻退缩、思维贫乏、情感平淡或淡漠等阴性症状为主要诊断标准。该病起病较隐匿,缓慢发展,社会功能衰退明显,其病程多持续 2 年以上,预后较差。

5. 未分化型　未分化型精神分裂症是指患者符合精神分裂症的诊断标准,有明显的阳性症状,但又不符合偏执型、青春型和紧张型的诊断标准或表现出一种以上的亚型特点的一组患者,没有明显占优势的诊断特征,包含非典型精神分裂症。此型患者在临床较多见。

精神分裂症的其他类型还有精神分裂症后抑郁、分裂症残留期等。

三、精神分裂症的治疗

精神分裂症治疗的目的是控制症状,达到缓解,降低复发率,最大限度地改善患者的社会功能,提高生活质量和幸福指数。治疗关键是正确使用抗精神病药物,这些药物可作用于大脑递质,缓解诸如妄想、幻觉等症状。急性阶段以药物治疗和紧急性治疗为主,辅以电抽搐治疗;恢复期精神症状消失或明显好转时,药物巩固治疗的同时辅以支持性心理治疗、工娱治疗等。

（一）药物治疗

1. 药物使用原则　抗精神病药物治疗是精神分裂症首选的治疗措施。药物治疗应系统而规范,建议遵循早期、适量(一般指药品说明书推荐的治疗剂量)、足疗程、单一用药、个体化用药的原则,口服为主,对某些兴奋、激越、不合作者可短期内非口服方式给药。对绝大多数患者应从小剂量开始逐步滴定至有效推荐剂量,剂量增加速度视药物特性及患者特质而定。当药物滴定至最低有效治疗剂量时,至少需观察1~2周才能决定是否还需要增加剂量,超标用药要谨慎掌握。巩固治疗期间原则上不应减量;维持治疗剂量可酌情减少,但需要个体化把握。除非出现某些紧急情况,抗精神病药物治疗一般不要突然停药。

2. 药物治疗时间　急性治疗期一般为1~3个月,目的是尽快控制症状,防止疾病所致的继发性伤害;巩固治疗期至少6个月,目的是防止疾病复燃,协助患者恢复病前社会功能;维持治疗期的时间不定,目的是防止疾病复发,进一步改善社会功能。对于首发、缓慢起病者或多次复发者,维持治疗时间至少5年或更长,部分患者可能需要终生服药;对急性发作、缓解迅速彻底的患者,维持治疗时间可相应较短,但应告知注意事项包括停药可能的后果、复发的早期症状及应对措施。总体上,不足1/5的患者可能停药。

3. 抗精神病药物种类　目前临床常用的治疗精神分裂症的药物按药理作用可分为两类。

（1）第一代抗精神病药物:也被称为"典型抗精神病药物"。常见的有氯丙嗪、氟哌啶醇、奋乃静、舒必利。第一代老药通常价格较低,而且可能会导致催乳素水平升高,男性和女性患者的性欲、情绪、月经周期、乳腺组织都受到影响,对阴性症状疗效不确切,患者服药依从性差。

（2）第二代抗精神病药物:也被称为"非典型"抗精神病药物。常见的有氯氮平、奥氮平、喹硫平、利培酮等。通常医生作为首选药物,因为它们对阳性症状、阴性症状、认知症状和情感症状均有效,且绝大多数药物的严重不良反应相对较少,特别是产生的锥体外系副作用、过度镇静作用等均明显轻于典型抗精神病药物,因此患者服药依从性较好。

 知识拓展

抗精神病药物会损伤大脑吗?

常言道"是药三分毒"。许多患者和家属担心长期服用抗精神病药物会损伤大脑,诚然,抗精神病药物和其他药物一样,是有副作用的,如口干、流涎、鼻塞、乏力、嗜睡、心动过速、锥体外系反应等。但是,根据大量的临床实践和国内外科学家的证实,抗精神病药物不会损伤大脑。只要在医生指导下合理选择用药，对症处理副作用，一般的副作用是可以缓解或耐受的。因此，正确合理服用抗精神病药物不但不会损伤大脑、降低智力，而且能够帮助控制病情发展，使患者精神活动恢复正常。

（二）电抽搐治疗

电抽搐治疗又称为电击疗法，是缓解严重抑郁、自杀、躁狂，自杀企图明显等症状，治疗不合作、药物疗效不佳患者的最快、最有效的一种方法。该方法也可减轻精神分裂症的其他症状，如妄想、幻觉、思维混乱。电击疗法操作时首先使用全身麻醉和放松肌肉的药物。药物起效后，医生将电极放在患者头部，在短时间内发送精确控制的电流。患者会在几分钟后"醒来"，并可能发生短时失忆，停止治疗后可恢复。一般6～12次为1个疗程。

（三）心理社会康复治疗

对于精神分裂症的治疗，还需要配合心理社会康复疗法。一般可采取认知行为疗法、支持心理疗法、社会技能训练等。医院可开设工娱治疗室、阅览室、音乐室、运动健身房。家属要积极参与到治疗当中来，学会与患者相处，多鼓励和支持患者，从而引导其改善心理状态，正确应对应激和不良情绪。此外，还应加强社区对患者的管理，为患者提供方便、合理和高效的服务，包括工作、自助团体。家庭、医院、社区多方联动帮助患者回归家庭和社会，提高患者的社会适应能力，增加社会互动，增强独立工作的能力。

第二节　护理程序的应用

【护理评估】

（一）健康史

1. 现病史　此次发病住院原因，最近有无经历创伤性事件或其他诱因，发病时间及病情特点。近期人际关系变化，患者处理压力的方式。近期工作、生活、学习状况、患者的观念等。

2. 既往史　患者患病史、用药史、治疗情况及辅助检查结果。

3. 个人史　个人生活方式，嗜好。学业、人际交往状况、个人成长状况等。女性患者还应评估月经史和生育史。

4. 家族史　家庭环境、经济状况、患者在家中的地位、受教育的程度及社会支持系统等情况。父母两系三代是否有精神分裂症及其他精神疾病发作史或疾病史。

（二）躯体功能

1. 评估患者的生命体征。

2. 评估患者的身体状况、营养状况　患者饮食及睡眠状况，饮食是否正常，有无暴饮暴食、拒食等，睡眠是否正常，有无入睡困难，早醒等。评估排泄情况，是否有便秘或腹泻,有无尿潴留或尿失禁等,评估日常生活自理状况和个人卫生状况。

3. 评估患者有无躯体疾病　患者有无躯体疾病如皮肤病、冠心病、癫痫、骨折等,有无肢体畸形、功能障碍、肌张力增高等,如果有要询问用药治疗情况及药物不良反应。

4. 对患者进行体格检查和辅助检查　神经系统检查、实验室检查及其他辅助检查。

（三）心理社会功能

1. 病前人格特点　患者病前人格特点、兴趣爱好及与他人交往方式。

2. 应对方式　患者应对悲伤和压力的方式方法。

3. 对住院的态度　是否主动住院,治疗依从性如何。

4. 感知觉障碍　有无幻觉,尤其是命令性幻听,幻听出现的时间、频率、内容,患者对幻听内容的感受如何,有什么反应。

5. 思维障碍　评估患者目前的精神状况,有无思维形式障碍,如思维破裂、思维散漫、思维贫乏、语词新作、象征性思维、逻辑倒错性思维等;有无思维内容障碍,如妄想等。如果患者存在妄想,要评估妄想的种类、内容、性质、出现时间、涉及范围是否固定,有无泛化的趋势,对患者行为的影响。

6. 情感活动　评估患者有无情感淡漠、情感迟钝,情感反应与周围环境是否相符;是否存在抑郁情绪、有无自杀的想法。

7. 意志、行为　患者意志行为是否减退,对未来有何打算。行为是否被动、退缩,有无异常行为,如违拗、"空气枕头"等现象;有无攻击、自杀、伤人等行为。

8. 病前生活事件　患者近 6 个月有无重大生活事件发生,如婚姻突变、亲人离世、意外重大伤害等发生。

9. 社会交往能力　患者病前人际交往能力,与周围亲人、朋友、同事是否建立起亲密关系,对人际交往积极主动性如何。

10. 自知力　患者是否承认自己患病及配合治疗的情况。

11. 支持系统　家庭成员对患者的关心程度、照顾方式,婚姻状况有无改变;家属对患者治疗的态度如何,是积极寻求治疗还是顺其自然,是过度关注还是无人问津;患病后同事、同学、亲属与患者的关系有无改变。

【护理诊断】

1. 有暴力行为的危险:自伤或伤人、毁物　与幻觉、妄想、精神运动性兴奋、自知力缺乏等有关。

2. 思维感知改变:幻觉、妄想　与感知障碍、思维障碍有关。

3. 躯体移动障碍:木僵　与意志行为障碍有关。

4. 不合作行为:有逃跑行为的危险　与自知力丧失,不安心住院等有关。

5. 个人应对无效　与应对能力、应对动力下降或缺乏,社会歧视等有关。

6. 社交孤立:不能与人正常交往　与精神状态异常有关。

7. 自我形象紊乱　与感知综合障碍、幻觉、妄想、抑郁有关。

【护理目标】

1. 患者在住院期间不发生冲动伤人行为，能有效处理、合理控制自己的情绪和行为，精神病性症状缓解或消除，对疾病及其症状有较正确认识，人际关系和行为方式改善。

2. 患者尽快地熟悉环境，愿意配合治疗及护理，主动服药，并可以说出服药后的反应。

3. 患者能够自行进食，保证躯体需要量。

4. 患者睡眠得到改善，能按时入睡，保证充足睡眠，并学会一些应对失眠的方法。

5. 患者的症状得到最大程度的减轻，能区分现实与症状的差距，并能适应现实，耐受药物不良反应。能够了解、叙述所患疾病，以及所用药物对治疗的重要作用。

【护理措施】

（一）基础护理

1. 饮食护理　了解患者不进食的原因，如精神症状，药物反应，情绪反应等，有针对性地采取相应的护理措施。维持适当的营养，如患者因害怕食物和水中有毒而拒食，可让患者自己到配餐间参与备餐或集体进餐。必要时可鼻饲或静脉营养。

2. 睡眠护理　评估患者睡眠情况，了解睡眠紊乱的原因；为患者提供良好的睡眠条件；保持环境安静，温度适宜，避免强光刺激；指导患者使用一些促进睡眠的方法（如听音乐、喝牛奶等）；防止睡眠倒错。若不能改善，可遵医嘱使用镇静催眠药。

3. 排泄护理　指导患者多吃含粗纤维多的食物（如新鲜蔬菜、水果）。

4. 个人卫生护理　生活不能自理者，需要专人做好相应的护理，必要时协助口腔及皮肤护理；生活能够自理者，家属督促、指导患者进行日常生活料理。

（二）安全护理

为患者提供安全的病房环境。严格执行病区安全管理与检查制度，加强病区内物品的管理，清除所有危险物品（如玻璃制品、绳子、刀具、打火机等），避免患者用其当作武器或自杀工具；做好患者入院、会客的安全检查，严禁其将危险物品带入病房，确保住院期间的安全。向患者家属做好宣教，严格执行安全检查制度。

患者一般在凌晨、清晨、午睡、工作忙乱或抑郁情绪突然好转时容易发生意外。这些时间段护士要加强巡视，提高警惕，加强责任心，密切观察患者病情，严格遵守各项规章制度，发现问题及时报告。杜绝意外事件发生，严防冲动伤人，在患者处于躁狂期间，可限制患者活动，如保护性隔离、保护性约束等；对患者在妄想状态下出现的过激行为不能迁就，要及时疏导和阻止，根据症状轻重分别隔离于兴奋室，将冲动或易激惹的患者分开居住，设专人巡视护理；帮助患者建立社会中能接受的行为模式，指导患者了解自己出现的病态思维，学会控制情绪的变化；教会患者如何表达自己的需要，以非暴力行为方式处理问题，提高患者与周围人及亲属建立良好关系和遵守社会规范行为的能力。

（三）心理护理

良好的护患关系是顺利开展工作的基础，护理人员在护理患者过程中，要做到耐心、和蔼、不激惹、不刺激患者，做好患者的心理护理，加强与患者的心理沟通，了解其内心体验。配合医生做好支持性心理治疗和领悟治疗,鼓励其说出对疾病和有关症状的认识及感受。倾听时应对其诉说作适当限制,不要与患者辩论,在适当时机(如幻觉减少或妄想动摇时),对其病态体验提出合理解释,并随时注意其反应。减少外界刺激,做好日常生活护理。了解患者兴趣爱好,满足其合理要求,鼓励参加喜爱的活动,安排体力活动,宣泄缓解恶劣情绪,争取病友、家庭和社会支持。

 护理学而思

张某,男,23岁,备考期间,出现失眠、多疑等症状,认为无论在图书馆还是在宿舍,同学们都故意发出咳嗽、走路的声音,跟他过不去;认为有人在他宿舍安装了监视器,监视自己的一举一动。为此,张某常无故发火,对同学态度差,甚至跟同学大吵大闹,认为老师也对他不好,整日疑神疑鬼,认为别人都是针对他,所以不能安心学习。老师和同学发现他的精神状态不好后通知了家长,由其父母带他到一家医院求诊,诊断为精神分裂症。

请思考:

1. 张某存在哪些精神分裂症的临床表现?

2. 如何对他实施护理?

(四)特殊症状护理

1. 自杀、自伤患者的护理　　有自杀、自伤危险的患者禁止住单人房间,安置于重病室,有专人巡视、护理。掌握病情动态变化,如及时发现自杀、自伤、冲动的先兆;加强巡视,掌握住院患者自杀、自伤、不合作、冲动等发生的规律,对医嘱需要严防的患者应严加防范,其活动应控制在工作人员视线范围内,并认真交接。必要时设专人护理,禁止单独活动与外出,禁止在危险场所逗留,外出时应严格执行陪伴制度。对不合作或冲动等过激言行不进行辩论,但不轻易迁就。在日常沟通、治疗、护理等过程中,需要与患者发生肢体接触时,应谨慎,必要时应有他人陪同。

一旦发生自杀、自伤或受伤等意外,应立即隔离患者,与医生合作实施有效抢救措施。对自杀、自伤后的患者,要做好自杀、自伤后心理护理,了解其心理变化,以便进一步制订针对性防范措施。

2. 幻觉、妄想患者的护理　　密切观察和防止患者因幻觉、妄想引发自杀、伤人或走失等意外行为。避免在患者看不到却听得到的地方说话、发笑或说悄悄话。对患者的怪异言行不辩论、不训斥,但不轻易迁就。注意规范患者的行为,由于幻觉、妄想、冲动或怪异行为等易于导致与他人的冲突,应注意保护患者的人身安全。

3. 木僵状态患者的护理　　对木僵状态患者要做好生活护理,如维持水、电解质、能量代谢平衡,必要时给予鼻饲;做好口腔护理,做好两便护理,预防褥疮,预防并发症,保持呼吸道通畅。

4. 兴奋状态患者的护理 发生冲动时,可酌情隔离或保护约束患者,并及时报告医生采取进一步措施。对冲动后的患者做好心理护理,让患者讲述冲动原因和经过,以便进一步制订防范措施。在患者安静解除隔离或约束时,要解释冲动的危害性和进行隔离或约束的必要性,对于遭受冲动损害者立即妥善处理。

5. 意志减退、退缩、淡漠患者的护理 应教会患者日常生活的基本技巧,开展针对性行为治疗;应注意保护在受到挑衅或攻击时,不能采取有效措施照顾自己的患者;帮助制订和实施生活能力提升的训练计划,循序渐进,鼓励参与工娱治疗和体育锻炼。

6. 有外走危险患者的护理 应注意热情接待,做好入院介绍,并注意门窗、钥匙的安全管理。发生患者外走时,要立即报告医生组织力量及时寻找并通知家属。外走回归的患者要做好回归后心理护理,并了解外走经过,以便进一步制订防范措施,并严禁单独外出。

(五)药物治疗护理

精神分裂症患者护理的关键在于让患者按时按量吃药维持治疗,要重视服药的依从性。如果不按时服药,精神疾病尤其是精神分裂症的复发率很高。发放药品过程中应由一名护理人员发药,另一名护理人员检查患者口腔,确保药品服下,严格执行"三查八对"及用药治疗制度,密切观察药物治疗作用与不良反应。还要严格督促,严防藏药。拒不服药者,应及时反馈给主治医师,换用其他方式给药。

(六)健康宣教

通过口头讲解、书面宣教的方式为患者进行入院介绍、疾病知识宣教、药物指导、心理疏导、康复知识宣教、出院指导等健康宣教工作,使其充分认识疾病的发生、发展、转归等相关情况,可以帮助患者消除病态行为,增强患者服药依从性,自觉接受医院的护理、治疗,更快地恢复自知力,减少复发。鼓励其参与工娱活动,尽快恢复社会功能、回归家庭和社会。

【护理评价】

1. 患者的精神症状是否缓解。

2. 患者是否有意外事件发生。

3. 患者的营养状况和生活自理能力是否得到改善。

4. 患者对疾病的认知是否得到提升。

5. 患者的自知力是否恢复并配合治疗及护理。

本章小结 本章的学习重点是精神分裂症的概念、临床表现、分型以及常用的治疗方法;在精神分裂症患者的护理中,可以将护理评估、护理诊断、护理目标、护理措施、护理评价应用于精神分裂症患者护理的全过程。本章的学习难点是精神分裂症的临床表现、护理措施等。在学习过程中注意比较精神分裂症不同类型的突出症状，注重临床表现、护理评估和护理措施的应用，以及特殊患者紧急情况的处理。

（李　杨）

 思考与练习

1. 精神分裂症有哪些分型？

2. 精神分裂症有哪些临床表现？

3. 精神分裂症的护理措施包括哪些？

4. 王某，女性，46 岁，总病程 15 年。患者能够坚持工作，生活基本自理，后因不能坚持服药，病情多次复发治疗。半个月前患者开始出现不作声，家人叫她也没有反应，可以听见很多人跟她说话，认为有人跟踪她，要伤害她。感觉家里人做的饭菜都有毒，不敢吃，一定要自己做的才吃。经常自言自语，睡眠差，独自外跑，家人无法管理，遂送入院治疗，诊断为未分化型精神分裂症。患者住院期间表现违拗，脾气大，疑心重，行为乱，往医护人员身上吐口水，脱衣脱裤，有冲动伤人行为。患者有幻听，存在被害妄想，并且拒食，拒药，藏药，情绪不稳，易激惹，无自知力，睡眠差，对周围环境及人十分冷漠，问话不答，躲避医护人员，有时对部分信任的医护人员用点头或摇头回答，长达 5 个多月不说话。

根据该患者的情况，列出护理目标和应采取的护理措施。

第十二章 | 神经症和癔症患者的护理

12章 数字内容

学习目标

1. 具有爱护患者的高尚情感和对患者高度负责、一视同仁的职业精神;注意保护患者隐私,体现人文关怀。
2. 掌握神经症的共同特征;各种神经症的临床表现和护理。
3. 熟悉各种神经症的治疗要点;癔症的临床表现、治疗和护理。
4. 了解神经症、癔症的概念。
5. 学会运用护理程序对神经症和癔症患者正确实施护理。

神经症(neuroses)是一组轻型精神障碍的总称,主要表现为焦虑、抑郁、恐惧、强迫、疑病症状或各种躯体不适感。病程大多持续迁延或呈发作性。

不同类型的神经症临床表现比较复杂,又具有一些共同特征:①起病常与心理社会因素有关。②患者患病前多有一定的易感素质和人格基础。③症状没有相应的器质性病变为基础。④一般没有明显或持久的精神病性症状。⑤自知力大都良好,常迫切要求治疗。⑥社会功能相对完好。

《中国精神障碍分类与诊断标准(第3版)》(CCMD-3)中将神经症主要分为以下几类:①恐惧症;②焦虑症;③强迫症;④躯体形式障碍;⑤神经衰弱;⑥其他或待分。

本章主要介绍了焦虑症和强迫症患者的护理。

工作情景与任务

导入情景:

患者,女,15岁,重点初中三年级学生。因父母离婚,被母亲带到外地学习和生活。新学校对体育要求严格,令其无法适应。学习环境、同学关系的变化和升学的压力也给她带来巨大的心理冲突。一次模拟考试失误,导致其在教室里情绪崩溃,感觉大难来临,无法呼吸,就要窒息而死,因此异常恐惧,持续10分钟后缓解。此后拒绝上学,整日不出门,甚至不敢接打电话。在家中,常常要求关闭门窗,拉上窗帘。自觉问题严重,担心患了"精神病",到医院就诊。

工作任务:

1. 说出该患者存在的精神症状。

2. 说出该患者的护理诊断。

第一节　神经症患者的护理

一、焦虑症患者的护理

(一)焦虑症概述

1. 概念　焦虑症(anxiety neurosis)是一种以焦虑情绪为主的神经症性障碍,以广泛和持续性的焦虑或以反复发作的惊恐不安为主要特征,患者的焦虑并非实际威胁所引起,其紧张程度与现实处境不符。

2. 临床表现　临床表现分为广泛性焦虑与惊恐障碍两种形式。

(1)广泛性焦虑:广泛性焦虑(general anxiety disorder)又称为慢性焦虑障碍,是最为常见的神经症形式。广泛性焦虑起病缓慢,病程迁延,以经常或持续存在泛化的烦恼、过分担心、紧张不安为特征。主要临床表现如下:

1)精神焦虑:过度担心引起的焦虑体验是核心症状。患者不能明确地意识到他担心的对象或内容,有的患者担心的也许是可能会发生的事情,但其担心、紧张、烦恼的程度与现实不相称。患者常惶恐不安、终日忧心忡忡,坐卧不宁,似有大祸临头之感。

2)躯体焦虑:运动性不安,表现为患者不能静坐,不停地来回走动,搓手顿足,无目的小动作增多;自主神经功能紊乱,表现为心动过速、胸闷气短、口干、皮肤潮红或苍白、出汗、尿意频繁、便秘或腹泻;肌肉紧张,多表现为紧张性疼痛,如紧张性头痛。

3)警觉性增高:表现为对外界刺激过于敏感,易出现惊跳反应,注意力难以集中,容易受干扰,难以入睡,情绪易激惹,感觉过敏。

4)其他症状:广泛性焦虑障碍常合并疲劳、抑郁、强迫、恐惧、惊恐发作及人格解体,但不是主要临床表现。

(2)惊恐障碍:惊恐障碍(panic disorder)又称急性焦虑障碍。患者伴有濒死感和严重的自主神经功能紊乱症状。主要临床表现:

1)惊恐发作:患者在无客观危险的日常环境下,突然出现强烈恐惧,感觉马上就要失去控制(失控感)和即将死去(濒死感)。惊恐发作常突然出现,持续5~20分钟后自行缓解,一般不超过1个小时。发作期间始终意识清晰,事后能回忆发作经过,发作后一切正常,但不久后可突然再发。同时伴有心悸、胸闷或胸痛、呼吸困难或过度换气、头晕、头痛、出汗、肌肉颤动、全身发抖或全身无力等自主神经系统症状。患者可惊叫、呼救或逃离所处环境。有的患者出现人格解体等痛苦体验。

2）回避及求助行为：发作期间，60%的患者因担心发病时得不到帮助而产生回避行为，表现为不敢单独出门、不敢独处、不敢到人多热闹的社交场所。

3）预期焦虑：多数患者会在发作间歇期出现紧张不安、担心、害怕等明显的焦虑情绪。惊恐发作患者可合并抑郁症状，甚至有自杀倾向，应注意防范。

3. 治疗　治疗主要包括药物治疗和心理治疗。

（1）药物治疗：可选用中长半衰期的苯二氮䓬类药物，如地西泮、氯硝西泮、阿普唑仑，这类药物起效快，服药依从性强，因此用药时间一般不能超过4周；也可以选用起效慢、无镇静作用的丁螺环酮药物。伴抑郁情绪的患者可用抗抑郁药物进行治疗。

（2）心理治疗：心理治疗可与药物治疗合用，也可单独使用，关键是要适合患者情况。如果患者病前具有明显的人格特征，治疗过程会较长。可以实施解释性心理治疗，教给患者焦虑症的相关知识，使患者有一定自知力，减轻其心理压力，更好地配合治疗。通过认知重建疗法和焦虑控制训练，矫正患者错误认知，减轻患者躯体症状。利用生物信息反馈方法训练患者学会有效放松，减轻焦虑。

（二）护理程序的应用

【护理评估】

1. 健康史

（1）现病史：评估此次发病有无应激事件、症状表现、持续时间及对学习、工作及生活的影响及严重程度。

（2）个人史：评估母孕及分娩期状况，智力；患者社会、文化、教育情况；个人生活方式、嗜好、学业、人际交往状况、个人成长状况。

（3）家族史：评估父母两系三代是否有精神疾病发作史。

（4）既往史：评估是否有过精神疾病和躯体疾病，患病时间、原因、表现、诊断及治疗情况。

2. 身体状况

（1）评估患者的生命体征。

（2）评估患者饮食、睡眠、排泄等情况。

（3）评估患者营养、水电解质平衡情况。

（4）评估躯体各器官功能，是否突然出现心悸、气短、胸闷、出汗、头晕、全身不适等症状，分清器质性还是功能性，便于做出正确处理。

（5）体格检查、辅助检查　神经系统及实验室和其他辅助检查状况。

3. 心理–社会状况

（1）评估患者病前性格、兴趣爱好，如开朗或孤僻。

（2）评估焦虑源，如近期有无重大生活事件，对患者的影响程度，是否突然出现强烈恐惧感、濒死感等,是否产生回避行为,如回避某些场所或事件。

(3)评估患者情绪状态,如有无惊恐、长期紧张不安、心烦意乱以及发作频率和持续时间。

(4)评估患者社会活动能力,如职业、社会交往技能、行为自控能力;是否因敏感、易紧张造成人际关系不良。

(5)评估患者生活方式、家庭教养、经济状况和支持系统,家属对患者的态度和护理能力,家属对待疾病的认知程度和情绪状况。

【护理诊断】

1. 焦虑　与紧张担心、不愉快的观念反复呈现有关。

2. 恐惧　与无法控制的恐惧情绪有关。

3. 睡眠型态紊乱　与焦虑等不良情绪引起的生理症状有关。

4. 有营养失调的危险　与焦虑症状导致的食欲下降有关。

5. 社会交往障碍　与担心发作而采取回避行为有关。

6. 生活自理能力降低　与紧张不安,担心出事的焦虑症状有关。

【护理目标】

1. 患者能正确认识疾病,有效缓解焦虑情绪,主诉焦虑减轻或消失。

2. 患者能正确认识自己的恐惧情绪,主诉不再恐惧。

3. 患者睡眠得到改善,按时入睡。

4. 患者摄入营养均衡,营养状态改善。

5. 患者能主动表达,积极参与社交活动。

6. 患者生活自理能力提高,能正常满足机体需要。

【护理措施】

1. 基础护理　做好基础护理,保证患者饮食、排泄等合理生理需求,关注其睡眠环境,保证睡眠。

2. 安全护理　保证环境舒适,清除环境中危险物品。做好安全检查,避免不安全因素对患者产生干扰和刺激,帮助其尽快适应新环境,防止患者发生意外。

3. 对症护理

(1)惊恐障碍的护理

1)惊恐发作时的护理:护士应立即帮助患者脱离应激源或当前环境,理解和尊重患者,耐心倾听,给予安慰。患者出现挑衅和敌意行为,应适当限制。

2)间歇期间的护理:运用认知干预的方法,帮助患者辨别可能诱发惊恐发作的因素。教会患者放松技术,使其在急性发作时,能自我控制。具体方法:①鼓励患者以语言表达焦虑感受,疏泄情绪;②指导患者进行肌肉放松,缓解焦虑;③鼓励和督促患者加强生活自理,参加较简单、易完成、喜欢并可自控的活动。转移注意力,减少对焦虑的过分关注。做好家属工作,争取家庭和社会的支持和理解。

（2）广泛性焦虑的护理

1）患者在焦虑、惊恐发作时易出现自伤、伤人等冲动行为，因此必须加强巡视，掌握其发生规律，将患者的活动控制在工作人员视线范围内，禁止其单独活动或外出，禁止其在危险场所逗留。护士认真交接班，必要时设专人护理，外出时应严格执行陪伴制度。

2）患者的焦虑发作时，护士或患者家属一定要陪伴在患者身旁，增加患者安全感，有利于稳定患者的情绪。

3）焦虑可以传播，限制患者与其他患者接触，防止将医护人员的焦虑情绪传给患者。

4. 心理护理

（1）建立良好的护患关系，倾听患者诉说，态度既尊重、同情又沉着、坚定。

（2）与患者共同探讨产生焦虑的压力源和诱因以及患者当前的应对机制，尝试运用适合的应对方式减轻焦虑，并加以训练和强化。

（3）帮助患者认识焦虑所呈现的行为模式，护士要接受患者的病态行为。在良好的治疗关系的前提下，运用说明解释等技巧，帮助患者认识其病态症状，明确地指出其焦虑行为，使患者努力减少焦虑行为。

5. 健康指导　指导患者和家属正确认识焦虑症的相关知识，认识个体特点与疾病的关系，掌握有效的应对方式；指导家属配合治疗和护理，给予患者适度的关心与关注。做好患者出院后的家庭治疗和护理，防止复发。

【护理评价】

1. 患者焦虑症状是否减轻或好转。

2. 患者是否能恰当运用心理防御机制等应对技巧减轻恐惧。

3. 患者睡眠等基本的生理需要是否得到满足。

4. 患者摄入营养是否均衡，营养状态是否达到改善。

5. 患者能否充满自信，主动参与社交活动。

6. 患者能否正常满足自己的生活需要。

二、强迫症患者的护理

（一）强迫症概述

1. 概念　强迫症（obsessive-compulsive disorder, OCD）是以反复出现强迫观念和强迫动作为主要特征的一类神经症性障碍。强迫症多数起病缓慢，好发于 15～30 岁，病程较长。临床特点是患者意识清晰下的自我强迫与反强迫并存，两者强烈冲突，患者因无法摆脱强迫症状而焦虑和痛苦，自知力良好，主动求治。

2. 临床表现　强迫症临床基本症状是强迫观念和强迫行为。有的患者以强迫观念为主，有的患者突出强迫行为，而近半数患者能感到两种症状在自己身上都有明显表现。

（1）强迫观念：强迫观念是本症的核心症状，最为常见。表现为一些观念、思想、印

象或冲动念头等持久反复地出现在患者的意识中,干扰了患者的正常思维,但患者无力摆脱。常见以下几种表现形式:

1)强迫怀疑:患者对自我言行的正确性反复产生怀疑,如怀疑自己是否锁门了,是否说过"谢谢了",明知毫无必要,但无法摆脱,导致对自己行为反复检查的强迫行为。

2)强迫性穷思竭虑:患者对日常生活中常见的一些事情或自然现象,寻根究底,反复思索,明知无用,但无法控制,如"地球为什么是圆的?""1+1为什么要等于2?"。

3)强迫联想:患者头脑中出现一个观念或看到一句话,便不由自主地联想到意思完全相反的另一个观念或词话,如看到"明亮"即想到"黑暗",由于观念的出现违背主观意愿,反复联想,不能控制,让患者常感到苦恼万分。

4)强迫回忆:患者经历过的事情,不由自主地反复呈现于脑海中,想摆脱却做不到。

5)强迫意向:患者反复感受到要做违背自己意愿的动作或行为的强烈内心冲动,如看到干净整洁的地板,就有"穿鞋子踩上去"的想法;看到桥就有"想跳下去"的想法,明知这样很荒谬,不会去做,却摆脱不了这种内心冲动。

(2)强迫行为:通常继发于强迫观念,是为减轻强迫观念所致的焦虑而不自主出现的反复刻板动作。强迫检查和强迫询问最常见。

1)强迫检查:为减轻强迫性怀疑引起的不安,而采取的"措施",如出门后反复检查门是否锁好。

2)强迫询问:患者为缓解或消除疑惑带来的焦虑,一遍遍地询问,不厌其烦地要求他人做出解释或保证。

3)强迫洗涤:为消除强迫情绪带来的担心,反复洗涤,如反复洗手、洗澡、洗衣物,有的患者因洗涤时间过长,造成皮肤或衣服损坏。有时也会要求一同生活的人反复清洗。

4)强迫性仪式动作:患者为自己的行为规定一套复杂、在他人看来荒唐可笑的仪式或程序,如稍有偏差或被打断,必须从头再来,否则就会紧张、焦虑,痛苦不堪,明知不必要却无法自控。

5)强迫计数:患者对数字发生了强迫观念,如上楼时必须计数楼梯的阶梯,看到建筑物必须数清窗户的数量。

上述症状反复出现,患者整日纠缠挣扎,无法正常工作和生活,给患者及家人带来无尽的痛苦和烦恼。

3. 治疗

(1)药物治疗:5-羟色胺(5-HT)再摄取抑制剂如氯米帕明、氟西汀最为常用。苯二氮䓬类药物常被用于对抗焦虑情绪,如氯硝西泮。强迫症药物治疗时间一般不短于6个月。

(2)心理治疗:心理治疗对强迫症患者具有重要意义,解释性心理治疗、支持性心理治疗、行为治疗及精神分析,均可用以治疗强迫症。另据报道,森田治疗对部分强迫症患者有很好的疗效。心理治疗可使患者正确认识自身个性特征及疾病特点,客观地判断现实情况和周围环境。治疗重点在于使患者克服性格缺陷，不过分追求完美，接受现实的不完美，学习运用合理的应对方式，增强自信。治疗过程不能急于求成，也不要过分迁就患者。

（二）护理程序的应用

【护理评估】

1. 健康史

（1）现病史：评估此次发病有无诱因，评估发病时间、表现、诊断及治疗状况，评估病情对学习、工作、生活的影响及严重程度。

（2）既往史：评估疾病状况、患病时间、原因、表现、诊断及治疗情况。

（3）个人史：评估分娩期状况和智力。评估患者的社会、文化、教育情况。评估患者的个人生活方式、嗜好、学业、人际交往状况、个人成长状况。

（4）家族史：评估父母两系三代是否有精神疾病发作史。

2. 身体状况

（1）评估患者的生命体征。

（2）评估患者饮食、睡眠、排泄等情况。

（3）评估患者营养、水电解质平衡情况。

（4）评估躯体各器官功能，评估患者有无因强迫行为而造成的身体损害，如强迫洗手导致双手皮肤皲裂。

（5）神经系统及实验室和其他辅助检查状况。

3. 心理－社会状况

（1）评估患者性格：有无过分谨小慎微、优柔寡断、追求完美等性格特点。

（2）评估焦虑源：近期有无重大生活事件，对患者的影响程度。

（3）评估患者的情绪状态：近期有无紧张不安、焦虑、沮丧、烦躁、厌世以及强迫症状与焦虑的关系。

（4）评估患者的职业、社会交往技能、行为自控能力：有无因强迫行为而造成的身体损害，如强迫洗手导致双手皮肤皲裂；有无冲动、攻击、自伤等行为。

（5）评估患者的社会生活方式、家庭教养、经济状况及支持系统，家属对患者的态度和护理能力，家属对待疾病的认知程度和情绪状况。

（6）评估患者的人际关系，是否有因敏感、易紧张、挑剔、犹豫不决等造成人际关系不良。

【护理诊断】

1. 焦虑　与强迫观念和强迫情绪有关。

2. 睡眠型态紊乱　与强迫思维有关。

3. 社交障碍　与自卑和回避有关。

4. 有皮肤完整性受损的危险　与强迫性洗涤有关。

5. 有暴力行为的危险　与悲观、绝望感有关。

【护理目标】

1. 患者能表达内心感受,有效缓解焦虑情绪,主诉焦虑减轻或消失。

2. 患者能叙述妨碍睡眠的原因,掌握促进睡眠的方法,患者主诉睡眠得到改善。

3. 患者能努力学习和训练沟通技巧,提高社交能力。

4. 患者能学会日常皮肤护理,损坏皮肤愈合。

5. 患者恢复自信,不伤害自己,减少或避免暴力行为的发生。

【护理措施】

1. 基础护理　做好基础护理,督促患者加强生活自理,鼓励患者参加工娱治疗活动,以促进患者康复。

2. 安全护理　密切观察患者症状行为对躯体的损害程度,采取相对应的保护措施。掌握患者情绪变化,避免激惹,及时疏导和安慰。有伤害自己和他人行为的患者,严密看护,清除危险物品,提供安全环境。

3. 对症护理

(1)睡眠型态紊乱的护理:重在心理护理,帮助患者认识睡眠型态紊乱,重建规律、高质量的睡眠模式。

(2)皮肤损伤的护理

1)对患者洗涤处皮肤的健康状况,每日做详细评估,并做好交班记录。

2)让患者使用性质温和、刺激性小的洗涤用品,如肥皂,并控制水温。临睡前,在患者皮肤上涂以护肤营养霜或药膏。

3)为患者制订每日活动计划。督促患者多参加工娱活动,避免患者去有水处或停留过长时间,减少患者洗涤的次数和时间。

4)多食用营养丰富的食物,有助于提高机体和皮肤的抵抗力,可预防皮肤损伤。

5)症状顽固者,适当限定其活动范围,必要时施行保护措施。

(3)有暴力行为危险的护理:及时疏导和安慰,严密观察病情变化及异常言行,必要时采取有效保护措施。

4. 心理护理

(1)建立良好的护患关系,与患者共同制订护理计划,倾听患者诉说,满足合理要求,使患者感到被信任、被关注、被支持,减少焦虑和无助感。

(2)掌握并熟练运用行为矫正疗法(预防法、自我控制法、阳性强化法),帮助患者减轻强迫观念和强迫行为所致的痛苦体验,有效控制症状。

(3)教会患者用深呼吸、运动及肌肉松弛等技巧来缓解或减轻焦虑,如冥想、慢跑、散步、瑜伽。

(4)引导患者体验积极的生活,鼓励患者踊跃参与愉悦活动,转移注意力。

(5)教会患者掌握森田疗法的"顺其自然,为所当为"的理论,使患者可以带着症状去做该做的事情,在行动中改变自我。

5. 健康指导　指导患者正确认识强迫症的相关疾病知识,认识自身特点与疾病的关系。指导患者怎样调试心态,积极运用自我控制训练法和放松技术,以合理的行为模式替代原有的不良行为模式,减少强迫症状和焦虑情绪。指导患者从容面对生活中可能发生的应激事件,完善个性,寻求良好的支持系统。指导家属认识强迫症的相关知识,理解患者的心理状态,运用阳性强化法配合患者进行训练。关注患者性格培养与完善,鼓励患者积极参加集体活动与工娱活动,培养兴趣爱好,培养顺其自然的生活理念。

【护理评价】

1. 患者强迫症症状是否减轻或好转,焦虑情绪是否缓解。
2. 患者睡眠等基本生理需要是否得到满足。
3. 患者自卑和回避行为有所减轻,能否积极参与社会交往。
4. 患者能否减少或停止强迫洗涤,皮肤损害是否得到修复。
5. 患者能否学会控制情绪,住院期间有无暴力行为的发生。

 护理学而思

患者,女,15岁。初中三年级在校学生。双生子,幼年时在奶奶家长大,其姐姐随母亲生活。因此,她常常因为和姐姐争宠而受母亲责备。患者性情敏感多疑,为了让妈妈满意,做事总是谨小慎微,犹豫不决。近半年来,做事越来越慢。早上起来,总感觉洗脸洗不干净,反复清洗。穿衣服时总感觉不平整,反复穿脱衣服。总怀疑自己说的话别人没听明白,让对方一遍遍地重复。无法正常上学,每天焦虑不已,非常痛苦。

请思考:

1. 写出针对此患者的护理诊断。
2. 如何对该患者实施有效的护理?

第二节　癔症患者的护理

 工作情景与任务

导入情景:

王女士,28岁,突然头晕抽搐,无法站立行走入院。半年前患者因家庭琐事与丈夫发生矛盾冲突,情绪激动,出现心悸、头晕、四肢乏力等症状,平躺一天后好转。以后夫妻二人关系一直没有得到缓解,今天早上因其丈夫提出离婚,二人再次发生争吵,患者头晕倒地,四肢无力,无法站立。入院检查双下肢肌力0级,双上肢1级,四肢张力检查和腱反射结果皆正常,患者无脑器质性病变及其他躯体疾病史。

工作任务：

1. 王女士目前存在的主要护理问题是什么？
2. 护士应采取哪些护理措施？

一、癔症的概述

（一）概念

癔症（hysteria）又称为分离（转换）障碍，是一种由于明显的社会心理因素作用于易感个体，以暗示或自我暗示所导致的以分离症状和转换症状为主的精神障碍。

（二）临床表现

起病常与精神因素密切相关，病前往往有较明显的人格缺陷。大多数患者的症状是无意识的，但表现出的症状和常与其有密切关系的亲友所具有的躯体或精神症状相类似，而且会给旁人一种患者通过患病有所收益的感觉，如获得同情、帮助，摆脱困境等。患者病前有较明显的个性缺陷。爱幻想、以自我为中心、寻求别人注意、容易接受暗示等表演型人格特征的个体易于发生本病。女性患病率高于男性，处于青春期或更年期的女性更易发生。病情多反复迁延，临床表现复杂多样。

1. 分离性障碍　分离性障碍的症状表现为部分或完全丧失对自我身份识别和对过去的记忆，自知力出现障碍。

（1）分离性遗忘：没有任何器质性病变或损伤的基础上，突然丧失对某些事件的记忆，被遗忘事件往往与患者的精神创伤有关，常表现为部分性或选择性遗忘。

（2）分离性漫游：又称神游症。多发生在白天觉醒状态下，突然离开日常生活环境，到外地进行貌似有目的的旅行，往往持续数小时或数天，突然结束，事后均有遗忘。外出期间，患者能自我照顾，进行简单的人际交往。有的患者甚至以新的身份去完成旅行。若与患者深入接触可以发现其意识范围缩小，甚至出现自我身份识别障碍等。

（3）分离性身份识别障碍：患者表现为两种或两种以上的人格交替出现，即双重人格或多重人格等，对以往身份遗忘而以另一种身份进行日常活动，每种人格都比较完整，甚至与病前人格完全对立。不同人格间的转换常很突然，首次发作常与精神创伤关系密切。

（4）分离性情感暴发：癔症发作的常见表现形式。患者受到精神刺激后突然发作，表现为时哭时笑、吵闹不安、捶胸顿足、满地打滚等，甚至出现伤人、毁物行为。围观的人越多，发作越剧烈。一般历时数十分钟可自行缓解，事后部分遗忘。

（5）癔症性痴呆：为假痴呆的一种。患者受到精神创伤后突然出现严重智力障碍，但无器质性病变或其他精神障碍存在，表现为对简单问题给予近似回答的 Ganser 综合征或突然表现为儿童样的幼稚语言和动作的童样痴呆。

（6）癔症性精神病：在意识朦胧或漫游症的背景下，除了有典型的癔症症状外，还可能会出现行为紊乱、哭笑无常、夸张的表演性矫饰动作、思维联想障碍或片段幻觉、妄想等症状,一般不超过三周,可突然痊愈而无遗留症状。

（7）分离性障碍的其他症状:表现为分离性木僵和分离性附体障碍。

1）分离性木僵:往往发生于精神创伤或创伤性体验后,患者呈亚木僵或木僵状态,但姿势、肌张力等无明显异常,数十分钟可自行缓解。

2）分离性附体障碍:发病时患者意识范围缩小,往往只局限于当前环境的一两个方面,处于自我封闭状态。常见于亡灵、神鬼附体,从言谈到举止都似被外界控制,失去自我控制,有别于迷信活动的神鬼附体。

2. 转换性障碍　转换性障碍的症状表现为在遭遇无法解决的问题和冲突时,所产生的不快情绪转化为躯体症状,但症状与患者所处现实处境不相称,也无可证实的器质性病变为基础,而且与生理或解剖学原理也不符。

（1）运动障碍:可表现为动作增多、减少或异常。

1）肢体瘫痪:可表现为单瘫、截瘫或偏瘫,以截瘫多见,可伴有肌张力增高或松弛,或者肌张力正常。被动活动明显抵抗,无神经系统损害的体征,但病程持久者可有失用性肌萎缩。

2）行走不能:坐位和平躺时双下肢活动正常,但不能站立行走,站立时无人支撑,则缓慢倒地。

3）痉挛发作:是一种类似于癫痫发作的状态,常于情绪激动或受到暗示时突然发生,但没有相应的电生理改变。

4）失音症或缄默症:患者想说话,但发不出声音,或只能用耳语或嘶哑的声音交谈,称为失音症;如不用言语回答问题,而是用手势或书写表达意思,称为缄默症。

（2）感觉障碍:临床可表现为感觉缺失、感觉过敏、感觉异常、视觉障碍和听觉障碍。

1）感觉缺失:局部或全身皮肤感觉缺乏,可为半身痛觉消失,或呈手套、袜套状感觉缺失,其范围与神经分布不一致。

2）视觉障碍:可表现为失明、管窥、视野缩小。常突然发生,也可经过治疗突然恢复正常。患者虽有视觉丧失的主诉,但却惊人地保留着完好的活动能力。

3）听觉障碍:表现为听力突然丧失,电测听和听诱发电位检查正常。

4）感觉过敏:表现为皮肤对触觉特别敏感,实际并无神经病变。

5）癔症球:患者常感到咽部有异物感或梗阻感,咽喉部检查不能发现异常。

3. 治疗　癔症症状是功能性的,因此心理治疗起重要作用。

（1）心理治疗:较常用的是认知治疗、暗示治疗、催眠治疗、解释性心理治疗、分析性心理治疗、行为治疗和家庭治疗。

（2）药物治疗:根据病情对症选用药物。失眠、紧张患者,对症使用抗焦虑药;抑郁情绪明显患者,对症应用抗抑郁药。对精神病状态、兴奋状态或痉挛发作癔症患者,可选用地西泮或抗精神病药,尽快恢复其意识状态。

（3）其他治疗：转换性障碍患者，可应用针灸或电针治疗或中医中药疗法。由于患者具有易受暗示的特点，可获得较好疗效。

 知识拓展

癔症的特殊表现形式

1. 集体癔症发作　集体癔症发作多发生于常在一起生活的群体中，如学校、企业、机关单位或公众场所，起初有一人出现分离（转换）障碍发作，周围目睹者相继发生类似症状。这类发作大多历时短暂、表现形式相似。将患者一一隔离起来，给予对症处理，流行即可迅速控制。

2. 职业神经症　职业神经症是一类与职业密切相关的运动协调障碍。患者每天都需要紧张地运用手指的精细协调动作数小时之久，如抄写、打字、钢琴或提琴演奏。职业神经症多见于容易紧张、焦虑、对工作感到厌倦或精神负担很重的人，起病大多缓慢，神经系统检查不能发现器质性损害。治疗使患者处于精神松弛状态，然后进行相应的肌肉协调功能训练，由简到繁，循序渐进。

二、护理程序的应用

【护理评估】
（一）健康史

1. 现病史　评估此次发病有无诱因、发病频度、时间、严重性、持续性及症状特点及对学习、工作及生活的影响及严重程度。

2. 既往史　评估疾病状况，患病时间、原因、表现、诊断及治疗情况。

3. 个人史　评估患者在胎儿期及分娩期的状况；评估患者的社会、文化、教育情况；评估患者的个人生活方式、嗜好、学业、人际交往状况与成长状况。

4. 家族史　评估父母两系三代是否有精神疾病发作史。

（二）身体状况

1. 评估患者的生命体征。

2. 评估患者饮食、睡眠、排泄等情况。

3. 评估患者营养、水电解质平衡情况。

4. 评估患者躯体功能是否正常，有无器质性躯体疾病，对患者的躯体不适主诉要分清是器质性还是功能性，以便做出正确的处理。患者出现转换性瘫痪时，评估四肢的肌肉是否有失用性萎缩；出现意识障碍时躯体是否受到损伤。

5. 体格检查、辅助检查　神经系统及实验室和其他辅助检查状况。

（三）心理－社会状况

1. 评估患者的病前人格　有无过分仔细寻求别人注意、容易接受暗示等表演型人格特点。

2. 评估患者的焦虑源　近期有无重大生活事件，对患者的影响程度。

3. 评估患者的情绪状态　有无情绪暴发，是否具表演性质。

4. 评估患者的意识行为　有无异常行为，有无痉挛发作，有无意识障碍，发作前有无诱发因素。

5. 评估患者的社会生活方式、家庭教养、经济状况及支持系统，家属对患者的态度和护理能力，家属对待疾病的认知程度和情绪状况。

6. 评估患者的人际关系　患者是否存在因性情急躁、心胸狭窄、较自我中心或任性等造成的人际关系不良。

【护理诊断】

1. 有暴力行为的危险　与发作时意识活动范围狭窄有关。

2. 有受伤的危险　与癔症性抽搐和漫游时意识障碍有关。

3. 有废用综合征的危险　与癔症性运动障碍和感觉障碍有关。

4. 部分自理能力缺陷　与癔症性运动和感觉障碍有关。

5. 不合作　与分离障碍有关。

【护理目标】

1. 患者无冲动伤人、自伤等暴力事件发生。

2. 患者症状减轻或消失，无受伤情况发生。

3. 患者能正确认识疾病的表现，躯体功能程度有所恢复。

4. 患者基本的生理及心理需求得到满足，舒适感增加。

5. 患者对疾病知识有所了解，配合治疗。

【护理措施】

（一）基础护理

1. 饮食护理　躯体化症状患者，用暗示性语言鼓励其进食或分散其注意力，避免过分关注自己的进食障碍。宜选择易消化、营养丰富、适合患者口味的食物。暂时不能进食者，可稍缓进食。

2. 睡眠护理　指导患者养成按时作息，养成良好的生活习惯。鼓励白天适当参加工娱活动和体育锻炼，有利于夜间正常睡眠。教会患者运用放松技巧转移注意力，帮助入睡。严重入睡困难者，必要时遵医嘱给予药物治疗。

3. 恢复自理能力　协助患者料理生活，以暗示法逐渐训练患者自身的生活自理能力。

（二）安全护理

1. 密切观察患者的情绪变化，注意防范患者暴力行为和自杀自伤行为发生。为患者提供安全舒适的环境，加强危险物品的管理。意识范围狭窄患者，防止被其他患者伤害。

2. 做好安全检查,避免环境中的危险物品和其他不安全因素,防止患者在症状影响下发生意外。

(三)心理护理

1. 运用良好的沟通技巧,建立良好的护患关系,保持不批判的态度来接纳患者的躯体症状。

2. 患者疑病时,医护人员一定要保持高度一致,防止医源性的不良影响。

3. 引导患者学会放松技巧,调试心态,减轻压力,缓解焦虑情绪。

4. 选择适当时机,结合正常检查结果,向患者讲解其障碍并非器质性病变所引起,针对其自我中心的个性特点,加强心理疏导和教育。

5. 鼓励患者多参加工娱活动,转移患者对躯体的注意力。

(四)对症护理

1. 癔症发作时,护士及时采取保护措施,将患者和家属隔离。不过分关心、不表示轻视、不表现惊慌失措,避免其他患者围观,避免不良因素对患者的暗示作用。出现情感暴发或痉挛发作时,安置患者住单间,适当约束,防止受伤。

2. 癔症性瘫痪患者,避免发生废用综合征。护士应结合良性语言暗示协助医生,积极运用药物疗法、催眠疗法,帮助患者定期训练肢体,鼓励患者下床走动,防止肌肉萎缩。每日协助患者做按摩护理,防止受压部位发生压疮。为患者提供高纤维素类的食物,多饮水,防止便秘。

3. 患者存在意识朦胧时,需加强生活护理和观察,防止发生意外。同时强化其原来身份,促使其恢复自我定向。

4. 对癔症性失明、失聪患者,让其了解功能障碍是短暂的,因为检查无器质性损害。暗示治疗见效时,加强听力或视力训练。

(五)健康教育

1. 患者的健康教育　指导患者认识疾病的性质,帮助患者分析自身性格与疾病的关系。教会患者一些科学的应对压力的方法,学会处理人际关系,调整不良情绪,增强心理承受力。

2. 对家属的健康教育　针对性地帮助家属了解有关癔症的知识,避免无意行为或语言,对患者产生不良暗示,加重病情。对患者的非适应性行为,不予以迁就或不适当强化。

【护理评价】

1. 患者是否有自伤自杀及伤人毁物行为。

2. 患者症状是否减轻或消失,有无受伤情况发生。

3. 患者肢体运动功能是否正常,是否已无废用综合征风险。

4. 患者生理需要是否得到满足,是否发生并发症,舒适感是否得到提升。

5. 患者对癔症知识是否有所了解,能否配合治疗。

本章的学习重点是神经症的共同特征、神经症和癔症的临床表现、治疗要点和护理措施。本章的学习难点是比较神经症不同类型的突出症状和护理评估、护理措施的应用。在学习过程中要注意培养自己爱护患者的高尚情感，注重体现人文关怀，为神经症和癔症患者实施个体化有效的整体护理。

（徐　琳）

思考与练习

1. 神经症有哪些共同特征？
2. 焦虑症惊恐发作的患者如何进行有效的对症护理？
3. 强迫症主要有哪些临床表现？
4. 癔症的分离障碍主要有哪些临床表现？
5. 如何对癔症性瘫痪患者进行有效的对症护理？

第十三章 | 应激相关障碍患者的护理

13章 数字内容

1. 具有应对现实生活中应激性事件的能力。
2. 掌握应激相关障碍的治疗与预防。
3. 熟悉应激相关障碍的临床特点。
4. 了解应激相关障碍患者的护理程序。
5. 学会正确运用护理程序,为应激相关障碍患者制订相应护理计划。

第一节　应激相关障碍的临床特点

工作情景与任务

导入情景:

小刘是一名大一新生,性格内向,不善交往,自尊心强,做事非常认真。小刘入校3个月来经常头晕、头疼、烦躁不安,上课也经常走神,导致其学习效率较低,学习效果不理想。近1周来头晕头疼症状加重,头很疼的时候会服用布洛芬缓释胶囊,情绪非常低落,他更寡言少语了,也更不愿意与人交往了,饮食欠佳,易激惹。

工作任务:

1. 请判断小刘身上出现的问题。
2. 请找出小刘出现上述异常的原因。

应激相关障碍是一类与应激源有明显因果关系的精神障碍,其发生时序、症状内容、病程与预后等均与应激因素密切相关。其发病机制比较复杂,至今仍未完全阐明。一般认为,机体在应激状态时可通过中枢神经系统、神经生化系统、神经内分泌系统、免疫系统等相互作用,影响机体内环境平衡,引起各器官功能障碍、组织结构老化,从而导致各类应激相关障碍的发生,出现一系列生理与心理的改变。大致可以将应激性事件的反应分为3组,分别是急性应激障碍、创伤后应激障碍和适应障碍。

一、应激的相关概念

（一）应激

应激(stress)是个体面临或觉察到环境变化对机体有威胁或挑战时做出的适应性和应对性反应的过程。

塞里(Selye H)是第一个系统使用应激概念说明机体受到威胁时所产生的调节反应的生理学家。塞里用"应激"这一术语来代表严重威胁机体内稳态的任何刺激影响,将引起应激的刺激称为"应激源"。塞里在实验中发现,无论什么种类和性质的刺激作为应激源,总是能引起小鼠肾上腺皮质增生,胸腺、脾脏、淋巴结明显萎缩,嗜酸性粒细胞显著下降,他将这种反应称为一般性适应综合征(general adaptation syndrome,GAS)。

（二）应激源

应激源是作用于个体并使其产生应激反应的刺激物。应激源的范围十分广泛,按应激源的性质将其分为四大类:躯体性应激源、心理性应激源、社会性应激源和文化性应激源。

本章所涉及的应激源多为突发、相对较为重大、持续性的负性事件,如突发灾害、重大的家庭变故如患重病、死亡、婚变、迁居、人际关系困难、工作适应不良等。只有应激源的强度和主观体验超过个体的耐受能力时,才能成为应激相关障碍的致病因素。

二、急性应激障碍

（一）概述

急性应激障碍(acute stress disorder,ASD)是指遭遇强烈精神刺激后(如自然灾害、严重攻击、战争、丧失、性侵犯)数分钟至数小时起病,出现的一过性的应激反应。在没有更多生活事件影响的情况下,一般患者可在数小时或数天内缓解,但也取决于个体的人格特征、既往经历、对应激的易感性和应对能力,以及身体状况等,最迟不超过1个月。

引起急性应激反应的事件包括:直接经历的创伤性事件,包括参与战争、被威胁或实际对个体的暴力攻击如躯体攻击、抢劫、绑架等;经历自然或人为灾害如地震、飞机失事等;经历严重的事故如重大交通事故、工业事故等;目睹了发生在他人身上的创伤性事件;获悉亲密的家庭成员或亲密的朋友身上发生了创伤性事件;反复经历或极端接触于创伤性事件令人作呕的细节中。

（二）临床特点

1. 核心症状 创伤性重现体验、回避与麻木、高度警觉状态，如创伤性事件的情境或当时的心理感受反复自动出现在意识或梦境里，任何与创伤体验有关的情境均可诱发，患者因此回避各种与创伤有关的人或事，情感可以表现为麻木状态，常存在心动过速、出汗、面赤等自主神经症状。与创伤后应激障碍相似。

2. 分离症状 分离症状是急性应激障碍的常见症状，表现为麻木、情感反应迟钝、意识清晰度下降、不真实感、分离性遗忘、人格解体或显示解体。这些症状常在应激源刺激后数分钟至数小时出现，并在 2~3 日缓解或消失，少数患者可达 1 个多月，对发作可有部分性或完全遗忘。

3. 一般表现 早期常表现为茫然状态，并伴有一定程度的意识障碍，如意识清晰度下降、意识范围缩小、注意力狭窄，可出现定向力障碍。

4. 精神病性症状 表现为激越、兴奋话多或无目的漫游，严重时出现思维联想松弛、片段的幻觉、妄想，或出现木僵状态，情绪障碍中可表现为焦虑、抑郁。

三、创伤后应激障碍

（一）概述

创伤后应激障碍（posttraumatic stress disorder，PTSD）指个体受到异常威胁性或灾难性事件所引发的强烈的无助、恐惧、焦虑或厌恶等心理反应，常延迟出现并长期持续，通常延迟在事发 1 个月后，有些则在创伤后数月至数年延迟发作。创伤后应激障碍最初被认为是战争创伤引起的，现在已经扩展至更多的生活事件如暴力、性侵犯、虐待、重大交通事故，以及洪水、地震、海啸等自然灾害。创伤后应激障碍的特征为事件发生后长期的焦虑反应，主要症状包括持续的反复闯入性体验、持续的警觉性增高、对创伤事件持久的回避及对一般事物的麻木。

（二）临床特点

1. 反复体验 不需要刺激和相关引发物，创伤后应激障碍患者即可再次生动体验创伤情境，表现为创伤情景经常不由自主地出现在患者的联想和记忆中，或使患者出现错觉、幻觉，仿佛又完全置身创伤性事件发生时的情境，伴随痛苦记忆和明显的生理反应如心跳、出汗、面色苍白，持续时间可从数秒钟到几天不等。此种现象被称为侵入性回忆或闪回。创伤体验有时可出现在梦境中，表现为患者梦中反复出现创伤性事件或做噩梦。这种反复体验给患者带来了极大痛苦，一方面，个体难以预料事件的发生，难以控制发生的时间和次数；另一方面，再一次的闪回如同再一次经历创伤。

2. 回避与情感麻木 这是创伤后应激障碍的核心症状。个体试图在生理与情感上远离伤痛。创伤常常引发患者非常强烈的负性情绪，如恐惧、紧张和焦虑，这些情绪常常可以持续终生。为了避免如此强烈的负性情绪，许多创伤后应激障碍患者在生活中常常表现为对创伤事件的回避和情感体验受限。回避与创伤性事件有关的话题，回避可能勾起创伤事件的事情或环境，或不能回忆（遗忘）创伤性经历的某些重要方面。这些回避可以短暂缓解痛苦。创伤后应激障碍患者整体上给人木然、淡然的感觉，表现为对周围环境的一般刺激反应迟钝，很少参加活动或没有兴趣参加；情感淡漠，与他人疏远，有脱离他人或觉得他人很陌生的感受；难以体验和表达细腻的情感；对未来失去憧憬（如较少考虑或计划未来学习、工作或婚姻等）。回避及情感麻木使得创伤后应激障碍患者间接受益，并因此被不断强化其麻木或回避行为。患者出现不愿意与人交往，对亲人冷淡，兴趣范围缩小，对创伤有关的人和事出现动机性遗忘。

3. 过度警觉　在创伤事件发生后早期，此症状最为普遍。个体出现过分警觉、易激惹或易怒、惊跳反应、坐立不安、注意力不集中。有些患者表现为难以入睡、易醒或醒后再次入睡困难。

4. 延迟发作　症状常常在创伤事件后数日至数月发病，即会经过一段无明显症状的间歇期后才发病。症状一旦出现，可持续存在，严重影响社会功能。多数患者可在一年内恢复，少数患者由于患病前人格缺陷或有神经症病史导致预后不良，持续多年迁延不愈，甚至转化为持久的人格改变或社会功能缺损。

四、适 应 障 碍

（一）概述

适应障碍（adjustment disorder）是指因长期存在应激源或困难处境，加上患者有一定的人格缺陷，产生以烦恼、抑郁等情感障碍为主，同时有适应不良的行为障碍或生理功能障碍，并使社会功能受损的一种慢性心因性障碍。适应障碍的发生是对某一明显的生活变化或应激性生活事件所表现的不适反应，如失业或更换新的工作、移居国外、离退休、转学、患重病、经济危机等引起的生活适应性障碍。适应障碍是一种短期的和轻度的烦恼状态和情绪失调，常影响到社会功能，但不出现精神病性症状。

（二）临床特点

适应障碍常在应激性生活事件发生后1～3个月内出现，临床表现多种多样，包括抑郁心境、焦虑或烦恼，感到不能应对当前的生活或无从计划未来，失眠、应激相关的躯体功能障碍（头疼、躯体不适、胸闷、心慌），社会功能或工作受到损害。有些患者可出现暴力行为。

成年患者多见情绪症状。以抑郁为主者，表现为情绪不高，对日常生活失去兴趣、自责、无望无助感，伴有睡眠障碍、食欲变化和体重减轻，有激越行为。以焦虑为主者，则表现为焦虑不安、担心害怕、神经过敏、心慌、呼吸急促、窒息感等。

青少年以品行障碍为主，表现为逃学、斗殴、盗窃、说谎、物质滥用、离家出走等。儿童适应障碍主要表现为尿床、吸吮手指等退行性行为，以及无故的躯体不适。

患者的临床表现可以以某一类型为主要症状，也可混合出现，如情感障碍合并品行障碍出现。部分患者表现为不典型的适应障碍，如社会退缩，但不伴焦虑、抑郁心境；或社会功能突然下降，但无明显的焦虑、抑郁情绪。

患者通常在应激性事件或生活改变发生后1个月内起病。病程往往较长，但一般不超过6个月。随着时过境迁，刺激的消除或者经过调整形成了新的适应，精神障碍随之缓解。

第二节　应激相关障碍的治疗与预防

 工作情景与任务

导入情景：

某男性患者，遭遇地震后1年，家人反映患者性格有改变，无故发脾气，不喜欢外出，沉默少语。睡眠差，有几次听到患者从睡梦中呼喊惊醒。患者不敢在封闭的场所停留，不敢乘坐电梯，听到轰塌声表现出异常恐惧和害怕。

工作任务：

1. 请指出该患者可能出现的问题。

2. 请帮助该患者解决上述问题。

一、急性应激障碍的治疗

急性应激反应发生后，最主要的处理方法是进行危机干预。对于一些严重的症状可适当使用药物治疗。

（一）危机干预

应激性事件发生时，是危机干预的最佳时机。干预的技术主要包括以下几类。

1. 心理急救技术　心理急救是指对遭受创伤而需要支援的个体提供人道性质的支持。在不侵扰的前提下，提供实际的关怀和支持，评估需求；协助人们满足基本需求；聆听倾诉但不强迫交谈；帮助求助者获得信息、服务和社会支持。

2. 稳定化技术　通过引导当事人想象联系，帮助其在内心世界构建一个安全地方，适当远离令人痛苦的情景，并且寻找内心的积极资源，激发内在生命能量，重新解决和面对当前困难的能力，促进对未来生活的希望。

3. 问题解决技术　该技术以改变求助者的认知为前提，结合当事人的需要及可利用的资源，采用合作性或指导性的方式，通过会谈、学习问题解决技巧、重建新的人际关系让当事人找到应对危机和挫折的方法，帮助其渡过难关，增强其适应力。

4. 危机事件应激晤谈技术　是一种对于灾难的危机干预最为有效的方式。这种疗法主要采取结构化小组讨论的形式,引导灾难幸存者谈论应激性危机事件。干预通常在危机发生的 1～2 日内进行,每次活动时间 2～3 个小时。活动分介绍阶段、事实阶段、感受阶段、症状阶段、辅导阶段及恢复阶段 6 个部分。

5. 哀伤处理技术　哀伤是一种涉及心理、行为和躯体感觉的整体感受。通过哀伤处理,使当事人学会面对亲人离世这一事实,逐渐适应新环境,这对于当事人重建心理平衡、恢复自我功能是极其重要的。

（二）预后

急性应激障碍一般预后良好,症状缓解完全,因此在最新版《国际疾病、外伤与死亡统计分类》中不再将其作为一类疾病,而将其归类于"影响健康状态的因素和需要健康服务的非疾病现象"。

二、创伤后应激障碍的治疗

对于罹患创伤后应激障碍的患者,最主要的治疗方法是药物治疗和心理治疗。

（一）药物治疗

当患者确定诊断为创伤后应激障碍后,药物治疗是重要的干预手段之一。理想的药物治疗是能够消除创伤后应激障碍的四大核心症状,但目前尚无药物对创伤后应激障碍的各组症状群都能产生满意疗效。现有关于创伤后应激障碍的药物治疗还是以对症治疗为主。对症治疗对创伤后应激障碍患者至少有三种潜在益处:改善症状、治疗共患疾病、减轻那些干扰心理治疗和/或日常功能的相关症状。

选择性 5-羟色胺再摄取抑制剂(SSRIs)类抗抑郁药的疗效和安全性好,不良反应轻,被推荐为创伤后应激障碍的一线用药。氟西汀、帕罗西汀和舍曲林拥有较多的证据,也有证据表明选择性 5-羟色胺和去甲肾上腺素再摄取抑制剂(SNRIs)类药物对创伤后应激障碍有较好的疗效。抗抑郁药治疗不仅能改善患者存在的睡眠障碍、抑郁焦虑症状,也能减轻侵入性症状和回避症状。抗焦虑药能降低创伤后应激障碍患者的警觉度,改善恐惧症状和抑制记忆再现。

对苯二氮䓬类使用有争议。目前认为,苯二氮䓬类可慎用于合并惊恐障碍但没有精神活性物质滥用史的创伤后应激障碍患者。新近研究发现,新型非苯二氮䓬类抗焦虑药如丁螺环酮、坦度螺酮等能改善创伤后应激障碍的核心症状、认知障碍,不损害精神运动功能,也不导致过度镇静、肌肉松弛等。

在临床上,根据创伤后应激障碍的症状以及共患病情况,还可选择肾上腺素受体阻断剂类药物改善警觉过高、分离症状;心境稳定剂能控制攻击性和激惹的行为;非典型抗精神病药物能改善伴随的精神病性症状。

创伤后应激障碍对药物治疗的起效相对缓慢,一般用药 4～6 周后出现症状减轻,8 周或更长疗程后才会更明显体现药物的真正疗效。由于各种药物的作用机制不同,一种治疗无效可选用其他药物治疗,并给予合适的疗程和剂量。在运用抗抑郁药治疗创伤后应激障碍时,剂量、疗程与抑郁症治疗相同,治疗时间和剂量都应充分。建议缓解后还应给予1年维持治疗,直到痊愈。

(二)心理治疗

目前的研究证据和临床经验提示心理治疗对于创伤后应激障碍患者是有效的。在创伤后应激障碍初期主要采用危机干预的原则与技术,侧重于提供支持,帮助患者接受所面临的不幸与自身的反应,鼓励患者面对事件,表达、宣泄与创伤性事件相伴的负性情绪。治疗者要帮助患者认识其所具有的应对资源,同时发展新的应对策略,学会新的应对方式。

1. 认知行为治疗 认知行为治疗对创伤后应激障碍患者的核心症状有确切的疗效。治疗包括正常的应激反应的教育、焦虑处理训练、对非理性观念的认知训练、对创伤事件的想象和情境暴露,以及复发预防。治疗核心是暴露疗法,让患者面对与创伤性事件相类似的情境,唤起患者创伤记忆,并使其持久地暴露在情境中,去治疗记忆中的病理成分。

2. 眼动脱敏再处理 让患者想象一个创伤情景,同时眼睛追踪治疗师快速移动的手指,然后集中调节其认知和警觉反应。反复多次,直至当移动眼球时,患者在治疗师指导下产生的正性想法能与场景联系起来,警觉反应减轻。这可能与患者在暴露或修复创伤记忆时治疗师给予的正性反馈和指导有关。

3. 团体心理治疗 这是一种由治疗师有目的地把有共同目标或同类心理问题的人组成一个团体,在团体情境中,通过建立特殊关系和谈话达到治疗目的的心理治疗形式。在团体心理治疗中,人际互动有着更大的广度,患者能够得到更丰富、饱满的体验,在互动当中体会到温暖、接纳,树立信心和希望。

(三)预后

创伤后应激障碍的迁延性和反复发作性使其成为临床症状最严重、预后最差的应激相关障碍。罹患创伤后应激障碍后,至少三分之一的患者因为疾病的慢性化而终身不愈,丧失劳动能力;一半以上的患者伴有物质滥用、抑郁、各种焦虑相关障碍及其他精神障碍。创伤后应激障碍患者的自杀率是普通人群的6倍,早期及时的干预和治疗对良好的预后具有重要意义。

三、适应障碍的治疗

适应障碍的治疗重点以心理治疗为主。心理治疗主要是解决患者的心理应对方式和情绪发泄的途径问题。治疗首先评定患者症状的性质与严重程度,了解诱因、患者人格特点、应对方式等因素在发病中的相对作用,同时,要注意应激源对患者的意义,主要采取个别指导、家庭治疗和社会支持等方式,可酌情选用支持性心理疗法、短程动力疗法、认知行为疗法等。无论选用哪种心理治疗方法,治疗中都要抓住三个环节:消除或减少应激源，包括改变对应激事件的态度和认识；提高患者的应对能力；消除或缓解症状。

药物治疗只用在情绪异常较为明显的患者身上。作用主要是加快症状缓解，为心理治疗提供合适的环境。可根据具体情况采用抗焦虑药物和抗抑郁药物，低剂量、短疗程为宜。

适应障碍的病程一般不超过 6 个月，随时间推移可自行缓解，或者转化为特定的更严重的其他精神障碍。因此，适应障碍的治疗要防止病程慢性化和病情恶化。

四、应激相关障碍的预防

应激相关障碍不仅与个体所经历的应激性事件有关，还涉及个体认知评价、应对方式、社会支持、人格特征等因素。

（一）针对应激源的管理

很多应激刺激受自然、社会规律支配，不受人类主观意愿控制，对个体而言具有一定程度的不可控性，如生老病死、自然灾害等，这些刺激引发的相关应激过程不可能也没有必要完全消除。虽然这类应激刺激不可避免，但仍然有能够避免或减少的刺激，如针对某些职业应激的健康促进项目，能够帮助减少特定人群中特定的应激源。

（二）针对认知评价的管理

认知评价是重要的应激易感因素。通过一些成熟的心理测查工具如明尼苏达多项人格测试筛选和识别出个体的一般性认知特点，如偏执、绝对化思维、僵化等。也可以通过访谈或问卷的方法让个体对有关事件的认知倾向做出评估。对于筛选和识别出的应激易感个体，可进行认知层面的重点干预，从预防的高度增强个体的应对能力，减轻应激带给个体的危害，达到预防应激相关障碍的目的。

（三）针对应对方式的管理

个体通常具有相对稳定和习惯化的应对风格，如果其应对风格是破坏性的，应激则更有可能对该个体带来破坏性的影响，即该个体具有应激易感性。如有些人习惯用烟酒或精神活性物质来调节情绪，这种应对方式对情绪改善具有即刻的效果，但从长远来看对个体的身心健康及社会功能具有破坏性。利用特质应对问卷一类的测评工具筛选出习惯于破坏性应对方式的个体，通过有针对性地干预使他们学会使用建设性的应对方式，去降低个体的应激易感性，达到预防应激相关障碍的目的。

（四）针对社会支持的管理

缺少社会支持、缺少社会联系或社会规范控制、社会隔离等本身就可以成为非常强大的应激刺激，如缺乏社交技能、缺乏社会支持可以导致孤独无望、焦虑抑郁以及持续的误解和失望。筛选出缺少社会支持的应激易感者作为重点干预对象，构建针对特定应激刺激的社会支持平台，如针对失业人员的再就业培训和促进机构、针对癌症患者的互助小组、针对社会技能技巧缺乏个体的团体辅导等。

五、护理程序的应用

【护理评估】

对应激相关障碍患者的护理评估主要包括心理、生理、社会行为、应激源等方面的内容。尤其需要注意有无危及生命和安全的行为存在，如自杀、自伤或伤人、拒食、拒水和冲动。

（一）应激源评估

评估应激源的发生原因、种类、强度、持续时间、发生频率、当时情景、与患者的切身利益关系是否密切、与疾病发生的关系等。

（二）生理功能评估

评估躯体的一般情况、各器官的功能水平，以及营养、饮食、睡眠和排泄等情况。

（三）心理功能评估

1. 精神状况评估　精神状况评估包括感知觉症状，如有无幻觉、妄想等；情感状态，如有无焦虑、抑郁、恐惧等。

2. 认知评估　认知评估包括患者对应激性事件的认识以及对该疾病的态度。

3. 应对方式评估　应对方式评估包括患者平时对压力事件的处理方式、处理压力事件所需时间等。

4. 行为方式评估　行为方式评估包括有无现存或潜在的自杀、自伤或伤人、冲动、木僵等行为；有无退缩和品行障碍。

（四）社会功能评估

评估患者的人际交往功能、日常生活能力、职业功能、社会角色；评估患者社会支持来源、强度、性质和数量；评估患者家属对本病的认识和对患者所持的态度。

【护理诊断】

1. 急性意识障碍　与强烈的应激刺激以及应对机制不良有关。

2. 创伤后综合征　与发生的事件超出一般人承受的范围，遭受躯体和心理社会的虐待，感受到对自己或所爱者的严重威胁和伤害有关。

3. 有自杀自伤的危险　与应激事件引起的焦虑、抑郁情绪有关。

4. 有暴力行为的危险　与应激事件引起的兴奋状态、冲动行为有关。

5. 睡眠型态紊乱　与应激事件导致的情绪不稳、主观感觉不适、无法停止担心、环境改变、精神运动性兴奋有关。

6. 焦虑　与长期面对应激事件、主观感觉不适、无法停止担心有关。

7. 恐惧　与经历强烈的应激、反复出现闯入症状有关。

8. 社会交往障碍　与应激事件引起的行为障碍有关。

9. 环境认知障碍综合征　与应激引起的对周围环境的不正确认知有关。

10. 有营养失调的危险　与行为退缩或行为紊乱导致的进食不能自理有关。

11. 感知觉紊乱　与应激引起的反应有关。

【护理目标】

1. 患者不发生自杀、自伤、伤人行为，未造成跌伤、走失后果。

2. 患者在自理能力下降期间的基本生理需要能得到满足。

3. 患者情绪稳定，无焦虑、抑郁、恐惧、紧张等负性情绪。

4. 患者能正确认识应激事件，学会正确应对方法。

【护理措施】

1. 脱离应激源　引起应激相关障碍的根源在应激事件，因此对于应激相关障碍，最首要的护理措施就是帮助患者尽快转移或消除应激源。同时提供安静、宽敞、温度适宜、色彩柔和淡雅以及陈设简单安全的环境，减少不良环境因素对患者的刺激和干扰。通过脱离应激源、减弱不良刺激，可以消除患者的创伤性体验，帮助缓解症状。

2. 安全护理　存在应激相关障碍的患者可能会出现自杀、自伤或伤人、出走、跌倒等安全问题，护理时要加强沟通，严加观察，掌握患者病情及心理活动的变化。同时，要定期进行安全检查，及时处理安全隐患，杜绝不安全因素，防止各种安全问题发生。对于出现严重的行为紊乱或冲动的患者必要时给予保护性约束，以保证患者安全。

3. 生理护理　维持营养、水电解质平衡，护理人员通过了解患者饮食习惯，尽量满足其口味，必要时需要专人耐心劝导并喂饭，多种努力无果时可遵医嘱行鼻饲管进食或静脉补液。帮助改善睡眠。协助料理个人生活，出现木僵或退缩状态的患者常丧失自我料理能力，甚至穿衣、梳理、如厕都无法进行，护理人员需要做好各项基础护理。

4. 心理护理　首先，护理人员应建立良好的护患关系，若不能建立，那么心理干预技术则较难实施。其次，护理人员应为患者给予支持性心理护理，保持与患者的密切接触，每日定时与患者交谈，鼓励患者表达感受，对患者的症状进行解释，帮助其认识疾病的性质，树立战胜疾病的信心，鼓励患者参加活动，减轻孤独感和回避行为。再次，护理人员应帮助患者纠正负性认知，帮助患者找到自己的负性自动思维，指导患者通过现实检验发现自己的负性认知是不符合实际的，从而进行认知矫正。最后，护理人员应帮助患者学习应对技能，教会患者管理焦虑、恐惧等不良情绪的方法，帮助患者学会问题解决的正确方法，帮助患者有效运用社会支持系统。

5. 药物护理　遵医嘱给予相应治疗药物，如抗焦虑药、抗抑郁药、抗精神病药等，帮助患者了解和自行观察药物的作用和不良反应。

【护理评价】

1. 患者是否发生自杀自伤、伤人及冲动行为，是否发生跌伤、走失。

2. 患者的生理需要是否得到满足。

3. 患者能否正确认识和应对应激事件。

4. 患者是否学会调整和管理情绪。

5. 患者的适应能力是否改善。

护理学而思

张女士,56岁。张女士与丈夫、儿子及儿媳同乘一辆车前往某风景区游玩。在回程的高速公路上车辆发生连环追尾导致严重车祸,儿媳当场死亡,张女士被卡在后排座椅与前排座椅之间不能动弹。经抢救治疗,张女士逐渐恢复了健康。在车祸后的几个月里,她总是会梦到车祸发生时的场景,也常常会被猛烈的撞击声惊醒,惊醒后很难再次入睡。

1. 张女士很可能出现了什么问题?

2. 如果你是张女士的责任护士,你该如何对她进行针对性指导?

本章小结

　　本章的学习重点是应激相关障碍的概念、临床特点及治疗原则。本章的学习难点是正确鉴别三类应激相关障碍。在学习过程中,要注重理解和尊重患者,无条件地接纳患者,并具有高度的同理心和责任心,能针对不同应激相关障碍的患者制订相应的护理计划,提高解决实际问题的能力。

（史艳琴）

思考与练习

1. 简述创伤后应激障碍的临床特点。

2. 简述急性应激障碍的临床特点。

3. 简述针对应激相关障碍患者的护理措施。

第十四章 | 心理因素相关生理障碍患者的护理

14章 数字内容

学习目标

1. 具有良好沟通能力和共情能力,鼓励患者倾诉自身感受。
2. 掌握神经性厌食症、睡眠障碍患者的临床表现。
3. 熟悉神经性厌食症、睡眠障碍患者的护理措施。
4. 了解神经性厌食症、睡眠障碍患者的概念及治疗方法。
5. 学会对神经性厌食症、睡眠障碍患者进行健康宣教。

心理因素相关生理障碍是指以心理、社会因素为主要病因,以生理障碍为主要临床表现的一组疾病,包括进食障碍、睡眠障碍和性功能障碍,本章主要介绍神经性厌食症和睡眠障碍。

第一节　神经性厌食症患者的护理

 工作情景与任务

导入情景:

小王,女,19岁,大一新生,因过于关注体重,限制饮食摄入,从开始不吃主食逐渐发展为不吃蔬菜、水果、肉类等,食量极少,有时还会进食后呕吐,体重逐渐减轻,近期出现肤色暗黄、乏力、闭经的症状。

工作任务:

1. 列出该患者的主要症状。
2. 简述护士应该如何进行护理。

一、神经性厌食症概述

（一）概念

神经性厌食症（anorexia nervosa，AN）是指患者对自身体象出现歪曲感知，担心发胖而故意节食，导致体重显著下降和／或出现严重营养不良为主要特征的进食障碍。神经性厌食症好发于青少年，年龄在13～20岁之间，女性高于男性，其中初中和高中阶段发病率较高。

（二）临床表现

1. **恐惧肥胖**　本病的核心症状是对肥胖的强烈恐惧和对体重的过度关注。患者表现为对自己的形体要求非常严格，对肥胖异常恐惧。多数患者为自己制订了明显低于正常的体重标准，有些患者虽无确切标准，但要求体重不断下降。有些患者即使已经骨瘦如柴但仍认为自己太胖，或认为身体的某一部位过于肥胖，如腿太粗，即使他人解释劝说也无效，这种现象称为体象障碍。

2. **控制体重**　为达到自己制订的体重标准，患者常采取各种措施防止体重增加，最常采用的措施是严格限制进食。患者最初只是少吃主食、肉、蛋等，逐渐发展为完全避免食用高糖分或高蛋白食物，常以清水煮菜叶充饥。多数患者对各种食物的成分了如指掌，对食谱有严格的要求。个别患者在某段时间内仅吃某一种自认为不使人发胖的食物。除限制进食外，患者还经常过度运动以防止体重增加，如每日不停地走动、跑步、游泳、做健美操或做家务等，甚至拒绝休息或坐卧。这些活动强度量多与体力极不相称，使人感到患者是在自我折磨、自我惩罚。运动的习惯一旦形成，往往不会短期内消失，即使患者极度消瘦、虚弱时，仍坚持锻炼。

3. **精神障碍**　大约三分之二的神经性厌食症患者合并一种或多种精神障碍，其中最常见的是抑郁症状，表现为情绪低落、情绪不稳、易冲动，严重者有自杀观念；其次为焦虑症状或惊恐发作。部分患者存在强迫观念和强迫行为，表现为一定要说服别人，强迫他人进食，或进食时按特定顺序和要求进行。

4. **生理功能紊乱**　由于长期热量摄入不足，导致各种生理功能改变，患者出现一系列躯体并发症。轻者表现为消瘦、皮肤干燥、脱发、代谢减慢、便秘、闭经、畏寒、头痛、多尿和睡眠障碍；严重者表现为器官功能低下、水电解质紊乱。当患者出现严重营养不良、水电解质失衡不能纠正时，可导致死亡。此外，在各种躯体并发症中，性功能异常是最常见的症状。女性患者常表现为闭经、月经稀少，约20%的女性患者闭经出现在体重下降之前，所以常因闭经就医，而非神经性厌食症去就医。体格检查可发现水肿、低血压、阴毛稀疏、脉搏迟缓、心律失常和幼稚子宫。男性常出现痔疮、无性欲、第二性征发育停滞等异常。

（三）治疗和预防

神经性厌食症的治疗方法主要以综合治疗为主，包括支持治疗、心理治疗和药物治疗。多数神经性厌食症患者可在门诊进行治疗，但当患者出现严重营养不良、电解质紊乱或有严重的自伤、自杀行为时，应及早住院治疗，以免造成严重的后果。

1. 支持治疗　支持治疗主要用于营养不良或电解质紊乱患者，包括纠正水电解平衡和给予足够维持生命的能量，以尽快解除生命威胁，恢复患者正常营养状态。

2. 心理治疗　心理治疗是治疗神经性厌食症的重要方法，治疗目标在于恢复理想体重和重建正常进食行为模式，具体方法主要包括认知治疗、行为治疗和家庭治疗。

（1）认知治疗：通过纠正患者的错误认知，可帮助患者正确认识自己的体象和疾病，从而消除心理冲突。

（2）行为治疗：通过充分利用正强化和负强化的方法，调动患者积极性，逐渐建立良好的饮食习惯，对短期内增加体重有一定治疗效果。

（3）家庭治疗：帮助患者家属正确认识该症的发病原因，避免对患者进食问题的过分关注和不安，纠正对患者不恰当的处理方式，以解决家庭矛盾，促进家庭功能。

3. 药物治疗　目前尚无确切有效的治疗药物。抗抑郁药、安定类药和锂盐虽不能直接改善患者怕胖的观念，但对患者的恐惧、易激惹、沮丧等情绪均有明显疗效，可间接促进患者行为的改善，并可用于治疗合并精神障碍的患者。

4. 预防　加强知识宣教，尤其是目标人群如青春期、女性、学生等人群应定期进行多途径的相关知识介绍，宣传体形美的正常标准和内涵、合理营养的必要性以及过度消瘦的后果。

二、护理程序的应用

【护理评估】
（一）健康史

1. 现病史　本次患病情况、目前主要健康问题、是否接受其他治疗或服用药物，有无其他躯体疾病。

2. 既往史　既往的健康情况、患病史、治疗史、药物过敏史、营养状况。

3. 个人史　个人生活方式、嗜好、人际交往状况、个人成长状况。重点评估患者每日食谱、进食量、进餐模式、运动方式等情况。

4. 家族史　家族中是否有精神障碍病史、肥胖史，有无药物滥用史，有无自杀者。

（二）身体状况

1. 评估患者生命体征，有无血压过低、心动过缓、心律失常等。

2. 评估患者的全身营养状况、身高、体重、皮肤弹性、色泽、皮下脂肪厚度；有无双下肢水肿、水肿程度、有无脱水等。

3. 评估患者有无心血管系统疾病；有无神经系统疾病，是否有胃肠功能紊乱，有无内分泌和代谢紊乱，是否有水电解质紊乱。

4. 实验室检查、心电图、脑电图等检查有无异常。

（三）心理－社会状况

1. 病前人格特点　患者人格是否存在个性缺陷，如敏感、脆弱、固执、自我要求严格等。

2. 病前生活事件　患者发病前有无明显诱发因素。

3. 精神活动　患者是否过分关注自我体象，是否具有极度恐惧肥胖的观念，是否存在情绪障碍，如抑郁、焦虑、易激惹等，有无自伤、自杀行为。

4. 社交能力　患者与亲属、朋友、同事、同学或其他人员相处是否积极主动。

5. 社会支持系统　患者的家庭环境、父母教养方式、成员间关系是否融洽、家属对疾病的态度、照顾方式、患者家庭背景及经济状况。

【护理诊断】

1. 营养失调：低于机体需要量　与畏食行为有关。

2. 体液不足　与液体摄入减少、催吐、使用导泻剂等有关。

3. 体象障碍　与发育延迟、家庭功能不良，对自我不满有关。

4. 焦虑抑郁　与体象障碍、生理需求不能得到满足有关。

5. 有感染的危险　与营养不良、机体免疫力降低有关。

【护理目标】

1. 患者体重恢复和维持在正常范围，营养失调状况改善。

2. 患者养成良好的进食习惯。

3. 患者对自己的体形有正确认识。

4. 患者焦虑情绪得到缓解。

5. 患者能掌握疾病的有关知识，营养状况改善，未发生感染危险。

【护理措施】

（一）基础护理

为患者提供舒适的住院环境，监测患者生命体征、液体出入量、心电图、实验室检查、皮肤黏膜的色泽、弹性和完整性。为患者制订合理食谱，除正常三餐外，两餐间可增加甜食，保证足够热量。体重以每周增加0.5～1kg为宜。食物种类宜选择低脂、低盐食物，避免选用精加工食物，以防发生消化不良、水肿、血糖过高和便秘。严重畏食者，可从少量进食开始，逐渐增量，从流质、半流质、软食过渡到普食，使胃肠道逐渐适应。严格观察患者进餐前后的行为，防止患者进食后呕吐，必要时给予鼻饲或胃肠外营养。

（二）安全护理

患者受负性情绪影响易出现自伤、自杀行为。护士应善于观察，做好安全检查，保证病房内无危险物品,避免患者私藏减肥药、导泻药和利尿剂等,防止发生意外事件。当患者出现催吐、过度运动等避免体重增加的行为时,应及时制止。

（三）心理护理

护理人员应与患者建立良好的护患关系,鼓励患者表达内心感受和对自我体形的看法,帮助患者纠正体象障碍,并通过正向反馈帮助患者学会接受现实中的自己,建立自信,配合医生做好心理治疗,引导患者正常进食,合理地表扬患者的饮食改善行为,及时发现患者的负性情绪,引导患者学习缓解情绪的方法,合理发泄。

（四）健康教育

做好疾病相关知识的宣传教育,帮助患者和家属找出患者患病的可能诱因,鼓励家属参与家庭治疗和集体治疗,主要包括指导家庭对患者的教育方法,提倡疏导而不是制约;对必要的照顾技巧进行示范并提供练习机会;引导家属给予患者良好的心理支持,预防疾病复发。

【护理评价】

1. 患者的体重是否恢复和维持在正常范围,营养失调状况是否改善。
2. 患者是否养成良好的进食习惯。
3. 患者对自己的体形是否有正确认识。
4. 患者焦虑情绪是否得到缓解。
5. 患者营养状况是否改善,感染危险是否未发生。

第二节　睡眠障碍患者的护理

睡眠是一种周期性的可逆的静息现象,它与觉醒交替进行,且与昼夜节律相一致,这种昼夜节律的变化是人体生物体系的重要功能之一,它为个体提供了恰当的生理及心理环境。

 工作情景与任务

导入情景:

小张,男,17岁,高中二年级学生,感觉学习压力过大,夜间无法入睡,即使睡着也容易惊醒,醒来后很难再入睡,焦虑烦躁,学习成绩直线下降。

工作任务:

1. 列出该患者的主要症状。
2. 简述护士应采用的护理方法。

一、睡眠障碍概述

（一）概念

睡眠障碍（sleeping disorder）是指正常睡眠的启动和调节过程发生障碍。心理社会因素引起的非器质性睡眠与觉醒障碍，包括失眠症、原发性睡眠过多、睡行症、夜惊和梦魇等。本节主要介绍失眠症。

（二）病因及发病机制

睡眠障碍的病因与发病机制较为复杂，研究表明与下列因素有关：

1. 生物学因素　①遗传因素、年龄因素、个性特点等；②慢性疼痛、全身瘙痒、喘息、咳嗽、夜尿、吐泻、睡前进食过多等躯体性因素；③脑炎、躁狂症等神经精神疾病因素。

2. 心理因素　失眠症最常见的原因是心理因素，如精神紧张、焦虑恐惧、自我暗示等。

3. 环境因素　环境因素如生活习惯改变、住所更换、声音嘈杂和光线刺激等。

4. 诱发因素　诱发因素包括兴奋性饮料如咖啡、浓茶，兴奋性药物如茶碱、甲状腺素、皮质激素、抗震颤麻痹药及中枢兴奋药等。

（三）临床表现

失眠症是最常见的睡眠障碍，表现为持续长时间对睡眠的质量不满意，并在心理上产生恶性循环，从而使失眠持续存在。失眠症可以是单独的一种疾病，也可以是其他疾病的临床表现之一，如果没有明显的发病原因，即称为原发性失眠症。按失眠的表现形式，可分为以下 3 种类型：

1. 入睡困难型　这类失眠患者受心理因素的影响较明显，情绪兴奋、紧张、焦虑、抑郁等都易造成入睡困难。

2. 保持睡眠困难型　保持睡眠困难型表现为夜间易觉醒，或觉醒后不能再入睡。

3. 早醒型　早醒型表现为清晨觉醒过早，而且醒后不能再入睡。

 知识拓展

世界睡眠日

睡眠是人体的主动过程，可以恢复精神和解除疲劳。2001 年，国际精神卫生和神经科学基金会主办的全球睡眠和健康计划发起了一项全球性活动，将每年的 3 月 21 日定为"世界睡眠日"。此项活动的重点在于引起人们对睡眠重要性和睡眠质量的关注。2003 年中国睡眠研究会将"世界睡眠日"正式引入中国。

（四）治疗

失眠症的治疗通常需要采取综合措施。

1. 病因治疗　寻找引起失眠的原因,消除或减少造成失眠的因素。

2. 心理治疗　是治疗失眠症的主要方法。如使用认知疗法矫正患者对睡眠的错误看法;使用行为疗法让患者心身放松;使用森田疗法,采纳"顺其自然"的理念。

3. 药物治疗　镇静催眠药可作为治疗失眠症的辅助手段,建议短期使用,避免长期用药,一般以1～2周为宜。常用催眠药物主要为苯二氮䓬类,可缩短入睡潜伏期,减少夜间醒转次数。该类药物分为超短效、短效、中效和长效。使用时,应根据患者睡眠障碍的情况来选择药物类型,入睡困难者应选用超短效药物作为催眠用;夜间易醒者可用短效药物或中效药物,以加深睡眠;早醒者则使用中效药物或长效药物,可起到延长睡眠的作用;对于顽固性失眠患者,药物治疗与心理治疗联合使用可提高疗效;对于慢性失眠患者,长期用药则疗效减弱,还可导致药物依赖。

 护理学而思

小张,女,高中三年级学生,再过2个月就要高考了。小张感觉压力很大,每晚都辗转反侧,难以入睡,白天精神不佳,上课很难集中注意力。为此,她尝试了很多方法改善睡眠,如数绵羊、睡前喝热牛奶等,均无效。一次偶然的机会,医生告诉她不用太在意睡眠时间,即使晚上睡眠时间较少,也不会影响第2天的学习,重要是心情要放松。于是,小张不再过度关注睡眠,反而能顺利入睡了。

请思考:

1. 导致小张失眠的主要原因是什么?

2. 小张是如何改善睡眠的?

二、护理程序的应用

【护理评估】

（一）健康史

1. 现病史　目前患病的症状、体征、持续时间等。

2. 既往史　既往的健康情况、患病史、精神疾病患病史、药物过敏史、营养状况等。

3. 个人史　个人成长史、睡眠习惯、睡眠状况,是否有酒精依赖或药物依赖的病史或戒断症状等。

4. 家族史　父母两系三代中有无类似的生活观念及精神障碍病史。

（二）身体状况

1. 睡眠异常表现　评估有无早醒、入睡困难、睡眠维持困难,以及睡眠时数、入睡方式、深度、药物使用情况。必要时可用匹兹堡睡眠质量指数量表,评定患者最近1个月的睡眠质量。

2. 主观睡眠质量　评估患者失眠的原因、诱发或加重失眠后果的不良原因、对睡眠的不现实期望等。

3. 有无自主神经症状　评估患者有无心慌、胸闷、胃胀气、消化不良等无自主神经症状。

4. 多导睡眠监测仪　可以客观评价患者的睡眠质量、进入睡眠时间、睡眠效率及睡眠各期的情况。

（三）心理－社会状况

1. 生活习惯　有无不良的生活习惯与不良的睡眠习惯，如经常吸烟、饮酒、饮浓茶、饮咖啡。

2. 性格特征　患者是否敏感、多疑，对事物要求完美。

3. 诱导事件　有无诱导失眠的社会事件，如工作调动、负性生活事件等。

【护理诊断】

1. 睡眠型态紊乱　与心理社会因素、睡眠环境改变、药物影响等有关。

2. 疲乏　与失眠、异常睡眠引起的不适状态有关。

3. 焦虑　与睡眠型态紊乱有关。

4. 无能为力感　与长期处于失眠状态或异常睡眠状态有关。

【护理目标】

1. 患者能认识失眠的原因，逐渐学会消除这些因素，在护士的指导下重建规律的、有质量的睡眠模式。

2. 患者能认识到焦虑情绪是引起疲乏的主要原因之一，能在疲乏时坚持从事日常活动，以保证夜间睡眠质量，即进入白天日常活动－夜间上床睡觉的循环规律。

3. 患者能通过谈话、书写、绘画等方式表达焦虑情绪，学会缓解焦虑的方法。

4. 患者能通过与护士、家属交谈等方式表达内心感受，消除消极想法。

【护理措施】

（一）基础护理

为患者营造良好的睡眠环境，空气新鲜、温湿度适宜、安静，夜班工作人员做到说话轻、走路轻、关门轻、操作轻，尽量避免医疗操作，可能的情况下可以等患者醒后进行。帮助患者建立良好的睡眠习惯，日间除必须卧床的患者外，均需起床活动，防止白天睡觉，夜间不睡。睡前不宜长时间卧床，入睡前避免过度兴奋，如看惊险刺激的文学作品、过度运动或者讨论重要问题等，睡前避免饮用浓茶、咖啡等兴奋性饮料。晚餐不宜过饱，有条件时可建议睡前用温水泡脚。夜间患者入睡后，及时解除患者的疼痛不适。夜间观察患者睡眠情况，不定时巡视病房，做好睡眠记录。

（二）心理护理

1. 建立良好的护患关系　建立良好的护患关系是实施心理护理的基础。

2. 消除失眠的诱因　患者的失眠原因各不相同，护士应帮助患者了解自身失眠的主要原因并指导其解决方法。

3. 支持性心理护理　通过倾听、同理、陪伴等支持性心理护理技术,让患者感到被接纳、被理解。

4. 认知疗法　失眠患者多有这样的认知,即"我今天又要睡不着",这种不自觉的认知会产生焦虑、紧张的情绪。护士应针对患者的认知进行治疗:①对睡眠保持符合实际的期望;②白天发生的不愉快不归咎于失眠;③不试图入睡;④不给睡眠施加压力;⑤一夜睡不好后不会悲观;⑥学会接受睡眠缺失的后果。引导患者正确认识睡眠,以正确的态度对待失眠,解除心理负担,消除恶性循环状态。

5. 森田疗法　森田疗法的理念是"顺其自然,为所当为",具体方法就是让患者坦然接受失眠,不和失眠做抗争。患者对睡眠越关注,失眠就会越严重。只要不去关注它,失眠引起的情绪会在规律的生活中不知不觉消失,睡眠也会逐渐恢复正常。

(三)健康宣教

1. 生活规律,睡眠的时间尽量固定。

2. 营造最佳的睡眠环境,选择合适的寝具,避免噪声干扰和光线过亮。

3. 白天多在户外活动,接受太阳照射。

4. 睡前 2 个小时避免易兴奋的活动,如看刺激、紧张的电视节目,进食浓茶、咖啡等兴奋食品;用熟悉的物品或习惯帮助入睡;使用睡前诱导放松的方法如腹式呼吸、肌肉松弛法等,帮助患者有意识地控制自身的心理生理活动,降低唤醒水平。

5. 正确使用镇静催眠药物,失眠患者常常自行用药,造成药物耐受和药物依赖。护士应指导患者用药,切忌自行选药和随意停药;用药时不可同时饮酒,以防止增加药物成瘾的危险性。

【护理评价】

1. 患者失眠的原因是否消除。

2. 患者对睡眠和睡眠障碍的知识是否了解。

3. 患者是否掌握几种行为疗法来缓解焦虑和对失眠后果的恐惧。

4. 当失眠再次发生时患者是否能够正确对待,并采取相应的措施改善睡眠。

5. 患者对自己的睡眠时间和睡眠质量是否满意。

本章小结

　　本章的学习重点是神经性厌食症和睡眠障碍的概念、临床表现、治疗及护理措施。在学习过程中注重练习与患者的沟通能力和共情能力,为患者实施有效心理护理。

(吴以楠)

思考与练习

1. 神经性厌食症有哪些临床表现?
2. 如何护理神经性厌食症的患者?
3. 睡眠障碍有哪些临床表现?
4. 睡眠障碍患者的心理护理方法有哪些?
5. 如何对睡眠障碍患者进行健康宣教?

第十五章 │ 儿童少年期精神障碍患者的护理

15章 数字内容

由于生活节奏加快和社会竞争日趋激烈,家庭结构的变化、网络成瘾问题等严重影响着家庭和社会。父母的厚望、学习的压力、升学的竞争以及复杂多变的社会环境给儿童和少年带来了不同程度的心理压力,导致儿童少年期心理问题日益严重。

儿童少年期精神障碍主要包括精神发育迟滞、心理发育障碍以及起病于少年期的行为和情绪障碍。心理发育障碍分为特定性发育障碍和广泛性发育障碍。特定性发育障碍主要包括特定性学习技能发育障碍、特定性运动技能障碍;广泛性发育障碍主要包括儿童孤独症、儿童瓦解性精神障碍。起病于少年期的行为和情绪障碍主要有多动症、抽动障碍和品行障碍。本章主要介绍儿童孤独症和儿童多动症。

第一节　儿童孤独症患者的护理

 工作情景与任务

导入情景:

患儿,男,7岁,不主动与人交流,喜欢自言自语,说反话,答非所问。极不合群,喜欢独处,喜欢重复翻书的动作。患儿每天只吃固定的一种蔬菜,换了其他蔬菜后拒绝吃饭。对新环境有恐惧感,尤其是对汽笛声敏感,听到汽笛声本能地捂住耳朵,且浑身战栗。经常大喊大叫,对父母漠视,没有感情。

工作任务:

1. 列出该患者的主要症状。

2. 简述护士应该如何进行护理患儿。

一、儿童孤独症概述

(一)概念

儿童孤独症(childhood autism)属于广泛性发育障碍的一种类型,男性多见,起病于婴幼儿期,主要表现为不同程度的社交障碍、语言障碍、兴趣狭窄和行为方式刻板、智能障碍、感知觉异常与非特异症状。大部分患者伴有明显的精神发育迟滞,部分患者在一般性智力落后的背景下某方面具有较好的能力。此病的病因不明,可能与遗传、围生期各种并发症、免疫系统异常、神经内分泌和神经递质功能失调有关。

(二)临床表现

1. 社交障碍　社交障碍是本病的核心症状。患者不能与他人建立正常的人际关系。年幼时即表现出与别人无目光对视,不期待甚至拒绝亲情爱抚,不能与父母建立正常的依恋关系,不能与同龄儿童建立正常的伙伴关系,不参加集体游戏,不主动接触别人。

2. 语言障碍　语言障碍是本病的常见症状之一。语言发育明显落后于同龄儿童。患者很少、甚至完全不会使用语言进行正常的人际交流,仅能说一些词汇,或者虽然会讲简单的句子,但不会使用代词或错用代词。患者语言单调平淡,缺乏感情,讲话内容常与当时情境缺乏联系。患者不会主动与人交谈、提问和使用语言来表达自己的愿望和要求。

3. 兴趣狭窄和行为方式刻板　患者对某些物件或活动特别迷恋,如喜欢玩一些非玩具性的物品,如一段废铁丝、一个瓶盖,或观察转动的电风扇,并且可以持续数十分钟、甚至几个小时而没有厌倦感。患者固执地要求保持日常活动程序不变,如每天吃同样的饭菜,在固定的时间和地方排便,盖固定的被子,若程序被改变则表现出明显的不愉快和焦虑情绪,甚至出现反抗行为。部分患者可有重复刻板动作,如反复拍手、捶胸、转圈、跺脚。

4. 智能障碍　多数患者存在智力缺陷,且智能各方面发展不平衡,表现为一般操作性智商较言语性智商高,某些患者的机械记忆、空间视觉能力发育良好,有的患者对数字的计算或推算、对人名和地名的记忆能力较强。

5. 感知觉异常　部分患者有感觉方面的异常,如受外伤后疼痛感不明显,对某些声音刺激非常迟钝而对另外一些特定的声音却很敏感。

6. 非特异症状　多数合并注意缺陷和多动。部分患者出现癫痫发作,约三分之一的患者有脑电图异常。约五分之一的患者有抽动症状。患者可有恐惧、紧张甚至惊恐发作,还可出现自伤、冲动、违拗、强迫症状、进食或睡眠障碍等问题。

（三）治疗

1. 教育和训练　教育和训练是最有效、最主要的治疗方法，目标是促进患者语言发育，提高社会交往能力，掌握基本生活技能和学习技能。

2. 心理治疗　心理治疗的主要目的是强化已经形成的良好行为，对影响社会交往和危害自身的异常行为，如刻板行为、攻击行为、自伤或自残等行为予以矫正。

3. 药物治疗　目前尚无特异性治疗药物，且药物治疗无法改变孤独症的自然病程，但对一些伴发的情绪和行为症状，如情绪不稳、注意缺陷和多动、冲动攻击、自伤自杀、抽动、强迫症状以及精神病性症状，药物对症治疗仍然有效，有利于教育和训练、心理治疗的实施及维护患者和他人安全。药物治疗应遵从小剂量、短疗程的原则。

二、护理程序的应用

【护理评估】

（一）健康史

1. 现病史　此次发病的表现。

2. 既往史　既往个人健康情况、治疗情况、预后。

3. 用药史　药物治疗效果及不良反应，既往有无药物过敏史。

（二）身体状况

1. 评估患者躯体功能指标，有无身高、体重异常，有无运动功能异常，运动协调性如何。

2. 评估患者的生活自理能力。

3. 评估与疾病有关的实验室等辅助检查结果。

（三）心理 - 社会状况

1. 感觉方面　有无感觉异常（迟钝或过敏）。

2. 精神症状　有无焦虑、抑郁、恐惧、兴奋、淡漠及喜怒无常等异常情绪。

3. 行为方面

（1）观察孩子是否对某些非玩具性的物品感兴趣，是否对某物品特别依恋；患者是否有某一方面的特殊爱好、兴趣和能力，如沉溺于看某个电视节目，或对数字、地名等有不寻常的记忆力；有无刻板的生活习惯。

（2）患者是否有某些奇怪的行为；是否有明显多动倾向；有无冲动攻击、固执违拗、重复刻板等行为。

4. 智能和认知方面　通过对患者的智力进行评估判断。可使用社会适应量表来评定，也可通过观察患者的语言沟通能力、交往能力和生活自理能力等方面来判断。

5. 社会交往、学习方面　观察患者是否依恋父母，对亲情爱抚是否有相应的情感反应；当父母离开时有无相应的分离情绪和反应；是否能分辨亲疏；是否与小朋友交往、玩要；接受新知识的兴趣和能力如何。

6. 语言交流与非语言交流方面

（1）语言交流：了解孩子在婴儿期是否会咿呀学语；发育过程中是否一直不说话，或很少说话，是否在2至3岁以前可以讲话，但以后却逐渐减少；能否主动与人交谈，提出或维持话题；能否正确使用代词，有无自顾自地说话或说话与情境不符；讲话时的语音、语调、语速等方面有无异常；有无重复、刻板和模仿言语。

（2）非语言交流障碍：观察孩子是否常以哭闹、尖叫或其他姿势表达他们的不适或需要；有无体态语言。

【护理诊断】

1. 社交障碍　与语言发育障碍有关。

2. 有暴力行为的危险（自伤或伤人）　与认知功能障碍、情绪不稳及易激惹有关。

3. 生活自理缺陷　与智能障碍有关。

4. 语言沟通障碍　与言语发育障碍有关。

【护理目标】

1. 患者能主动与他人沟通，应用语言及非语言进行一般社会交流，改善人际关系。

2. 患者能学会控制情绪，不发生自伤或伤人等冲动行为。

3. 患者生活自理能力逐步改善。

4. 患者能表达自己意愿，语言交往能力逐渐提高。

【护理措施】

（一）基础护理

孤独症患者发病年龄较小，因语言沟通障碍无法正常表达自己需求，做好孤独症患者基本生活需求评估尤其重要。创造舒适的生活环境，做好日常护理如个人卫生、饮食、睡眠及排泄护理等，形成良好的进食习惯，保证充足睡眠，生活规律，出现生活护理问题及时给予处理。

（二）安全护理

患者因认知功能障碍、情绪不稳定，易出现自伤或伤人等冲动行为，因此密切关注患者的活动情况及情绪变化，排除安全隐患十分重要。尽量安排患者在安静舒适的环境中活动、游戏，一旦出现情绪激动等情况，及时安抚患者情绪，适当转移注意力，以防意外发生。必要时专人照顾，限制活动区域。

（三）心理护理

维持良好的护患关系，指导患者积极参加集体活动，增强患者信任感，提高人际沟通能力。

（四）社会功能训练

1. 语言能力训练

（1）创造特定语言环境，把语言训练融入日常生活的各个环节之中。以孩子喜欢的实物为切入点,启发他们多讲话,帮他们将生活中的人和事与语言联系起来,边做边说,强化对语言的理解,提供一个语音和语义相结合的环境。例如,给孩子削水果时,妈妈可以反复说:"妈妈给你削苹果",并与行动联系起来,孩子就可能会逐步记住并理解这句话。

(2)通过与孩子一起玩游戏,或让孩子反复观察大人简单的问话,训练孩子模仿能力并逐渐学会正确回答。

2. 人际交往能力训练

(1)训练患者注视对方眼睛,父母可以用手捧住患者的头,与他面对面,一边追随他的目光,一边温和地呼唤他的名字,直到患者开始注视父母的眼睛;也可在患者面前扮鬼脸或用新奇的物品吸引其目光。

(2)训练患者用语言表达自己的意愿及用语言传递信息。利用情景反复训练使患者能用语言表达自己的愿望,也可让患者进行传话训练,使患者能主动与他人建立关系,改善交往。

(3)使患者理解常见体态语言的含义,如点头、摇头,还可以通过游戏逐步学习与朋友交往,扩大交往范围。

3. 行为矫正训练

(1)刻板、强迫或不良习惯的矫正:不要一味迁就,不要在患者尖叫或发脾气时满足他的要求,不配合患者完成他的刻板行为。对患者的日常生活规律有意识的作一些小的变动,使患者在不知不觉的小变化中,慢慢习惯常规生活的变化。培养患者正常合理的兴趣,积极从事一些建设性的活动,如画画、写字、做家务、玩游戏等,有助于改善他们的刻板和强迫行为。

(2)孤独行为矫正:父母应熟悉患者的喜好和需要,尽量融入他们的生活,让孩子能逐步接受大人的帮助,逐步接受周围环境,同时配合语言能力和交往能力的训练,帮助患者走出孤独。

(3)怪异行为矫正:让患者帮忙用手提一些物品,或大人轻轻牵住患者的手,或用简短的语言制止其行为。

(4)破坏性行为矫正:当患者出现破坏性行为时,语言说服往往无效,可采取行动,如紧紧抱住患者,或把患者抱出房间,同时陪患者一起玩喜欢的游戏以分散注意力,从而让患者逐步意识到其破坏性行为是被禁止的。

(5)发脾气和尖叫行为的矫正:父母应尽快找出原因,或带患者离开原环境,或采取不予理睬的态度,待患者自己平息后,要立即关心和爱抚患者,对患者自己停止发脾气或尖叫给予表扬和称赞。

(6)自伤、自残行为矫正:应立即制止,如马上抓住患者的手,或给患者戴上手套或帽子,也可要求患者学习"把手放在桌上"等行为,以减少自伤行为。

(五)健康宣教

健康宣教的目的是帮助家长认识到疾病性质,讲解疾病的可能原因,减轻家属对疾病的恐惧心理和对孩子生病的自责与内疚感。引导家属减轻彼此埋怨和指责的消极情绪，冷静而理智地接纳孩子的患病现实，树立信心，积极与专业人员配合进行训练和治疗。

【护理评价】

1. 患者是否能主动与人沟通，社交能力有无改善。

2. 患者是否能保持稳定情绪，是否出现自伤、伤人等冲动行为。

3. 患者生活自理能力有无改善。

4. 患者能否表达自己的意愿，语言交往能力是否提高。

第二节　儿童多动症患者的护理

一、儿童多动症概述

（一）概念

儿童多动症（hyperkinetic syndrome）又称为注意缺陷多动障碍，主要特征为明显的注意力不集中和注意持续时间短暂，活动过度和冲动，常伴有学习困难或品行障碍，多发生于学龄前期，男性多于女性。儿童多动症的病因不明，可能与遗传、神经递质（多巴胺、去甲肾上腺素、5-羟色胺）功能异常、神经发育异常、不良家庭教养方式及心理社会因素有关。

（二）临床表现

1. 注意障碍　注意障碍是本病最重要的症状之一，表现为注意难以持久，容易因外界刺激而分心，做事往往有始无终，或不断从一种活动转向另一种活动。活动中不注意规矩和细节，交谈时心不在焉，做事丢三落四，经常遗失随身物品，忘记日常的活动安排。

2. 活动过多和冲动　患者不能长时间静坐，常常在座位上扭来扭去或时坐时站，过分多动或小动作多，到处乱跑或攀爬，难以从事安静的活动或游戏，仿佛精力特别旺盛。患者的行动缺乏思考，凭兴趣行事，行为不顾后果。患者讲话不注意场合，在别人讲话时插嘴或打断别人的谈话。患者情绪不稳，容易过度兴奋；也容易受挫而出现情绪低沉，或出现反抗和攻击性行为。患者渴望要求即时获得满足，否则就哭闹、发脾气。

3. 学习困难　因为注意缺陷和多动，致使患者的学习成绩差，多数患者学习成绩与其智力水平不相称。

4. 精神发育异常　患者的精细动作、协调运动、空间位置觉等发育较差，如对指运动、系鞋带和扣纽扣都不灵活，分辨左右也较困难。少数患者伴有语言发育迟缓、语言表达能力差、智力低下等问题。

5. 品行障碍　约半数患者合并品行障碍，表现为攻击性或某些不符合道德规范及社会准则的行为。

（三）治疗

儿童多动症的治疗应根据患者和家庭情况详细制订综合性治疗方案。

1. 药物治疗　药物治疗主要用于缓解多动及注意缺陷症状，常用中枢兴奋剂（如哌甲酯）和选择性去甲肾上腺素再摄取抑制剂（如托莫西汀）；后者相对耐受性较好，药物不良反应少。

2. 非药物治疗　非药物治疗主要包括行为训练和心理治疗。

（1）行为训练：主要包括学校干预和家长培训。家庭和学校共同制订患者的行为训练方案，积极采用阳性强化疗法，如及时鼓励、表扬患者的良好行为，适当否定患者的不良行为，使患者逐渐消除不良行为。

（2）心理治疗：主要包括认知治疗和行为治疗。认知治疗主要是让患者学习解决问题的方法，识别行为是否恰当，克制自己的冲动行为。行为治疗主要是使患者提高人际交往的能力，去除不适当的行为模式。

二、护理程序的应用

【护理评估】

（一）健康史

1. 现病史　此次发病的表现。

2. 既往史　询问患者既往的健康状况。

3. 用药史　药物治疗效果及不良反应，既往有无药物过敏史。

（二）身体状况

1. 评估患者躯体功能指标，有无身高、体重异常，有无受伤等情况。

2. 评估患者有无躯体畸形和功能障碍。

3. 评估患者有无饮食障碍（贪食或食欲减退）。

4. 评估患者有无营养失调及睡眠障碍（入睡困难、早醒、睡眠节律紊乱）。

5. 评估患者有无受伤的危险（跌倒、摔伤）。

（三）心理–社会状况

1. 认知活动　①患者是否在上课时注意涣散；做作业时是否边做边玩、不断改变作业内容或时间明显延长；注意力是否容易受外界干扰；轻症患者对自己感兴趣的活动注意尚能集中，严重注意缺陷时对任何活动都不能集中注意。②患者是否有记忆和智能障碍。

2. 行为活动　患者与同龄儿童相比活动量是否明显增多；在应该安静的场合能否安静下来；是否有过分不安宁和／或小动作多，喜欢招惹别人；在从事感兴趣的游戏活动时能否安静下来，能持续多久。患者的控制力是否很差，是否容易受外界刺激而兴奋，行为是否冲动，有无做事不顾后果，喜欢冒险等行为；有无撒谎、偷窃、逃学、违抗性行为等品行方面的问题；患者的伙伴关系是否良好；有无自卑心理。

3. 社会功能

（1）生活自理能力方面：有无穿衣、吃饭、洗澡、大小便不能自理。

（2）环境的适应能力方面：有无现存或潜在的学习困难，学习成绩如何，有无言语沟通困难。

（3）自我控制与自我保护能力方面：有无现存或潜在的自我控制力、自我防卫能力下降。

4. 其他　有无家庭养育方式不当；有无现存的或潜在的家庭矛盾和危机。

【护理诊断】

1. 有受伤的危险　与患者的多动障碍有关。

2. 有暴力行为的危险（自伤或伤人）　与情绪不稳、易激惹有关。

3. 社交障碍　与注意缺陷、多动有关。

4. 营养失调：低于机体需要量　与过度活动有关。

【护理目标】

1. 患者能维持正常营养状态，体重维持在正常范围内。

2. 患者的注意集中能力提高，主动注意维持时间延长。

3. 患者的多动行为逐步改善。

4. 患者伴发的情绪症状消失。

5. 患者的社交能力、学习能力改善。

6. 患者未发生受伤现象。

7. 患者的家庭功能改善。

8. 患者父母的角色冲突减轻或消除。

【护理措施】

（一）基础护理

1. 生活护理　评估多动症患者的睡眠、排泄等自理情况并进行护理干预。对于年龄较小或生活自理能力较差的患者做好日常护理，加强卫生。最主要的为培养良好生活规律，合理安排作息时间，保证充足睡眠。

2. 饮食护理　维持正常的营养代谢，给予高维生素、高热量、易消化的软食。鼓励患者多喝水，按时进餐，规律饮食。对生活自理能力较差的患者可采用喂食，注意喂食速度，防止发生呛咳和噎食。

（二）安全护理

患者多动易引起躯体损伤，护理人员应利用各种护理手段稳定患者情绪，保证患者安全，患者应有专人照顾，限制患者的活动区域，去除患者身边的危险物品。密切关注患者情绪变化，防止出现自伤、伤人等冲动行为，一旦发生应及时制止。

（三）心理护理

护理人员首先要以耐心、关爱、包容的态度与患者建立起良好的护患关系，同时，与家属建立合作关系,这是治疗成败的关键。然后通过认知行为治疗等方式对患者的病态行为进行矫正,可采用个别治疗和小组治疗相结合的形式。由于多动症患者通常缺乏恰当的社会交往技能,例如,不知怎样去发起、维持和结束与别人的交流,同伴关系不良,对别人有攻击性语言和行为,自我控制能力差等,故小组治疗的环境对患者学会适当的社交技能更为有效。

1. 行为治疗　行为治疗指对患者的行为予以正性或负性强化,使患者学会适当的社交技能,或用新的有效的行为来替代不适当的行为模式。例如,对一个上课坐不住时刻要站起的患者,可先统计一天站立发生的次数,如减少几次就奖励一面小红旗,到周末总结,达到多少面红旗就发给一个小奖品;如果一日中做出了不恰当的行为,就减去一面小红旗以示惩罚。

2. 训练注意力　训练患者每做一件小事都要有始有终,训练时间逐步延长。例如,训练患者按照提供的图案装配某件玩具,按部就班,耐心操作,每做一个动作,就大声讲出来,学会自我控制。父母也可以依据孩子的情况制订时间表,并随着症状的改善做相应的调整。比如,6 岁以内的孩子注意力最多能维持 5 分钟,父母不妨给他拟定一个"10分钟计划",告诉孩子无论是搭积木、画画还是看故事书,都必须坚持 10 分钟。如果孩子看书写字能坚持 10 分钟,父母就帮其制订"15 分钟计划"。设定的时间应比孩子能保持的"最高水平"长几分钟,使其稍微努力就能达到。

3. 认知行为治疗　对冲动性行为有效,主要包括让患者学习如何解决问题;学会预先评估自己的行为所带来的后果,克制冲动行为;识别自己的行为是否恰当,选择恰当的行为应对方式。

4. 健康宣教

(1)对疾病认知的指导:改变家长和老师将患者视为不服管教的"坏孩子"这一错误认识,教育他们用"赞扬、鼓励"的正性强化方式代替单纯的惩罚教育。

(2)干预措施指导:让家长学会如何解决家庭问题,学会如何与患者相处,如何共同制订明确的奖惩办法,如何使用正向强化方式鼓励患者的良好行为,如何使用惩罚方式消除患者的不良行为。①确定训练目标:训练目标要从患者实际出发,简单明了,循序渐进,以免挫伤其自尊心。②增加交流沟通:家长应给患者解释的机会,让患者表达负性情绪,然后一起分析讨论,对的加以肯定,错的加以纠正,使患者体会到民主、平等、被重视的感觉,有利于改善家庭关系。③合理安排时间:多动症儿童做事没有头绪,父母每天要帮助孩子安排游戏、活动和学习的内容,合理分配好时间。患者精力旺盛,可适当安排郊游、跑步、踢球等安全而又消耗体力的活动。④培养学习兴趣:对有学习困难者,要积极鼓励、耐心辅导,消除其自卑情绪,培养学习兴趣,及时表扬鼓励,帮助患者树立自信心。⑤注意言传身教:家长要加强自身修养,凡要求孩子做到的,家长首先要做到,家庭成员之间融洽相处,避免相互指责,营造融洽和谐的家庭氛围。⑥加强家长、老师和医护人员的合作治疗,互相沟通,共同商定治疗方案并相互配合实施。

患者,男,8岁,小学生。老师经常向家长反映孩子上课坐不住,经常做小动作,学习成绩差。患者在家经常闹情绪,发脾气,要求得不到满足时就满地打滚,家长束手无策,故入院就诊。入院检查:患者生命体征正常,注意涣散,情绪不稳定,易激惹。

请思考:

1. 如何对患者进行注意力训练?

2. 如何对患者的家长进行健康宣教?

（四）护理评价

1. 患者的注意缺陷是否改善,听课、做作业等时是否能集中注意力。

2. 患者的异常活动水平是否改善,行为多动是否明显减少或消失。

3. 患者的社会功能是否改善,如社会交往、适应能力及同伴关系是否改善,攻击冲动等不良行为是否改善。

4. 患者的不良情绪如焦虑、恐惧、发脾气等是否减少或消除。

5. 患者的家庭功能是否增强,家庭参与、配合培训的程度是否提高,家庭养育态度和方式是否合理,家属认识和处理疾病的能力是否加强。

> **本章小结**
>
> 　　本章的学习重点是儿童孤独症的临床表现、治疗及护理措施;儿童多动症的临床表现、治疗及护理措施。在学习过程中注重增强护理工作职业认同感,强化与患者的沟通能力和共情能力,为患者实施有效的心理护理。

（吴以楠）

 思考与练习

1. 儿童孤独症有哪些临床表现?

2. 如何护理儿童孤独症患者?

3. 儿童多动症有哪些临床表现?

4. 如何护理儿童多动症患者?

5. 如何对儿童多动症患者进行健康宣教?

第十六章 | 精神障碍患者的社区及家庭康复护理

16章 数字内容

1. 具有团队意识和良好的职业道德修养。
2. 掌握精神障碍患者社区精神卫生服务的三级防治。
3. 熟悉精神障碍患者社区康复护理及精神障碍患者的家庭护理。
4. 了解社区精神卫生服务的内容。
5. 学会识别精神障碍家庭护理中特殊情况及意外事件的处理，并会制订家庭护理措施。

随着社会经济的发展，精神障碍和精神卫生问题已经成为 21 世纪威胁人类健康最重要的问题之一。随着国家和社会对精神疾病的重视，社区及家庭防治已经开展。精神卫生医疗机构负责社区精神疾病患者诊断的确定以及拟定治疗方案，社区卫生服务机构和家庭负责精神疾病患者的社区管理治疗和康复指导，共同为社区精神疾病患者提供无缝隙的服务。

第一节 社区精神卫生服务

工作情景与任务

导入情景：

王某，女，52 岁，是一名癫痫所致精神障碍患者，为再婚重组家庭，与前夫育有一女，与现任丈夫育有一子，母子关系不错，儿子是王某最重要的心理支持。王某有外伤所致癫痫病。王某日常在家做饭，记忆力极差，没有娱乐活动，家中无电视，没有朋辈的支持，与邻居也很少有交流，人际交往差。

工作任务：

1. 请制订对王某的社区精神卫生服务计划。

2. 简述王某在家庭康复时需要注意的问题。

一、社区精神卫生服务的内容

社区精神卫生服务是指在社区范围内以精神健康为主题，以患者为中心，以家庭为单位，由社区精神卫生防治体系相关人员为患者和家属提供精神疾病预防、治疗、康复及健康教育一体化系统和持续的服务。社区精神卫生服务应用社会精神病学的理论、研究方法和临床医学、预防医学等医疗技术，增强个体应对应激和适应社会的能力，减少心理和行为问题，提高社区居民心理健康水平。社区精神卫生服务在整个康复服务体系中扮演着越来越重要的角色，是当代精神医学发展的必然趋势，是精神障碍患者由医院向社会过渡的重要"缓冲区"。

（一）精神障碍的三级预防

精神障碍的预防分为三级，不同层次的预防，工作的范围和任务也各不相同。

1. 一级预防　一级预防是从病因上预防精神疾病和心理问题的发生和发展，工作任务包括以下四个方面：

（1）加强精神健康知识的宣教和保健工作：加强孕妇保健、青春期的心理指导，培养强壮的体魄和心理素质。

（2）减少遗传相关精神疾病的发生：加强遗传的咨询和宣传，减少精神发育不全的产生。家族中如果有精神疾病的患者，要对患者和家属进行相关知识的指导。

（3）预防躯体疾病，减少症状性精神疾病的发生：如果母亲在孕期有过病毒感染和严重营养不良，胎儿可能会出现大脑皮质神经细胞结构紊乱，这与精神分裂症的发病有一定关系。孩子出生后在人生的各个阶段，特别是青春期阶段，应激事件可能会引起内分泌紊乱，与发病可能也有关系。

（4）进行精神障碍的流行病学调查：研究精神障碍在本地区的发生率、发病规律、影响因素及分布情况，为相关部门从宏观上预防精神疾病提供依据。

2. 二级预防　二级预防是早发现、早诊断、早治疗、抗复发，阻断精神疾病的发展，此阶段为疾病发生前或发展期的护理工作。

（1）开展精神疾病线索调查，建立疾病档案。

（2）重点照护患有精神障碍的患者：如果已经患了精神障碍，就要采取二级预防，即积极治疗预防残疾。二级预防要求在疾病的早期进行治疗，积极处理首发病例，预防复发，防止功能衰退，争取更好的疗效。二级预防要采取综合治疗措施，药物治疗是首选，此外还要给予精神障碍患者良好的心理支持和社会支持，帮助患者进行行为矫正，这些都需要家属、社区、政府共同配合。

3. 三级预防　三级预防是患病后期干预，是特殊治疗，防止疾病恶化、防止残疾出现。

（1）了解情况、研讨方案：入户实地走访，通过与患者本人及家属、社区邻里的交流以及社区卫生院的走访，了解患者家庭详细情况和个人具体情况，为康复服务的开展做好前期评估准备工作。

（2）妥善安排：精神障碍发生后期、慢性和康复期患者要巩固治疗防止疾病恶化，预防精神残疾，需要采取药物治疗、心理治疗和物理治疗相结合的抗复发措施，妥善安排患者康复期的工作、学习和生活。

（3）康复护理：开展社区康复治疗，在尊重患者的基础上尽力恢复患者的社会适应功能。精神障碍可能会导致社交、工作、生活能力的减退或丧失，要帮助患者恢复家庭和社会功能，减轻痛苦，提高生活质量，需要做一些适应性的劳动和社会活动，进行回归社会的心理辅导并实施各种康复训练。

（4）定期随访：对严重的精神疾病进行社区管理治疗。建立应急处置机制，避免不良事件发生。

（二）健康教育

利用电视、广播、报纸、墙报等形式，广泛开展健康宣传，普及精神卫生科学知识，普及精神疾病防治知识，提高患者的精神健康水平，减少精神疾病的发生，能正确对待精神疾病和患有精神疾病的患者，维护患者的合法权益。

（三）科学研究

护理人员筛查、诊断、登记、网络报告社区内精神障碍患者的基本情况，开展社区精神疾病的流行病学调查，从而促进社区精神卫生服务工作的全面开展。

（四）培训基层工作人员

对基层工作人员组织各类培训，不断提高其职业道德素质、专业服务水平及能力。

二、精神障碍患者的社区康复护理

（一）社区康复护理的概念

精神障碍患者的社区康复护理以社区为单位，以精神医学的理论、技术为支持，运用社区康复护理方法为精神障碍患者提供康复护理，最大限度地恢复患者的社会心理功能。

（二）社区康复护理的目标

社区康复护理的目标是预防精神疾病的发生，提高精神障碍患者的社会适应能力，恢复其劳动能力，尽可能减轻精神残疾程度。

（三）社区康复护理的措施

1. 普查普治　普查社区内精神障碍患者的一般资料、残疾史、康复需求、家庭支持及在社区中的分布情况，并进行汇总分析，确定个体和整体的康复护理计划。

2. 心理支持　给予精神障碍患者及家属良好的心理支持，不断鼓励，使其树立信心。

可以让社区心理老师对患者进行评估并制订心理援助计划,解决患者的自卑、消极心理,减轻患者自虐倾向及不善交流的问题。

3. 支持家属 帮助家属认识患者目前存在的问题,找到解决问题的方法,与家属共同制订和实施康复计划,在家庭中为患者康复创造良好条件。

4. 用药指导 精神障碍患者的用药指导是精神障碍患者社区康复护理中的一个关键问题。护理人员应指导家属针对患者采取合适的方法,如对无自知力者,可找患者最信任或最有权威性的人来劝说;对恢复期患者需不断加强坚持服药重要性的认识,为避免患者发生藏药、弃药现象,应监督患者将药服下,方可离开。此外,需要观察用药的反应,适时调整服药剂量,使药物既显效明显,不良反应又降到最低限度。

5. 指导和实施综合治疗、康复训练 为了延缓精神障碍患者的人格衰退,促进健康恢复,提高社会与家庭的适应能力,改善生活质量,在药物治疗的基础上,可以对患者进行心理、社会、职业多层次多维度的综合治疗和康复训练,如艺术治疗,包括音乐治疗、临床美术、陶艺治疗、舞蹈治疗;心理康复,包括社交技能训练、心理剧治疗、计算机辅助认知矫正治疗;职业康复,包括生活技能训练、职业技能训练、手工艺操作。

 护理学而思

小娜今年 15 岁,小时候父母因病先后去世,由其姑姑照顾日常生活。一年前,由于姑姑的家庭出现变故,小娜与姑姑一家关系紧张,便由奶奶将其接回老家上学、生活。作为监护人的奶奶已经 80 多岁,处于青春期的小娜和奶奶存在严重代沟,加之学习压力、生活环境变换以及遗传因素(母亲曾患严重精神分裂症)等原因,小娜在上学期间被诊断为精神分裂症。小娜发病后不上学,整日卧床,不说话,不与奶奶交流,也不出去社交,邻居、之前的同学朋友上门找她玩耍也不理会,将自己关在房间里。小娜情绪不稳定时容易哭泣,有时会自己伤害自己;悲观厌世,经常会想办法自杀。近两个月不吃米饭,只吃零食,营养不良导致身体消瘦,脸色苍白,整个人无精打采。当地村委会了解情况后,准备对小娜进行社区精神卫生服务。

请思考:

1. 小娜的服务需求是什么?请根据她的服务需求,制订服务目标。

2. 请根据服务目标,制订康复护理措施。

第二节 精神障碍患者的家庭护理

精神障碍的家庭护理是以家庭系统为单位,将家庭看成一个整体,在特殊环境中进行心理治疗及康复护理的过程。随着医疗卫生事业的发展、医学模式的转变和人们对健康需求的转变,精神障碍患者的护理服务,已从长期住院治疗转向社区治疗和家庭治疗。

现在精神障碍患者不再长期被禁锢在医院中，而是生活在社会和家庭中。家庭是精神障碍患者与医生之间的桥梁，家庭的支持和关爱对预防复发至关重要。

一、精神障碍患者家庭护理的目标与原则

（一）家庭护理的目标

精神障碍患者家庭护理的目标是在社区护士的指导下，由家庭来完成对精神障碍患者的管理和护理工作。稳定患者病情，控制危险行为，巩固治疗效果，预防复发，改善功能，提高生活质量以促进精神障碍患者的全面康复；根据患者的个人能力、技能和兴趣，使其尽可能恢复病前的职业技能或发展他们有兴趣、有专长的技能，以适应职业的需要，最终达到回归社会的目的。

（二）家庭护理的原则

1. 安全性原则　家属要清理危险物品，保管精神药品，观察患者的病情变化。

2. 能动性原则　需要调动起家庭成员的主观能动性，制订家庭护理计划，能够理解并主动帮助、监督患者服药，提高服药依从性，能够主动肩负起帮助、管理患者的重任。

3. 爱心原则　家庭成员在患者康复过程中担当着重要的角色，应给予患者关心和爱心。因此，家庭成员用爱心做好家庭护理，促进家庭成员之间的关系，使彼此能够互助互勉是十分重要的。

4. 学习性原则　想要提高家庭护理对精神疾病患者的干预实施效果，家庭成员就必须深入了解精神疾病的一般规律和常见症状，以便及时预防或应对突发情况。家属对患者疾病的了解程度在很大层面上影响了患者疾病的复发率。因此，精神障碍患者的家属需要不断学习精神疾病知识，在日常护理过程中通过观察患者的表现、情绪、睡眠，掌握患者病情的动态变化。必要时，家属需要及时带患者到医院就医，以免因精神疾病发作而影响到患者的生活质量，给家庭、社会带来沉重的负担。

5. 循序渐进原则　精神疾病的恢复是一个循序渐进的过程，对于其护理及康复也需要循序渐进，逐渐强化护理及康复过程，原则上是逐步和量力而行，不能操之过急。

6. 协作性原则　家属之间、家属与社区及医院医护人员之间应该形成良好联动，在专业人员的指导和协助下帮助患者家属解决由此带来的危机及问题。

二、精神障碍患者的家庭护理措施

（一）居室布置

患者的居室布置要力求安全、安静、简洁。室内尽量不放可能造成自伤或伤人的危险物品，如绳索、剪刀、铁器、农药等及易损坏的家具。注意安全防范，特别对有自杀、自伤、伤人、毁物倾向的患者，应时刻警惕，保持监护，以保护患者及家庭成员自身的安全。

（二）生活护理

1. 个人卫生　督促或协助患者做好个人卫生，但不要一手包办，要让患者自己完成。康复期的患者应尽快摆脱"患者角色"，调整心态。可采用一些简单的行为强化手段，如奖励、适当的惩罚等来培养患者健康的生活习惯，如督促患者自己整理被褥、床铺和打扫屋内卫生；培养其良好的洗漱习惯，如早晨洗脸刷牙，饭前便后洗手，梳理头发，睡前洗漱，按时洗澡；保持衣着整洁，定时更换衣服、床单、被套，督促其理发及修剪指甲。

2. 饮食管理　体重增加是抗精神病药物常见的副作用。根据患者的体重，加强患者的饮食管理，适当给以营养丰富的饮食。保证患者每日进食量，注意营养搭配，不暴饮暴食，不饮酒，不吸烟。

3. 睡眠护理　患者的睡眠好坏预示着病情的好转、波动或加剧。为了保证患者休息好，家庭应为患者创造一个良好的睡眠环境，并教育和督促患者逐渐养成良好睡眠习惯。监督患者规律作息。避免强光和噪声刺激，合理安排患者的休息时间，按时起床，睡前不饮浓茶、咖啡等兴奋性饮料，不观看能引起情绪剧烈变化的电视、书籍等。对入睡困难的患者可指导其做放松训练，必要时可遵医嘱使用安眠药。

（三）心理护理

1. 正确认识精神疾病，降低病耻感　心理护理是家庭护理中的重要方面，由于社会上普遍存在对精神科患者的歧视和偏见，给患者造成很大的精神压力，常表现为自卑、抑郁、绝望等。所以家属要正确认识精神疾病，认识到精神疾病与躯体疾病一样，需要及时诊治。

2. 加强心理疏导和支持　家属应做好相关工作，多给予他们爱心、关心、理解和鼓励，满足心理需求，尽力消除患者不健康的情绪。

3. 掌握患者心理状态　患者生活在家庭中，与亲人朝夕相处，接触密切，家属对患者的情感、行为易于进行细致的观察，患者的思想活动也易于向家属暴露。所以，家属要掌握患者心理状态，积极帮助患者解决问题。

4. 指导患者使用有效的心理应对方法　家属可以鼓励患者正面、积极地克服困难。面对疾病，加强对患者的心理建设，指导其使用有效的心理应对方法，促进其尽快恢复社会功能，融入社会集体。

（四）用药护理

精神障碍患者在医院经过系统的治疗痊愈后，一般需要维持 2~3 年的持续用药，甚至要终生服药，对患者以后的康复有很大作用，达到遏制病情反复的作用。但不少精神分裂症患者对长期吃药有抗拒心理，这时家属一定要向患者讲述坚持服药的必要性，鼓励患者按医嘱服药。

1. 家属和患者掌握药物治疗的相关知识，如药物的疗效、副作用的识别与处理、药物治疗的必要性、疗程和服用方法等。

2. 家属督促患者按时服药，并做好服药记录。精神障碍患者家属要重视让患者定期检查，坚持服药。严格按时按量遵医嘱服药，不要认为病情轻了、好了，就擅自减、停服药。要始终与医生保持联系，由医生根据患者病情指导调整和减停服药。家属还应实时监督患者服药，防止患者将药物含在舌下及口腔的两颊部，待家属不在时，将药吐掉。

3. 妥善保管好药物，避免误服、错服、超量服用等，防止意外事件的发生。

4. 对不愿服药者，家属应亲自督促、看护，以便做好患者的教育、解释工作，督促患者服药，提高患者服药依从性，并注意观察药物的副反应。遇到不能处理的情况，应及时求得专业人员的帮助。

（五）康复训练

通过提升患者的兴趣爱好、锻炼人际交往、提高自理能力进行康复训练，也要注意因人而异、量力而行、循序渐进、坚持不懈、积极协助。

1. 促进人际关系的恢复和发展　精神障碍患者病后存在不同程度的情感淡漠、行为退缩、依赖性强等不利于人际关系恢复的因素。良好的人际关系是心理健康的标志之一，实行人际训练，使之具有与人交往的社会技能，减轻社会心理应激，从而提高患者的生活质量，防止复发。

（1）可以带他们去参加一些社会活动，给他们营造气氛，让他们不会再畏惧这样的气氛。同时，在人际关系上，多跟他们进行沟通和交流，可以了解他们的想法。家人应帮助患者恢复原有的人际关系，并发展新的人际关系。可根据患者实际情况，设立合适的目标，明确生活目的，鼓励患者参加适当的社会活动，帮助患者恢复兴趣和爱好，使其逐渐树立自我价值观念，并在活动中获得快乐和价值感，提高人际交往和社会适应能力。

（2）家属应与患者建立良好的关系。家属、同事、邻居给予关心、帮助和理解。

2. 鼓励加强康复训练　部分精神障碍康复期患者常由于阴性精神症状的影响而少动、懒散，使得其越来越丧失生活及工作能力。家人应鼓励患者加强生活技能训练。生活技能训练主要分为日常生活训练和职业技能训练两个部分。

（1）日常生活训练：要求家属给予患者生活上的关怀，帮助患者制订适宜的作息时间表，督促患者规律生活、健康饮食。此外，在家属的陪伴和指导之下，尽量由患者自己料理生活，家属督促实施，做到起居有节，饮食如常，睡眠良好，注意仪表。患者还可以进行家务、娱乐、健身等活动，以增加其自我价值和自我认同感，提高患者的社会适应能力。

（2）职业技能训练：根本目的在于帮助患者恢复原有的工作和技能，家属可以充分结合患者的个人能力以及兴趣爱好，尊重患者的个性发展，从而对患者进行有针对性的指导，帮助患者循序渐进地恢复工作和技能。通过家庭成员与患者的协同作用，提高患者的康复成功率。

（六）各种精神症状的护理

1. 幻觉的护理　安慰患者、对他的感受表示理解和同情，不与其争论，承认他的感受是真的。

2. 兴奋躁动的护理　保持安静，减少不良刺激，保持警惕，注意自我保护，了解行为的可能原因。对于有攻击、暴力行为的护理应控制好自己的情绪，了解攻击、暴力的原因，避免言语或行为激惹患者，尽快疏散其他人员，解除攻击器具并求助，必要时在约束下及时住院。

3. 消极自伤的护理　藏好家中危险物品，24 小时不间断看护，夜间也需要查看患者情况，防止意外发生；多与患者沟通，了解其消极念头，及时安抚，必要时住院。

4. 冷漠退缩的护理　主动关心照顾，保证健康的饮食营养，鼓励并带动患者与社会保持联系，安排家务劳动和社会劳动，及时表扬及鼓励。

5. 妄想的护理　做到"不争辩、不议论、不解释"满足患者的合理需求，取得其信任；持中立态度，列举事实、提出疑问，让其思考。掌握妄想对象，并及时告知相关人员。

（七）意外事件的处理

精神障碍患者的意外事件，如自杀、自伤、伤人、毁物等，患者家属应提高警惕，重点防范。

（八）健康教育

告知患者和家属治疗药物的作用及副作用，使其明白按医嘱治疗、服药对预防疾病复发、恶化的重要意义以及生活注意事项（饮食、睡眠、病情复发的观察、情绪变化）；教会患者和家属应对各种危机（如自杀、自伤、冲动）的方法，争取家庭和社会支持。根据病情安排患者出院以适应家庭生活和社会生活，促进患者恢复自知力，增加治疗的依从性，降低意外的发生，消除对疾病的偏见与误解，建立康复的信心。

> **本章小结**
>
> 　　本章的学习重点是社区精神卫生服务及社区康复、家庭康复护理，论述了精神障碍患者的治疗与康复护理；了解了社区精神卫生服务的工作内容、具体的实施方法以及家庭中护理精神障碍患者的知识。本章的学习难点是家庭护理措施以及在家庭护理中遇到特殊情况的处理。在学习过程中注意精神障碍的三级预防、家庭用药护理、心理护理和康复护理，提高运用知识解决问题的能力。

（李　杨）

 思考与练习

1. 简述精神疾病的三级防治。
2. 简述精神障碍患者的心理护理内容。
3. 简述精神障碍患者家庭护理中生活护理的内容。
4. 梁某，女，42 岁，已婚，初中文化程度，无业，育有一子一女，大儿子就读初中，小女儿读小学。3 年前，被诊断患有偏执型精神分裂症。犯病时有被害妄想症状，因病曾在医院接受住院治疗4个月。由于梁某的自身病情以及家庭经济困难的情况,需要其所在社区对其进行精神卫生服务,协助其积极面对,顺利度过矫正期。

请为梁某制订社区精神卫生服务的内容及计划。

附 录

附录一 实 训 指 导

实训指导 1 临床自评量表测验

【实训目的】

1. 学会使用临床常用量表的操作、计分和解释。

2. 学会理解自己、他人、护理对象的个性特征和行为模式。

【实训准备】

1. 物品准备 常用临床自评量表。

2. 器械 白服、计算器、纸、笔。

3. 环境准备 护理实训室。

【实训学时】

1学时。

【实训方法与结果】

（一）实训方法

1. 学生在实训前做好临床自评量表知识的复习准备。

2. 指导教师向学生说明实的目的、要求、步骤和注意事项。

3. 学生每6～8人为一个学习小组，服装整齐进入实训室。

4. 学生每组自我评定，各自评价。

5. 教师巡回指导，提醒学生相关的注意事项，解答学生疑问。

（二）实训结果

1. 学生能正确进行临床常用评定量表的评定。

2. 培养学生的团队合作意识和人文主义精神。

【实训评价】

1. 每个学习小组讨论评定过程，总结收获和体会。

2. 指导教师讲评本次临床实训全过程，总结各个临床量表的使用范围及操作事项。

每位学生自我评定，各自阅题、答卷、计算、结果评价。

（林智东）

实训指导 2　心理应激应对分析

【实训目的】

1. 识别应激相关障碍。

2. 学会正确的应对方式,重新评价生活事件。

【实训准备】

1. 物品准备　典型案例资料、纸笔。

2. 器械　白服、听诊器、血压计等。

3. 环境准备　精神科护理实训室。

【实训学时】

1学时。

【实训方法与结果】

(一)实训方法

1. 学生分组,进行课堂讨论、分析。

(1)什么是应激源? 张女士面临着哪些应激源?

(2)什么是应对? 张女士的应对方式有哪些?

(3)什么是社会支持? 分析张女士的社会支持?

2. 各学习小组将讨论结果进行梳理汇总。

3. 教师巡回指导,解答学生提出的问题。

4. 指导教师引导学生进行归纳总结。

(二)实训结果

1. 学生能正确认识心理应激过程并找到合理的应对方式。

2. 培养学生的团队合作意识和人文主义精神。

【实训评价】

1. 学生能正确分析应激源,并找到合理应对方式。

2. 教师根据学生讨论结果及讨论态度进行评价。

3. 每个学习小组进行总结,书写体会报告。

病例摘要

2012年4月,张女士洗澡时无意间发现左乳有一包块,黄豆大小,压之无疼痛。和同事们讨论此事时,大家认为应该是乳腺增生结节,张女士没在意,也没去医院检查。当月,在张女士家里,其母亲因心肌梗死突然去世,张女士特别懊悔,没好好照顾母亲,干什么事都心不在焉,工作中经常出错,便休假1个月,常常因为一点小事发脾气。9月份的一天,洗澡时她发现包块增大,并有刺痛,医院检查,确诊为左乳腺癌,在医院做了乳腺癌根治术。术后心情低落,经常想别人会怎么看自己呢? 以后生活工作怎么办? 以后治疗会怎样? 并要求家人为其保密。心情极度沉闷,经常暗自哭泣。

(林智东)

实训指导 3 放松疗法技能训练

【实训目的】

1. 了解放松疗法的原理,加深对心理治疗的理解。
2. 体验放松疗法的良好效果。
3. 学会放松疗法的基本步骤,能进行放松训练的指导。

【实训准备】

1. 物品 训练计划、多媒体、放松疗法的专业指导语、录音版或纸质版、有靠背的沙发或椅子。
2. 环境 一间安静整洁、光线柔和、周围无噪声的房间。
3. 分组 学生每3人一组,分别扮演心理咨询师、求助者和观察者。

放松训练指导语

"现在我们做放松训练,学习这项训练可帮助我们体验紧张与放松的感觉,完全地放松身体。先让我们体验一下肌肉紧张或放松的感觉,请你将身上的肌肉群紧张起来,再放松。如用力弯曲你的前臂,体验肌肉紧的感受(大约10秒钟)。然后,请你再放松,一点力也不用,尽量放松,体验紧张、放松感受上的差异。(停顿5秒)这就是紧张和放松。下面我将让你逐个使身上的主要肌肉群紧张和放松。从放松双手开始,然后双脚、下肢、头部,最后是躯干。"

"深深吸进一口气,保持一会儿。(大约15秒)好,请慢慢把气呼出来。(停一停)我们再来做一次,请你深深吸进一口气,保持一会儿。(大约15秒)好,请慢慢把气呼出来。(停一停)伸出你的前臂握紧拳头,用力握紧,注意你手上的感受。(大约15秒)好,然后请放松,彻底放松你的双手,体验放松后的感觉,你可能感到沉重、轻松,或者温暖,这些都是放松的标志,请你注意这些感觉。(停一停)我们再做一次。"

"现在开始放松你的双臂,先用力弯曲绷紧双臂肌肉,保持一会儿,感受双臂肌肉的紧张。(大约15秒)好,放松,彻底放松你的双臂,体会放松后的感受。(停一停)我们再做一次。"

"现在,开始练习如何放松双脚。好,紧张你的双脚,用脚趾抓紧地面,用力抓紧,用力,保持一会儿。(大约15秒)好,放松,彻底放松你的双脚。(停一停)我们再做一次。"

"现在,放松你小腿部位的肌肉。请你将脚尖用力上翘,脚跟向下向后紧压地面,绷紧小腿上的肌肉,保持一会儿。(大约15秒)好,放松,彻底放松你的双脚。(停一停)我们再做一次。"

"放松你大腿的肌肉。请用脚跟向前向下压紧地面,绷紧大腿肌肉,保持一会儿。(大约15秒)好,放松,彻底放松。(停一停)我们再做一次。"

"现在我们放松头部肌肉。请皱紧额头的肌肉,皱紧,保持一会儿。(大约15秒)好,放松,彻底放松。(停一停)现在,转动你的眼球,从上、至左、至下、至右,加快速度。好,现在朝反方向旋转你的眼球,加快速度,好,停下来,放松,彻底放松。(停一停)现在,咬紧你的牙齿,用力咬紧,保持一会儿。(大约15秒)好,放松,彻底放松。(停一停)现在,用舌头顶住上颚,用劲上顶,保持一会儿。(大约15秒)好,放松,彻底放松。(停一停)现在,收紧你的下巴,用力,保持大约15秒。"

"现在,向上提起你的双肩,尽量使双肩接近你的耳垂。用力上提双肩,保持15秒。"

"现在,向内收紧你的双肩,用力收,保持一会儿。(大约15秒)好,放松,彻底放松。(停一停)我们再做一次。"

"请抬起你的双腿,向上抬起双腿,弯曲你的腰,用力弯曲腰部,保持一会。"

"现在,紧张臀部肌肉,会阴用力上提,保持一会儿。(大约15秒)好,放松,彻底放松。(停一停)我们再做一次。"(休息3分钟,从头到尾再做一遍放松)

【实训学时】

1学时。

【实训方法与结果】

(一)实训原理

个体的情绪反应包含主观体验、生理反应和表情三部分。在生理反应中,除了受自主神经系统控制的"内脏内分泌"系统的反应不易随意操纵和控制外,受随意神经系统控制的"随意肌肉"反应则可由人们的意念来操纵。当人们心情紧张时,不仅主观上"惊慌失措",连身体各部分的肌肉也变得紧张僵硬。当紧张的情绪松弛后,僵硬的肌肉还不能松弛下来,但可通过按摩、洗浴、睡眠等方式让其松弛。放松训练的基本假设是改变生理反应,主观体验也会随着改变。也就是说,经由人的意识可以把"随意肌肉"控制下来,再间接地使主观体验松弛下来,建立轻松的心情状态。因此,放松训练就是训练求助者,使其能随意地放松全身肌肉,以便随时保持心情轻松的状态,从而缓解紧张、焦虑等情绪。

(二)实训方法

1. 学生在实训前做好放松疗法相关基础知识的预习准备。

2. 向学生说明实训的目的、要求、步骤和注意事项。

3. 多媒体播放放松训练指导语或宣读指导语,老师进行示范并讲解要点,学生观摩老师的动作。

4. 学生在明了放松训练的方法和要领后,3人一组自行练习:扮演心理咨询师的学生模仿老师的语气、语速进行语音指导,扮演求助者的学生跟随语音指导进行放松,观察者注意观察咨询师和求助者的互动,包括咨询师的语气、语调、语速、求助者的情绪状态、配合情况。各组学生揣摩不同角色状态,老师巡回指导。

(三)实训结果

1. 学生能熟悉放松疗法训练的基本步骤及专业指导语。

2. 使学生掌握放松训练的基本程序,并在生活和学习中合理应用。

3. 培养学生的人文主义精神。

【实训评价】

1. 各组学生轮流汇报表演,其他各组给予评价。

2. 教师总结各组表现,并引导学生再次回顾放松疗法训练的基本要点。

3. 每位学生根据自身感受,写出心得体会,上交实训报告。

(冯艳华)

实训指导4　临终患者的心理体验

【实训目的】

1. 体验临终患者复杂的心理变化过程。

2. 学会站在患者角度,理解、关心临终患者。

3. 对临终患者心理反应的各个时期实施针对性护理。

4. 体会护士职责，提升自我修养。

【实训准备】

1. 物品　训练计划、多媒体、病历、护士服、病号服、病床单元以及治疗车、体温计、血压计、洗手液等护理相关物品。

2. 环境　安静整洁、温度适宜、有独立病床单元。

3. 分组　学生每 6 ~ 8 人为一个学习小组，推荐两人分别扮演护理人员和临终患者，分别穿护士服和病号服。

【实训学时】

1 学时。

【实训方法与结果】

（一）实训方法

1. 学生在开始实训前做好临终患者心理发展过程（否认期、愤怒期、妥协期、抑郁期、接受期）的知识准备。

2. 指导教师向学生说明实训的目的、要求、步骤和注意事项。

3. 多媒体播放临终患者心理护理的相关视频资料。

4. 根据临终患者心理发展的五个阶段，将扮演组分为 5 组：①护士 - 否认期临终患者；②护士 - 愤怒期临终患者；③护士 - 妥协期临终患者；④护士 - 抑郁期临终患者；⑤护士 - 接受期临终患者。

5. 各组学生根据所给病例，揣摩不同时期临终患者的心理表现，组织言语动作，融入病例情境进行角色扮演，教师应巡回指导。

（二）实训结果

1. 学生能正确识别临终患者心理过程的五个阶段，并能做出相应阶段的心理护理。

2. 使学生具有责任感与使命感。

3. 培养学生的团队合作意识和人文主义精神。

【实训评价】

1. 各组学生轮流汇报表演，其他各组给予评价。

2. 教师总结各组的表现，引导学生再次回顾临终患者的心理变化过程，梳理临终患者各个阶段的心理护理要点。

3. 每位学生根据自身感受，写出心得体会，上交实训报告。

病历摘要

患者穆先生，48 岁，公司部门经理，肝癌术后两年，因病情恶化入院，肿瘤出现远处转移伴随剧烈疼痛，患者呈恶病质状态。转入临终病房后，患者情绪激动，大喊："这是不可能的，我不可能这么年轻就死去！"有时和妻子交谈："等我好了咱们就出去散散心，大夫肯定误诊了，我还能治好（否认期）。"两天后，患者开始接受现实，但情绪暴躁，对家人破口大骂，时常痛哭："凭什么这种事情会降临到我头上！"患者抗拒治疗，指责医护人员技术水准差并将治疗车推翻（愤怒期）。几天后，患者心情逐渐趋于平静，对医护人员态度友好，积极配合治疗并时常询问："如果我积极配合治疗，能不能多活几天（妥协期）？"患者身体状况逐渐恶化，时常低声哭泣："我快死了，我治不好了，马上就结束了。"整日躺在病床上望着天花板沉默不语（抑郁期）。几天后，患者情绪稍有好转，向妻子倾诉未完成的愿望，并嘱咐妻子："我死后一定照顾好孩子。"患者逐渐接受现实,时常对身边的人说:"太累了,马上就要解脱了(接受期)。"

(祖久春)

实训指导5　制订危机干预的护理程序

【实训目的】

1. 学会制订精神科危机干预的护理程序。

2. 学会接触精神障碍患者的技巧。

3. 培养学生的团队合作意识和尊重关爱患者的人文精神。

【实训准备】

1. 患者或病例　具备教学条件的学校可选择典型的患者,向其说明病史采集的目的,取得配合。不具备教学条件的学校可采用角色扮演进行模拟实践。

2. 场所　选择相关的医院,注意选取适合的时间和环境,减少对患者的刺激。模拟实践可选择在教室、实训室等地点。

3. 学生　按照护士标准着装,掌握患者或模拟患者的基本情况,态度真诚,语言亲切,注意语音、语速、语调,保证与患者或模拟患者的交流能够顺利进行。

【实训学时】

1学时。

【实训方法与结果】

(一) 实训方法

1. 学生在实训前复习常见精神科危机的类型及干预的护理程序。

2. 指导教师向学生说明实训的目的、要求、步骤和注意事项。

3. 指导教师选择当地相关医疗机构,选择2名左右典型患者或典型病例。

4. 以护理小组形式开展活动,学生每6~8人为1个学习小组,设1名组长,每组负责制订1名患者的护理程序。

5. 不具备条件的学校可以通过角色扮演进行实践并汇报。

(二) 实训结果

1. 学生能根据病例科学地制订危机干预的护理程序。

2. 学生能够掌握接触精神障碍患者的技巧。

3. 培养学生的团队合作意识和尊重关爱患者的人文精神。

【实训评价】

1. 各组学生轮流汇报所制订的护理程序,其他各组给予评价。

2. 指导教师对各组制订的护理程序进行汇总、点评。

3. 学生写出本次实训课的体会,上交实训报告。

病历摘要1

患者,女,32岁,文员。近3个月以来,患者说话逐渐减少,不愿出门,在家中唉声叹气,有时独自流泪,家人问其原因,偶尔能够低声回答,说觉得自己脑子没用了,想什么都很困难,以前喜欢的电视剧现在也不感兴趣。患者食欲缺乏，体重明显下降，睡眠减少，凌晨3点多就醒来。就诊时，由家人搀扶前来，愁眉不展，问多答少，声音低沉缓慢，谈到病情时，患者流泪，认为活着没什么意义。

病历摘要2

患者，男，17岁，学生，其祖父有精神分裂症病史。近3个月以来，认为同学在背后议论他，说他是父母在路边捡到的弃儿。上课注意力不集中，成绩明显下滑，在宿舍多次与同学发生冲突。近1个月以来，脑海中经常有人对他评头论足，彻夜难以入睡，办理了休学。休学期间不断向父母要钱，用于采购游戏装备、网上购物，若要求得不到满足，就出现攻击行为。有时会听到同学在隔壁议论他非父母亲生，勃然大怒，跑到隔壁邻居家毁坏家具，情况不能自控，被家属送至精神科住院治疗。诊断：精神分裂症。

（李　淼）

实训指导6　抑郁发作患者的心理护理

【实训目的】

1. 识别抑郁症患者的临床症状。
2. 对抑郁症患者实施有效护理。
3. 对抑郁症患者及家属进行健康教育。
4. 尊重关爱患者，体现人文素养。

【实训准备】

1. 物品　典型患者、案例资料、纸笔。
2. 器械　白服、听诊器等。
3. 环境　精神科护理实训室。

【实训学时】

1学时。

【实训方法与结果】

（一）实训方法

1. 学生在实训前做好抑郁症患者护理知识的复习准备。
2. 指导教师向学生说明实训的目的、要求、步骤和注意事项。
3. 学生每6~8人为一个学习小组，服装整齐进入实训室。
4. 指导教师带领学生对患者进行心理护理评估。
5. 各学习小组将收集的护理评估资料进行整理分析，讨论护理诊断及护理计划。
6. 指导教师巡回，解答学生提出的问题，及时做出指导。

病历摘要

王女士，35岁。最近6个月工作较累，近3周出现兴趣缺乏、易疲劳、言语少、动作迟缓，自觉脑子笨，没有以前聪明。早醒、食欲减退、腹胀、便秘、全身酸痛，有时感心慌气急。患者总是胡思乱想，漫无边际，怀疑自己患了不治之症，觉得活着给家庭带来许多麻烦和负担，有厌世情绪，想过自杀。

1. 王女士主要存在哪些心理症状？
2. 针对这些症状，如何进行护理？

（二）实训结果

1. 学生能正确识别抑郁症患者的临床症状。

2. 学生能掌握抑郁症患者的心理护理。

3. 培养学生的团队合作意识和人文主义精神。

【实训评价】

1. 每个学习小组讨论实训结果，总结收获和体会。

2. 指导教师点评本次临床实训。

3. 学生按照护理程序写一份实训报告，交教师批阅。

（徐　琳）

实训指导7　儿童孤独症患者康复训练

【实训目的】

1. 体验孤独症儿童内心世界。

2. 学会站在孤独症患儿角度，理解、关心患儿。

3. 对儿童孤独症患儿实施针对性护理。

4. 体会护士职责，提升自我修养。

【实训准备】

1. 物品　训练计划、多媒体、病历、护士服、病号服、病床单元、练习发声的图片、儿童训练玩具等物品。

2. 环境　安静整洁，温度适宜，有独立的训练教室。

3. 分组　学生每6～8人为一个学习小组，推荐2人分别扮演护理人员和孤独症患儿，分别穿着护士服和病号服。

【实训学时】

1学时。

【实训方法与结果】

（一）实训方法

1. 学生在实训前做好儿童孤独症患者临床表现、治疗和护理措施的知识准备。

2. 指导教师向学生说明实训的目的、要求、步骤和注意事项。

3. 多媒体播放儿童孤独症患者临床表现的相关视频资料。

4. 教师引导学生掌握训练方法

（1）发声训练：在教患儿练习发声的时候，可以使用实物图片进行提示，一方面吸引患儿的注意力，另一方面可以用手托住患儿的下颚做辅助动作，如教患儿发"阿……"的声音，可以用右手的拇指、示指和中指，压于患儿下巴的前下方，然后让患儿看你的口型发"阿……"的声音，开始声音可能不够准确，但切记不要着急，时间可以控制在1～2分钟。

（2）单音训练：以生活情景和生活常识内容为主，让患儿尽量在学习中加深对语言的理解，如模仿喝水、吃饭的动作，同时一定要使用水杯、水或食物，边吃边做口型模仿加动作提示，一旦患儿听懂简单的指令并有发音的欲望可跟随模仿时，应及时给予玩具等奖励。

（3）单词训练：首先以名词训练为主，而且一定是患儿看得见摸得到的东西，让患儿边指边认，开始可能发音不够准确，如教孩子指认家庭成员，可以是照片上的家庭成员，如爸爸、妈妈、外公、外婆，再辨认常见的生活用品，如电视、钟表、桌子、椅子、暖气、空调、衣服、裤子、毛巾，只要孩子答对就一定要给予玩具奖励。

5. 各组学生根据所给病例，揣摩儿童孤独症患儿内心世界，组织言语动作，融入病例情境，进行角色扮演，教师巡回指导。

（二）实训结果

1. 学生能正确识别儿童孤独症患儿的临床表现并实施康复训练。

2. 使学生具有责任感与使命感。

3. 培养学生的团队合作意识及人文主义精神。

【实训评价】

1. 各组学生轮流汇报表演，其他各组给予评价。

2. 教师总结各组表现，引导学生再次回顾儿童孤独症患儿的临床表现及训练要点。

3. 学生根据自身感受，写出心得体会，上交实训报告。

病历摘要

患儿，5岁，表情呆滞，反应迟钝，不愿交际，与父母感情淡漠，目光回避，注意力及理解能力较差，言语功能发育延迟，喜欢自言自语、独自玩耍。每天固定只吃一种蔬菜，如果换成其他蔬菜则拒绝吃饭。拒绝与人沟通，对陌生环境哭闹抵触，大喊大叫，并用头使劲撞墙。为进一步治疗，门诊以"儿童孤独症"收入院。患儿神志清，精神好，饮食可，睡眠佳，大、小便正常，体格检查未见异常。

（吴以楠）

实训指导8 制订家庭护理措施

【实训目的】

1. 具有较好的沟通技巧、高度的责任感，尊重、关爱患者。

2. 掌握精神障碍患者的家庭护理措施。

3. 熟悉精神障碍患者的家庭护理目标与原则。

4. 了解精神障碍患者家庭护理的内容。

5. 学会识别精神障碍家庭护理中的特殊情况及意外事件的处理，并会制订家庭护理措施。

【实训准备】

1. 学生准备　着装整洁、洗手。学生每2人为一组，1人扮演家庭护理人员、1人扮演患者，评估患者的病情及合作程度。

2. 用物　根据患者的病情准备用物。

3. 环境　清洁、宽敞、明亮、适宜的温湿度，必要时用屏风遮挡。

【实训学时】

2学时。

（一）实训方法

1. 学生在实训前做好精神障碍患者的家庭护理措施的知识准备。

2. 指导教师向学生说明实训的目的、要求、步骤和注意事项。

3. 多媒体播放精神障碍患者家庭护理的相关视频资料。

4. 情景模拟家庭护理场景，学生在分组之后根据疾病症状进行创、编、排家庭护理场景。

5. 教师巡回指导。

（二）实训结果

1. 能够掌握精神障碍患者的家庭护理措施。

2. 熟悉精神障碍患者家庭护理的目标与原则。

3. 学会识别精神障碍家庭护理中的特殊情况及意外事件的处理。

4. 能够尊重、关爱患者。

【实训评价】

1. 各组学生轮流汇报表演，其他组进行评价。

2. 教师总结各组表现，引导学生对素质要求、患者评估、操作前准备、操作过程、操作后护理、全程质量进行评价。

3. 学生根据自身感受，写出心得体会，上交实训报告。

病历摘要

陈先生，45岁，因精神分裂症偏执型住院治疗6个月，疗效显著出院。社区护士定期上门随访，对患者及其家属进行指导。

模拟情景

1. 患者准备

（1）护士语言：陈先生，您好！今天我来帮您检查身体状况，请问您现在需要方便一下吗？

（2）完成程序与要求：①评估患者的身心状况、居室环境是否安静、舒适、温湿度适宜等；②向患者耐心细致地做好解释工作，说明家庭护理的重要性；③协助患者取正确体位；④关爱患者，营造和谐的氛围。

2. 操作中护理

（1）护士语言：陈先生，您最近身体感觉怎么样啊？有没有什么问题我们一起来讨论一下……

（2）完成程序与要求：交谈过程中密切观察病情变化。

3. 操作后护理

（1）护士语言：您配合得很好，谢谢！注意休息，有什么不适请通知我们。

（2）完成程序与要求：①访谈结束，嘱患者休息，24小时后方可洗澡；②嘱家属严密监测患者病情变化。如有异常变化及时通知医护人员；③记录家庭护理的过程；④鼓励患者多与社会接触，积极主动地融入社会中去，参加力所能及的劳动或工作；⑤指导患者学习有效的心理应对机制来减少应激，同时要积极帮助患者解决实际问题。

（李　杨）

附录二　心理与精神病护理相关量表

气质问卷调查表

【量表正文】

指导语：请您仔细阅读以下 60 道题，如果您认为非常符合自己情况的记 2 分，比较符合的记 1 分，介于符合与不符合之间的记 0 分，比较不符合的记 −1 分，完全不符合的记 −2 分。请根据您看题后的第一印象尽快记分，不要在每个题目上花费太多的时间考虑。

1. 做事力求稳妥，不做无把握的事。

2. 遇到可气的事就怒不可遏，想把心里话全说出来才痛快。

3. 宁肯一个人做事，不愿很多人在一起。

4. 到一个新环境很快就能适应。

5. 厌恶那些强烈的刺激，如尖叫、噪声、危险的情况等。

6. 和人争吵时，总是先发制人，喜欢挑衅别人。

7. 喜欢安静的环境。

8. 善于和人交往。

9. 羡慕那种善于克制自己感情的人。

10. 生活有规律，很少违反作息制度。

11. 在多数情况下情绪是乐观的。

12. 碰到陌生人觉得很拘束。

13. 遇到令人气愤的事，能很好地自我克制。

14. 做事总是有旺盛的精力。

15. 遇到问题常常举棋不定、优柔寡断。

16. 在人群中从不觉得过分拘束。

17. 情绪高昂时，觉得干什么都有趣；情绪低落时，又觉得什么都没有意思。

18. 当注意力集中于某事物时，别的事很难使我分心。

19. 理解问题总比别人快。

20. 碰到危险情景，常有一种极度恐怖感。

21. 对学习、工作、事业怀有很高的热情。

22. 能够长时间做枯燥、单调的工作。

23. 符合兴趣的事情，干起来劲头十足，否则就不想干。

24. 一点小事就能引起情绪波动。

25. 讨厌那些需要耐心、细致的工作。

26. 与人交往不卑不亢。

27. 喜欢参加热闹的活动。

217

28. 爱看感情细腻、描写人物内心活动的文学作品。

29. 工作、学习时间长了，常感到厌倦。

30. 不喜欢长时间谈论一个问题，愿意实际动手干。

31. 宁愿侃侃而谈，不愿窃窃私语。

32. 别人说我总是闷闷不乐。

33. 理解问题常比别人慢些。

34. 疲倦时只要短暂的休息就能精神抖擞，重新投入工作。

35. 心里有事宁愿自己想，不愿说出来。

36. 认准一个目标就希望尽快实现，不达目的誓不罢休。

37. 学习、工作同样长的时间后，常比别人更疲倦。

38. 做事有些鲁莽，常不考虑后果。

39. 老师讲授新知识时，总希望他讲慢些，多重复几遍。

40. 能够很快地忘记那些不愉快的事情。

41. 做作业或做一件事情，总比别人花的时间多。

42. 喜欢运动量大的剧烈体育活动，或参加各种文艺活动。

43. 不能很快地把注意力从一件事转移到另一件事上去。

44. 接受一个任务后，就希望把它迅速解决。

45. 认为墨守成规比冒风险要强一些。

46. 能够同时注意几件事物。

47. 当我烦闷的时候，别人很难使我高兴。

48. 爱看情节起伏跌宕、激动人心的小说。

49. 对工作抱认真严谨、始终一贯的态度。

50. 和周围人们的关系总是相处不好。

51. 喜欢学习学过的知识，重复做自己掌握的工作。

52. 希望做变化大、花样多的工作。

53. 小时候会背的诗歌，我似乎比别人记得清楚。

54. 别人说我"出语伤人"，可我并不觉得这样。

55. 在体育活动中，常因反应慢而落后。

56. 反应敏捷，头脑机智。

57. 喜欢有条理而不麻烦的工作。

58. 兴奋的事常使我失眠。

59. 老师讲新概念，常常听不懂，但是弄懂以后就难忘记。

60. 假如工作枯燥乏味，马上就会情绪低落。

【记分】

请将各题分数填入下表，并算出每一栏的总分。

		2	6	9	14	17	21	27	31	36	38	42	48	50	54	58	总分
胆汁质	题号	2	6	9	14	17	21	27	31	36	38	42	48	50	54	58	总分
	得分																
多血质	题号	4	8	11	16	19	23	25	29	34	40	44	46	52	56	60	总分
	得分																
黏液质	题号	1	7	10	13	18	22	26	30	33	39	43	45	49	55	57	总分
	得分																
抑郁质	题号	3	5	12	15	20	24	28	32	35	37	41	47	51	53	59	总分
	得分																
计算结果																	
您的气质类型是																	

【解释】

1. 如果某一类气质得分数明显高出其他 3 种,均高出 4 分以上,则可确定为该类气质;如果该类气质得分超过 20 分,则为典型型;如果该气质得分在 10 ~ 20 分,则为一般型。

2. 如果两种气质类型得分接近,其差异低于 3 分,而且又明显高于其他两种类型 4 分以上,则可定为这两种气质的混合型。

3. 如果三种气质类型得分接近,而且均高于第四种,则为三种气质的混合型。

(冯艳华)

生活事件量表

【量表正文】

指导语:下面是每个人都有可能遇到的一些日常生活事件,是好事还是坏事,可根据个人情况自行判断。这些事件可能对个人有精神上的影响(体验为紧张、压力、兴奋或苦恼等),影响的轻重程度是各不相同的,影响持续的时间也不一样。请您根据自己的情况,实事求是地回答下列问题,回答不记名,完全保密,请在最合适的答案上画"√"。

生活事件名称	事件发生的时间				性质		精神影响程度				影响持续时间				备注
	未发生	一年前	一年内	长期性	好事	坏事	无影响	轻度	中度	重度	极重	三个月内	半年内	一年内	一年以上	
举例:房屋拆迁			√			√		√					√			
家庭有关问题:																
1. 恋爱或订婚																
2. 恋爱失败、破裂																
3. 结婚																

生活事件名称	事件发生的时间				性质		精神影响程度					影响持续时间				备注
	未发生	一年前	一年内	长期性	好事	坏事	无影响	轻度	中度	重度	极重	三个月内	半年内	一年内	一年以上	
4. 自己(爱人)怀孕																
5. 自己(爱人)流产																
6. 家庭增添新成员																
7. 与爱人的父母不和																
8. 夫妻感情不好																
9. 夫妻分居(因不和)																
10. 夫妻两地分居(工作需要)																
11. 性生活不满意或独身																
12. 配偶一方有外遇																
13. 夫妻重归于好																
14. 超指标生育																
15. 本人(爱人)做绝育手术																
16. 配偶死亡																
17. 离婚																
18. 子女升学(就业)失败																
19. 子女管教困难																
20. 子女长期离家																
21. 父母不和																
22. 家庭经济困难																
23. 欠债500元以上																
24. 经济情况显著改善																
25. 家庭成员重病或重伤																
26. 家庭成员死亡																
27. 本人重病或重伤																
28. 住房紧张																
工作学习中的问题:																
29. 待业、无业																
30. 开始就业																
31. 高考失败																

生活事件名称	事件发生的时间				性质		精神影响程度					影响持续时间				备注
	未发生	一年前	一年内	长期性	好事	坏事	无影响	轻度	中度	重度	极重	三个月内	半年内	一年内	一年以上	
32. 扣发奖金或罚款																
33. 突出的个人成就																
34. 晋升、提级																
35. 对现职工作不满意																
36. 工作学习中压力大（如成绩不好）																
37. 与上级关系紧张																
38. 与同事、邻居不和																
39. 第一次远走他乡异国																
40. 生活规律重大变动（饮食睡眠规律改变）																
41. 本人退休、离休或未安排具体工作																
社交与其他问题：																
42. 好友重病或重伤																
43. 好友死亡																
44. 被人误会、错怪、诬告、议论																
45. 介入民事法律纠纷																
46. 被拘留、受审																
47. 失窃、财产损失																
48. 意外惊吓、发生事故、自然灾害																
如果您还经历过其他的生活事件，请依次填写：																
49.																
50.																

【记分】

　　生活事件量表是自评量表，适用于16岁以上的人群。施测时要求被测者根据自身实际感受去判断那些经历过的事是好事或坏事，影响程度如何，影响持续的时间有多久。一次性事件要记录发生次数;长期事件,不到半年记为 1 次,超过半年记为 2 次。影响程度分为 5 级,从毫无影响到影响极重分别记 0、1、2、3、4 分。影响持续时间分为 3 个月、半年内、一年内、一年以上共 4 个等级,分别记 1、2、3、4 分。

记分方法:

单项事件刺激量 = 该事件影响程度分 × 该事件持续时间分 × 该事件发生次数。

正性事件刺激量 = 全部好事刺激量之和。

负性事件刺激量 = 全部坏事刺激量之和。

生活事件总刺激量 = 正性事件刺激量 + 负性事件刺激量。

95% 的正常人一年内的总分不超过 20 分,99% 不超过 32 分。

(冯艳华)

艾森克人格问卷

【量表正文】

指导语:请回答下列问题。每题下面均有"是"和"否",回答"是"时,就在"是"上画"√";回答"否"时,就在"否"上画"√"。每个答案无所谓正确与错误。这里没有对你不利的题目。请尽快回答,不要在每道题目上太多思索。回答时不要考虑应该怎样,只回答你平时是怎样的。每题都要回答。

	是	否
1. 你是否有广泛的爱好?	是	否
2. 在做任何事情之前,你是否都要考虑一番?	是	否
3. 你的情绪时常波动吗?	是	否
4. 当别人做了好事,而周围的人却认为是你做的时候,是否感到洋洋得意?	是	否
5. 你是一个健谈的人吗?	是	否
6. 你曾经无缘无故觉得自己"可怜"吗?	是	否
7. 你曾经有过贪心使自己多得份物质利益吗?	是	否
8. 晚上你是否小心地把门锁好?	是	否
9. 你认为自己活泼吗?	是	否
10. 当看到小孩(或动物)受折磨时你是否难受?	是	否
11. 你是否时常担心,你会说出(或做出)不应该说(或做)的事情?	是	否
12. 若你说过要做某件事,是否不管遇到什么困难都要把它做成?	是	否
13. 在愉快的聚会中,你通常是否尽情享受?	是	否
14. 你是一位易激怒的人吗?	是	否
15. 你是否有过自己做错了事反责备别人的时候?	是	否
16. 你喜欢会见陌生人吗?	是	否
17. 你是否相信参加储蓄是一种好办法?	是	否
18. 你的感情是否容易受到伤害?	是	否
19. 你想服用有奇特效果或有危险性的药物吗?	是	否
20. 你是否时常感到"极其厌烦"?	是	否
21. 你曾多占多得别人东西(甚至一针一线)吗?	是	否

22. 如果条件允许,你喜欢经常外出(旅行)吗? 是 否

23. 对你所喜欢的人,你是否为取乐开过过头玩笑? 是 否

24. 你是否常因"自罪感"而烦恼? 是 否

25. 你是否有时候谈论一些你毫无所知的事情? 是 否

26. 你是否宁愿看些书,而不想去会见别人? 是 否

27. 有坏人想要害你吗? 是 否

28. 你认为自己"神经过敏"吗? 是 否

29. 你的朋友多吗? 是 否

30. 你是个忧虑重重的人吗? 是 否

31. 你在儿童时代是否立即听从大人的吩咐而毫无怨言? 是 否

32. 你是一个无忧无虑、逍遥自在的人吗? 是 否

33. 有礼貌、爱整洁对你很重要吗? 是 否

34. 你是否担心将会发生可怕的事情? 是 否

35. 在结识新朋友时,你通常是主动的吗? 是 否

36. 你觉得自己是个非常敏感的人吗? 是 否

37. 和别人在一起的时候,你是否不常说话? 是 否

38. 你是否认为结婚是个框框,应该废除? 是 否

39. 你有时有点自吹自擂吗? 是 否

40. 在一个沉闷的场合,你能给大家添点气氛吗? 是 否

41. 慢腾腾开车的司机是否使你讨厌? 是 否

42. 你担心自己的健康吗? 是 否

43. 你是否喜欢说笑话和谈论有趣的事? 是 否

44. 你是否觉得大多数事情对你都是无所谓的? 是 否

45. 你小时候曾经有过对父母鲁莽无礼的行为吗? 是 否

46. 你喜欢和别人打成一片,整天相处在一起吗? 是 否

47. 你失眠吗? 是 否

48. 你饭前必定洗手吗? 是 否

49. 当别人问你话时,你是否对答如流? 是 否

50. 你是否有富裕时间喜欢早点动身去赴约会? 是 否

51. 你经常无缘无故感到疲倦和无精打采吗? 是 否

52. 在游戏或打牌时你曾经作弊吗? 是 否

53. 你喜欢紧张的工作吗? 是 否

54. 你时常觉得自己的生活很单调吗? 是 否

55. 你曾经为了自己而利用过别人吗? 是 否

56. 你是否参加的活动太多,已超过自己可能分配的时间? 是 否

57. 是否有那么几个人时常躲着你? 是 否

58. 你是否认为人们为保障自己的将来而精打细算、勤俭节约所费的时间太多了? 是 否

59. 你是否曾经想过去死? 是 否

60. 若你确知不会被发现,你会少付人家钱吗? 是 否

61. 你能使一个联欢会开得成功吗? 是 否

62. 你是否尽力使自己不粗鲁? 是 否

63. 一件使你为难的事情过去之后,是否使你烦恼好久? 是 否

64. 你是否坚持要照你的想法办事? 是 否

65. 当你去乘火车时,你是否最后一分钟到达? 是 否

66. 你是否"神经质"? 是 否

67. 你常感到寂寞吗? 是 否

68. 你的言行总是一致的吗? 是 否

69. 你有时喜欢玩弄动物吗? 是 否

70. 有人对你或你的工作吹毛求疵时,是否容易伤害你的积极性? 是 否

71. 你去赴约会或上班时,曾否迟到? 是 否

72. 你是否喜欢周围有许多热闹和高兴的事? 是 否

73. 你愿意让别人怕你吗? 是 否

74. 你是否有时兴致勃勃,有时却很懒散不想动? 是 否

75. 你有时会把今天应做的事拖到明天吗? 是 否

76. 别人是否认为你是生机勃勃的? 是 否

77. 别人是否对你说过许多谎话? 是 否

78. 你是否对有些事情易性急生气? 是 否

79. 若你犯有错误,是否都愿意承认? 是 否

80. 你是一个整洁严谨、有条不紊的人吗? 是 否

81. 在公园里或马路上,你是否总是把果皮或废纸扔到垃圾箱里? 是 否

82. 遇到为难的事情,你是否拿不定主意? 是 否

83. 你是否有过随口骂人的时候? 是 否

84. 若你乘车或坐飞机外出时,你是否担心会碰撞或出意外? 是 否

85. 你是一个爱交往的人吗? 是 否

【记分】

E 量表:外向—内向。第 1、5、9、13、16、22、29、32、35、40、43、46、49、53、56、61、72、76、85 题答"是"和第 26、37 题答"否"的每题各记 1 分,否则记 0 分。

N 量表(神经质(又称情绪性)。第 3、6、11、14、18、20、24、28、30、34、36、42、47、51、54、59、63、66、67、70、74、78、82、84 题答"是"每题各记 1 分,否则记 0 分。

P 量表:精神质(又称倔强)。第 19、23、27、38、41、44、57、58、65、69、73、77 题答"是"和第 2、8、10、17、33、50、62、80 题答"否"的每题各记 1 分,否则记 0 分。

L 量表:测定被试的掩饰、假托或自身隐蔽,或者测定其朴实、幼稚水平。第 12、31、48、68、79、81 题答"是"和第 4、7、15、21、25、39、45、52、55、60、64、71、75、83 题答"否"的每题各记 1 分,否则记 0 分。

【解释】

E 量表分:分数高于 15 分,表示人格外向,可能是好交际,渴望刺激和冒险,情感易于冲动。分数低于 8,表示人格内向,如好静,富于内省,不喜欢刺激,喜欢有秩序的生活方式,情绪比较稳定。

N 量表分：分数高于 14 分，表示焦虑、忧心忡忡，常郁郁不乐，有强烈情绪反应，甚至出现不够理智的行为。分数低于 9 分，表示情绪稳定。

P 量表分：分数高于 8 分，表示可能是孤独、不关心他人，难以适应外部环境，不近人情，与别人不友好，喜欢寻衅搅扰，喜欢干奇特的事情，并且不顾危险。

L 量表分：分数高于 18 分，显示被试有掩饰倾向，测验结果可能失真。

（冯艳华）

90 项症状自评量表（SCL-90）

【量表正文】

指导语：以下列出了有些人可能会有的问题，请仔细阅读每一条，独立的、不受任何人影响地自我评定，根据最近一个星期内下述情况影响你的实际感觉，在测试题的五个选项中选择适合你的选项，请在最适合的选项上画"√"。

	无	轻度	中度	偏重	严重
1. 头痛	1	2	3	4	5
2. 神经过敏，感到不踏实	1	2	3	4	5
3. 头脑中有不必要的想法或字句盘旋	1	2	3	4	5
4. 头晕或晕倒	1	2	3	4	5
5. 对异性的兴趣减退	1	2	3	4	5
6. 对旁人责备求全	1	2	3	4	5
7. 感到别人能控制你的思想	1	2	3	4	5
8. 责怪别人制造麻烦	1	2	3	4	5
9. 忘记性大	1	2	3	4	5
10. 担心自己的衣饰及仪表	1	2	3	4	5
11. 容易烦恼或激动	1	2	3	4	5
12. 胸痛	1	2	3	4	5
13. 害怕空旷的场所或街道	1	2	3	4	5
14. 感到自己精力下降，活动减慢	1	2	3	4	5
15. 想结束自己的生命	1	2	3	4	5
16. 听到旁人听不到的声音	1	2	3	4	5
17. 发抖	1	2	3	4	5
18. 感到大多数人都不可信任	1	2	3	4	5
19. 胃口不好	1	2	3	4	5
20. 容易哭泣	1	2	3	4	5
21. 同异性相处时感到害羞不自在	1	2	3	4	5
22. 感到受骗，中了圈套或有人想抓住你	1	2	3	4	5
23. 无缘无故地突然感到害怕	1	2	3	4	5

	无	轻度	中度	偏重	严重
24. 自己不能控制的大发脾气	1	2	3	4	5
25. 怕单独出门	1	2	3	4	5
26. 经常责备自己	1	2	3	4	5
27. 腰痛	1	2	3	4	5
28. 感到难以完成任务	1	2	3	4	5
29. 感到孤独	1	2	3	4	5
30. 感到苦闷	1	2	3	4	5
31. 过分担忧	1	2	3	4	5
32. 对事物不感兴趣	1	2	3	4	5
33. 感到害怕	1	2	3	4	5
34. 你的情感容易受到伤害	1	2	3	4	5
35. 旁人能知道你的私下想法	1	2	3	4	5
36. 感到别人不理解您，不同情您	1	2	3	4	5
37. 感到人们对您不友好，不喜欢您	1	2	3	4	5
38. 做事必须做得很慢以确保正确	1	2	3	4	5
39. 心跳得很厉害	1	2	3	4	5
40. 恶心或胃部不舒服	1	2	3	4	5
41. 感到比不上他人	1	2	3	4	5
42. 肌肉酸痛	1	2	3	4	5
43. 感到有人在监视您、谈论您	1	2	3	4	5
44. 难以入睡	1	2	3	4	5
45. 做事必须反复检查	1	2	3	4	5
46. 难以做出决定	1	2	3	4	5
47. 害怕乘电车、公共汽车、地铁或火车	1	2	3	4	5
48. 呼吸有困难	1	2	3	4	5
49. 一阵阵发热或发冷	1	2	3	4	5
50. 因为感到害怕而避开某些东西、场合或活动	1	2	3	4	5
51. 脑子变空了	1	2	3	4	5
52. 身体发麻或刺痛	1	2	3	4	5
53. 喉咙有梗塞感	1	2	3	4	5
54. 感到前途没有希望	1	2	3	4	5
55. 不能集中精神	1	2	3	4	5
56. 感到身体的某一部分软弱无力	1	2	3	4	5
57. 感到紧张或容易紧张	1	2	3	4	5
58. 感到手或脚发重	1	2	3	4	5
59. 想到死亡的事	1	2	3	4	5

	无	轻度	中度	偏重	严重
60. 吃得太多	1	2	3	4	5
61. 当别人看着您或谈论您时感到不自在	1	2	3	4	5
62. 有一些不属于您自己的想法	1	2	3	4	5
63. 有想打人或伤害他人的冲动	1	2	3	4	5
64. 醒得太早	1	2	3	4	5
65. 必须反复洗手、点数或触摸某些东西	1	2	3	4	5
66. 睡得不稳不深	1	2	3	4	5
67. 有想摔坏或破坏东西的想法	1	2	3	4	5
68. 有一些别人没有的想法或念头	1	2	3	4	5
69. 感到对别人神经过敏	1	2	3	4	5
70. 在商店或电影院等人多的地方感到不自在	1	2	3	4	5
71. 感到任何事情都很困难	1	2	3	4	5
72. 一阵阵恐惧或惊恐	1	2	3	4	5
73. 感到公共场合吃东西很不舒服	1	2	3	4	5
74. 经常与人争论	1	2	3	4	5
75. 单独一人时感到神经紧张	1	2	3	4	5
76. 别人对您的成绩没有做出恰当的评价	1	2	3	4	5
77. 即使和别人在一起也感到孤单	1	2	3	4	5
78. 感到坐立不安、心神不定	1	2	3	4	5
79. 感到自己没有什么价值	1	2	3	4	5
80. 感到熟悉的东西变得陌生或不像真的	1	2	3	4	5
81. 大叫或摔东西	1	2	3	4	5
82. 害怕会在公共场合晕倒	1	2	3	4	5
83. 感到别人想占您的便宜	1	2	3	4	5
84. 为一些有关"性"的想法而很苦恼	1	2	3	4	5
85. 您认为应该因为自己的过错而受到惩罚	1	2	3	4	5
86. 感到要很快把事情做完	1	2	3	4	5
87. 感到自己的身体有严重问题	1	2	3	4	5
88. 从未感到和其他人很亲近	1	2	3	4	5
89. 感到自己有罪	1	2	3	4	5
90. 感到自己的脑子有毛病	1	2	3	4	5

【记分】

1. 总分

（1）总分：即 90 个项目的得分之和。

（2）总症状指数：也称总均分，是将总分除以 90，即总症状指数 = 总分 ÷ 90。

（3）阳性项目数：评分为2~5分的项目数。

（4）阳性症状均分：总分减去阴性项目（评分为1的项目）总分，再除以阳性项目数，即阳性症状均分=（总分-阴性项目数）÷阳性项目数。

2. 因子分：SCL-90量表共包括10个因子，反应受测者10个方面的情况，其计算公式如下：

因子分=组成某一因子的各项目数总分/组成某一因子的项目数

3. 下面是各因子名称及所包含的项目及其含义

（1）躯体化：包括1、4、12、27、40、42、48、49、52、53、56和58，共12项。该因子主要反映主观上的身体不适感。

（2）强迫症状：3、9、10、28、38、45、46、51、55和65，共10项，反映临床上的强迫症状。

（3）人际关系敏感：包括6、21、34、36、37、41、61、69和73，共9项，指某些个人不自在感和自卑感，尤其是在与其他人相比较时更突出。

（4）抑郁：包括5、14、15、20、22、26、29、30、31、32、54、71和79，共13项。反映与临床上抑郁症状群相联系的广泛的概念。

（5）焦虑：包括2、17、23、33、39、57、72、78、80和86，共10个项目，指在临床上明显与焦虑症状群相联系的精神症状及体验。

（6）敌对：包括11、24、63、67、74和81，共6项，主要从思维、情感及行为三方面来反映患者的敌对表现。

（7）恐怖：包括13、25、47、50、70、75和82，共7项，它与传统的恐怖状态或广场恐怖所反映的内容基本一致。

（8）偏执：包括8、18、43、68、76和83，共6项，主要是指猜疑和关系妄想。

（9）精神病性：包括7、16、35、62、77、84、85、87、88和90，共10项，其中的幻听、思维播散、被洞悉感等反映精神分裂样症状项目。

（10）其他：19、44、59、60、64、66及89共7个项目，它们主要反映睡眠及饮食情况。

【解释】

1. 评分标准

（1）总分超过160分，提示阳性症状。

（2）阳性项目数超过43项（43项2分以上），提示有问题。

（3）任一因子分超过2分，提示受测者可能存在某种心理不适。

2. 分数解释

（1）如果你是认真完成的这个测验，你得到的这个结果也可能是由于误差引起的。比如说，测验的信效度、区分度本身；测试者没有完全让你理解测验的指导语；在完成量表的时候有人干扰；或者没有在规定的时间内完成。

（2）可能反映你最近的一些心理状况。这个测量适合于中国16周岁以上的人群，超过160分，是你觉得心理可能有某种不适；超过200分，属于你感觉有中度症状；超过250分才有比较严重的心理问题。对于单项因子分，2~2.9分为轻度，3~3.8分为中度，3.9分及以上为重度。

（3）测验的分数可能只代表你最近的状态，需要科学合理地理解这个分数的意义。如果你觉得有不适，尽可能去寻求专业的心理帮助。

（冯艳华）

A 型行为类型量表

【量表正文】

指导语：请回答下列问题，凡是符合你的情况请记为是，凡是不符合你的情况请记为否，每个问题必须回答，答案无所谓对与不对，好与不好，请尽快回答，不要在每道题目上思考太长时间，回答时不要考虑应该怎样，只回答你平时是怎样就行了。

	是	否
1. 我常常力图说服别人同意我的观点。		
2. 即使没有什么要紧事，我走路也很快。		
3. 我经常感到应该做的事很多，有压力。		
4. 即使已经决定了的事，别人也很容易使我改变主意。		
5. 我常常因为一些事大发脾气或与人争吵。		
6. 遇到买东西排长队时，我宁愿不买。		
7. 有些工作我根本安排不过来，只是临时挤时间去做。		
8. 我上班或赴约会时，从来不迟到。		
9. 当我正在做事，谁要是打扰我，不管有意无意，我都非常恼火。		
10. 我总看不惯那些慢条斯理，不紧不慢的人。		
11. 有时我简直忙得透不过气来，因为该做的事情太多了。		
12. 即使跟别人合作，我也总想单独完成一些更重要的部分。		
13. 有时我真想骂人。		
14. 我做事喜欢慢慢来，而且总是思前想后。		
15. 排队买东西时，要是有人插队，我就忍不住指责他或出来干涉。		
16. 我觉得自己是一个无忧无虑、逍遥自在的人。		
17. 有时连我自己都觉得，我所操心的事远远超过我应该操心的范围。		
18. 无论做什么事，即使比别人差，我也无所谓。		
19. 我总不能像有些人那样，做事不紧不慢。		
20. 我从来没想过要按自己的想法办事。		
21. 每天的事情都使我的神经高度紧张。		
22. 在公园里赏花、观鱼等，我总是先看完，等着同来的人。		
23. 对别人的缺点和毛病，我常常不能宽容。		
24. 在我所认识的人里，个个我都喜欢。		
25. 听到别人发表不正确见解，我总是立即就去纠正他。		
26. 无论做什么事，我都比别人快一些。		
27. 当别人对我无礼时，我会立即以牙还牙。		
28. 我觉得我有能力把一切事情办好。		
29. 聊天时，我也总是急于说出自己的想法，甚至打断别人的话。		
30. 人们认为我是一个相当安静、沉着的人。		

	是	否
31. 我觉得世界上值得我信赖的人实在不多。		
32. 对未来我有许多想法,并总想一下子都能实现。		
33. 有时我也会说人家的闲话。		
34. 尽管时间很宽裕,我吃饭也会很快。		
35. 听人讲话或报告时我常替讲话人着急,我想还不如我来讲。		
36. 即使有人冤枉了我,我也能够忍受。		
37. 我有时会把今天该做的事拖到明天去做。		
38. 人们认为我是一个干脆、利落、高效率的人。		
39. 有人对我或我的工作吹毛求疵时,很容易挫伤我的积极性。		
40. 我常常感到时间晚了,可一看表还早呢。		
41. 我觉得我是一个非常敏感的人。		
42. 我做事总是匆匆忙忙的,力图用最少的时间办尽量多的事。		
43. 如果犯有错误,我每次全都愿意承认。		
44. 坐公共汽车时,我总觉得司机开车太慢。		
45. 无论做什么事,即使看着别人做不好我也不想拿来替他做。		
46. 我常常为工作没做完,一天又过去了而感到忧虑。		
47. 很多事情如果由我来负责,情况要比现在好得多。		
48. 有时我会想到一些坏得说不出口的事。		
49. 即使受工作能力或水平很差的人所领导,我也无所谓。		
50. 必须等待什么的时候,我总是心急如焚,像热锅上的蚂蚁。		
51. 当事情不顺利时,我就想放弃,因为我觉得自己能力不够。		
52. 假如我可以不买票白看电影,而且不会被发觉,我可能会这样做。		
53. 别人托我办的事,只要答应了,我从不拖延。		
54. 人们认为我做事很有耐性,干什么都不会着急。		
55. 约会或乘车、船,我从不迟到,如果对方耽误了,我就会恼火。		
56. 我每天看电影,不然心里就不舒服。		
57. 许多事本来可以大家分担,可我喜欢一人去干。		
58. 我觉得别人对我讲的话理解太慢,甚至理解不了我的意思似的。		
59. 人家说我是个厉害的暴性子的人。		
60. 人家说我比较容易看到别人的缺点而不容易看到别人的优点。		

【记分】

A 型行为类型量表共 60 题,分为三类:TH 为时间紧迫感(25 题),CH 为无端敌意(25 题),L 为掩饰分(10 题),若 L 分过高则应考虑问卷无效。

每题的回答与标准答案相符合记 1 分,首先需要计算 L 量表的得分,如果 L≥7 分表示受测者回答不真实。L<7 分者则进一步分析其他两个量表的分数。

TH：2、3、6、7、10、11、19、21、22、26、29、34、38、40、42、44、46、50、53、55、58 题答"是"和 14、16、30、54 题答"否"。

CH：1、5、9、12、15、17、23、25、27、28、31、32、35、39、41、47、57、59、60 题答"是"和 4、18、36、45、49、51 题答"否"。

L：8、20、24、43、56 题答"是"和 13、33、37、48、52 题答"否"。

【解释】

CH 加 TH 得分超过 29 分为有 A 型行为类型倾向；37～50 分为典型 A 型行为类型；30～36 分为中间偏 A 型行为类型；27～29 分为中间型行为类型；19～26 分为中间偏 B 型行为类型；1～18 分为 B 型行为类型。

（冯艳华）

抑郁自评量表（SDS）

【量表正文】

指导语：请仔细阅读下面 20 个问题，根据您最近一周的实际情况，在四个选项中选择最合适的一个答案，并在选项下方画"√"。

题目	没有或很少	有时	大部分时间	绝大部分时间
1. 我觉得闷闷不乐，情绪低沉				
*2. 我觉得一天中早晨最好				
3. 一阵阵哭出来或觉得想哭				
4. 我晚上睡眠不好				
*5. 我吃得跟平常一样多				
*6. 我与异性密切接触时和以往一样感到愉快				
7. 我发觉我的体重在下降				
8. 我有便秘的苦恼				
9. 心跳比平常快				
10. 我无缘无故地感到疲乏				
*11. 我的头脑和平常一样清楚				
*12. 我觉得经常做的事情并没有困难				
13. 我觉得不安而平静不下来				
*14. 我对未来抱有希望				
15. 我比平常容易生气激动				
*16. 我觉得做出决定是容易的				
*17. 我觉得自己是个有用的人，有人需要我				
*18. 我的生活过得很有意义				
19. 我认为如果我死了，别人会生活得更好				
*20. 平常感兴趣的事我仍然感兴趣				

注：* 为反向计分题。

【记分】

若为正向评分题,每题原始分依次记为1、2、3、4分,反向评分题则记为4、3、2、1分。将20个题项的得分相加得到粗分(X),用粗分乘以1.25以后取得整数部分,便得到标准分(Y)。

【解释】

标准分越高说明抑郁程度越重。标准分(Y)分界值为53分,53～62分为轻度抑郁,63～72分为中度抑郁,73分及以上为重度抑郁。

(冯艳华)

焦虑自评量表(SAS)

【量表正文】

指导语:请仔细阅读下面20个问题,根据您最近1周的实际情况,在四个选项中选择最合适的一个答案,并在选项下方画"√"。

题目	没有或很少	有时	大部分时间	绝大部分时间
1. 我觉得比平常容易紧张或着急				
2. 我无缘无故地感到害怕				
3. 我容易心烦意乱或觉得惊恐				
4. 我觉得我可能将要发疯				
*5. 我觉得一切都很好,也不会发生什么不幸				
6. 我的手脚发抖				
7. 我因为头痛、颈痛和背痛而苦恼				
8. 我感觉容易衰弱和疲乏				
*9. 我觉得心平气和,并容易安静坐着				
10. 我觉得心跳得很快				
11. 我因为一阵阵头晕而苦恼				
12. 我有晕倒发作,或觉得要晕倒似的				
*13. 我吸气和呼气都感到很容易				
14. 我的手脚麻木和刺痛				
15. 我因为胃痛和消化不良而苦恼				
16. 我常常要小便				
*17. 我的手脚常常是干燥温暖的				
18. 我脸红发热				
*19. 我容易入睡并且一夜睡得很好				
20. 我做噩梦				

注:*为反向计分题。

232

【记分】

若为正向评分题,每题原始分依次计为1、2、3、4分;反向评分题则记为4、3、2、1分。将20个题项的得分相加得到粗分(X),用粗分乘以1.25以后取得整数部分,便得到标准分(Y)。

【解释】

标准分越高说明焦虑程度越重。标准分(Y)分界值为50分,51～59分为轻度焦虑,60～69分为中度焦虑,70分及以上为重度焦虑。

(冯艳华)

教学大纲(参考)

一、课程性质

心理与精神护理是中等卫生职业教育护理专业的一门重要的专业拓展课程,旨在培养学生在具备良好的心理品质和健全人格的基础上,对患者实施有效的心理护理。本课程的主要内容包括心理学的基本知识、心理应激与危机干预、心理评估与治疗、患者的心理护理、精神障碍的常见症状与诊断、精神疾病的治疗与护理等。本课程的任务是使学生了解心理及社会因素对人心身健康的影响,掌握心理评估、心理治疗中的常用方法;学会识别异常精神活动的典型表现,运用护理程序对心理与精神疾病患者实施整体护理,为学生"零距离"对接就业岗位和参加护士执业资格考试奠定基础。本课程的先修课程包括解剖学基础、生理学基础、基础护理等,同步和后续课程包括内科护理、外科护理、妇产科护理等。

二、课程目标

寓价值观引导于知识传授和能力培养之中,通过本课程的学习,学生能够达到下列要求:

(一)职业素养目标

1. 具有敬佑生命、救死扶伤、甘于奉献、大爱无疆的职业精神和良好的职业道德修养、人际沟通能力与团队合作精神。

2. 具有严谨的学习态度、科学的思维能力和敢于创新的精神。

3. 具有优秀的护理职业心理素质、主动维护患者心理健康的职业能力。

4. 具有合格的整体护理理念、以大健康思维为引领,注重全生命周期维护。

(二)专业知识和技能目标

1. 掌握心理学、精神医学与现代护理学的基本理论、基本知识和基本技能。

2. 掌握患者心理护理的方法和危机干预的技术。

3. 熟练掌握心理与精神护理的程序和护理技术,实施科学护理。

4. 掌握精神疾病的常见症状,学会识别异常精神活动的典型表现。

5. 了解精神疾病常用的治疗方法,掌握精神疾病的护理技术。

6. 初步具有主动进行心理健康教育的意识和能力。

三、教学时间分配

教学内容	学时		
	理论	实践	合计
一、绪论	1	0	1
二、心理过程与人格	4	1	5
三、心理应激与危机干预	2	1	3
四、心理评估与心理治疗	4	1	5
五、患者的心理护理	2	1	3
六、精神障碍的常见症状与诊断	4	0	4

教学内容	学时		
	理论	实践	合计
七、精神科护理技术	1	1	2
八、脑器质性精神障碍患者的护理	1	0	1
九、精神活性物质所致精神障碍患者的护理	1	0	1
十、心境患者的护理	1	1	2
十一、精神分裂症患者的护理	2	0	2
十二、神经症和癔症患者的护理	1	0	1
十三、应激相关障碍患者的护理	1	0	1
十四、心理因素相关生理障碍患者的护理	1	0	1
十五、儿童少年期精神障碍患者的护理	1	1	2
十六、精神障碍患者的社区及家庭康复护理	1	1	2
机动	0	0	1
合计	28	8	36

注：机动学时未计入总学时。

四、教学内容和要求

单元	教学内容	教学要求	教学活动参考	参考学时	
				理论	实践
一、绪论	（一）概述		理论讲授 案例教学 多媒体演示 课堂讨论	1	
	1. 心理现象与心理实质	了解			
	2. 心理与精神健康的标准	熟悉			
	3. 心理问题与精神疾病	掌握			
	（二）心理与社会因素对健康的影响				
	1. 心理因素对健康的影响	掌握			
	2. 社会因素对健康的影响	掌握			
	（三）心理与精神护理工作对护士的要求				
	1. 心理与精神护理概述	熟悉			
	2. 心理与精神护理工作对护士的素养要求	掌握			

单元	教学内容	教学要求	教学活动参考	参考学时	
				理论	实践
二、心理过程与人格	（一）心理过程		理论讲授 案例教学 角色扮演 情景教学 多媒体演示 课堂讨论	4	
	1. 认知过程	掌握			
	2. 情绪情感过程	掌握			
	3. 意志过程	掌握			
	（二）人格				
	1. 人格的概念和特征	掌握			
	2. 人格结构	掌握			
	（三）健康人格与人格障碍				
	1. 健康人格	熟悉			
	2. 常见人格障碍	了解			
	实训指导 1　临床自评量表测验	学会	技能实践		1
三、心理应激与危机干预	（一）心理应激概述	了解	理论讲授 多媒体演示 课堂讨论 案例分析	2	
	（二）心理危机及危机干预				
	1. 心理危机概述	了解			
	2. 心理危机干预	熟悉			
	（三）护理工作中的应激现象				
	1. 护理工作中常见的应激源	掌握			
	2. 护理工作中应激的应对策略	掌握			
	实训指导 2　心理应激应对分析	学会	技能实践		1
四、心理评估与心理治疗	（一）心理评估		理论讲授 多媒体演示 情景教学 角色扮演 课堂讨论 案例分析	4	
	1. 心理评估概述	了解			
	2. 常用的心理评估方法	熟悉			
	3. 常用的心理测验	掌握			
	（二）心理咨询				
	1. 心理咨询概述	了解			
	2. 心理咨询的程序	熟悉			
	（三）心理治疗				
	1. 心理治疗概述	了解			
	2. 常用的心理治疗方法	掌握			
	实训指导 3　放松疗法技能训练	熟练掌握	技能实践		1

单元	教学内容	教学要求	教学活动参考	参考学时	
				理论	实践
五、患者的心理护理	（一）心理护理概述 1. 心理护理的概念 2. 心理护理的诊断 3. 心理护理的程序 （二）一般患者的心理护理 1. 一般患者常见的心理问题 2. 不同年龄阶段患者的心理护理 3. 不同病症患者的心理护理 （三）心身障碍患者的心理护理 1. 心身障碍概述 2. 心身障碍患者的心理护理	 了解 熟悉 掌握 熟悉 熟悉 掌握 了解 掌握	理论讲授 多媒体演示 情景教学 角色扮演 课堂讨论 案例分析	2	
	实训指导4　患者的心理护理训练	熟练掌握	技能训练		1
六、精神障碍的常见症状与诊断	（一）精神障碍的病因与诊断 1. 精神障碍的病因 2. 精神障碍的诊断原则 3. 精神障碍诊断分类 （二）精神障碍的症状学 1. 精神症状的特点 2. 常见的精神症状	 了解 掌握 熟悉 掌握	理论讲授 多媒体演示 情景教学 课堂讨论 案例分析	4	
七、精神科护理技术	（一）精神科基础护理 1. 基础护理的基本内容 2. 基础护理的基本技能 （二）精神科危机干预技术 1. 暴力行为的防范与护理 2. 出走行为的防范与护理 3. 自杀的防范与护理 4. 噎食与吞食异物的防范与护理 5. 木僵的护理	 掌握 熟悉 掌握 掌握 掌握 掌握 熟悉	理论讲授 多媒体演示 情景教学 课堂讨论 案例分析 角色扮演	1	
	实训指导5　制订危机干预的护理程序	学会	技能训练		1

单元	教学内容	教学要求	教学活动参考	参考学时	
				理论	实践
八、脑器质性精神障碍患者的护理	（一）常见器质性综合征患者的护理 1. 常见器质性综合征概述 2. 护理程序的应用 （二）阿尔茨海默病患者的护理 1. 阿尔茨海默病概述 2. 护理程序的应用	 掌握 熟悉 掌握 熟悉	理论讲授 多媒体演示 情景教学 课堂讨论 案例分析	1	
九、精神活性物质所致精神障碍患者的护理	（一）精神活性物质所致精神障碍概述 （二）常见精神活性物质所致精神障碍患者的护理	熟悉 掌握	理论讲授 多媒体演示 情景教学 课堂讨论 案例分析	1	
十、心境障碍患者的护理	（一）躁狂发作患者的护理 1. 躁狂发作概述 2. 护理程序的应用 （二）抑郁发作患者的护理 1. 抑郁发作概述 2. 护理程序的应用	 掌握 熟悉 掌握 熟悉	理论讲授 多媒体演示 情景教学 课堂讨论 案例分析	1	
	实训指导6 抑郁发作患者的心理护理	学会	技能训练		1
十一、精神分裂症患者的护理	（一）精神分裂症概述 1. 精神分裂症的概念 2. 精神分裂症临床表现及分型 3. 精神分裂症的治疗 （二）护理程序的应用	 掌握 掌握 熟悉 熟悉	理论讲授 多媒体演示 情景教学 课堂讨论 案例分析	2	
十二、神经症和癔症患者的护理	（一）神经症患者的护理 （二）癔症患者的护理	掌握 熟悉	理论讲授 多媒体演示 课堂讨论 案例分析	1	
十三、应激相关障碍患者的护理	（一）应激相关障碍的临床特点 （二）应激相关障碍的治疗与预防 （三）护理程序的应用	熟悉 掌握 了解	理论讲授 多媒体演示 情景教学 案例分析	1	

单元	教学内容	教学要求	教学活动参考	参考学时	
				理论	实践
十四、心理因素相关生理障碍患者的护理	(一)神经性厌食症患者的护理 1. 神经性厌食症概述 2. 护理程序的应用 (二)睡眠障碍患者的护理 1. 睡眠障碍概述 2. 护理程序的应用	掌握 熟悉 掌握 熟悉	理论讲授 多媒体演示 情景教学 课堂讨论 案例分析	1	
十五、儿童少年期精神障碍患者的护理	(一)儿童孤独症患者的护理 1. 儿童孤独症概述 2. 护理程序的应用 (二)儿童多动症患者的护理 1. 儿童多动症概述 2. 护理程序的应用	掌握 熟悉 掌握 熟悉	理论讲授 多媒体演示 情景教学 课堂讨论 案例分析	1	
	实训指导7 儿童孤独症患者康复训练	学会	技能训练		1
十六、精神障碍患者的社区及家庭康复护理	(一)社区精神卫生服务 (二)精神障碍患者的家庭护理	了解 熟悉	理论讲授 多媒体演示 案例分析	1	
	实训指导8 制订家庭护理措施	学会	技能训练		1

五、说明

(一)教学安排

本教学大纲主要供中等卫生职业教育护理专业教学使用,在第三学期开设,总学时为36学时,其中理论教学28学时,实践教学8学时。学分为2学分。

(二)教学要求

1. 全面落实课程思政建设要求,教学中应注意呈现思政元素,实现德、识、能三位一体育人。本课程对理论部分教学要求分为掌握、熟悉和了解3个层次。掌握:指对基本知识、基本理论有较深刻的认识,并能综合、灵活地运用所学的知识解决实际问题。熟悉:指能够领会概念、原理的基本含义,解释心理现象、精神表现及护理程序。了解:指对基本知识、基本理论能有一定的认识,能够记忆所学的知识要点。

2. 本课程采用以岗位胜任力为导向的教学理念,在实践技能方面分为熟练掌握和学会2个层次。熟练掌握:指能独立、规范地解决心理与精神护理问题,完成技能操作。学会:指在教师的指导下能初步实施心理与精神护理工作。

（三）教学建议

1. 课程设计上以中职生认知特点为基准，坚持知识传授与价值观引领相结合，理论联系实际，提升学生思想道德素质和人文关怀修养，贯彻课程思政综合育人理念。本课程依据护理岗位的工作任务、职业能力要求，融入"以人为本"的教育理念，突出产教融合的职业教育特色，根据培养目标、教学内容和学生的学习特点以及职业资格考核要求，提倡项目教学、案例教学、任务教学、情境教学等方法，利用校内外实训基地，将学生的自主学习、合作学习和教师引导教学等教学组织形式有机结合，同时在知识的学习中融入理想信念层面的精神指引，培养学生理想信念、价值取向、政治信仰、社会责任等职业素养，推动学生全面发展。

2. 以学生认知规律为基准，注重培养学生三大能力，即解决实际问题的能力、触类旁通的能力，灵活应用所学知识的能力。教学过程中，可通过测验、观察记录、技能考核和理论考试等多种形式对学生的职业素养、专业知识和技能进行综合考评；应体现评价主体的多元化，评价过程的多元化和评价方式的多元化。评价内容不仅关注学生对知识的理解和技能的掌握，更要关注学生在心理与精神护理实践中运用与解决实际问题的能力水平。既注重教学内容的价值取向，又遵循学生在学习过程中的独特体验，教学相长，合作共赢。

参 考 文 献

[1] 周意丹. 精神科护理学 [M]. 北京: 人民卫生出版社, 2011.

[2] 蒋继国. 护理心理学 [M]. 2 版. 北京: 人民卫生出版社, 2013.

[3] 李丽华. 心理与精神护理 [M]. 北京: 人民卫生出版社, 2014.

[4] 沈丽华. 心理与精神护理 [M]. 3 版. 北京: 人民卫生出版社, 2015.

[5] 张小燕. 心理与精神护理 [M]. 北京: 科学出版社, 2016.

[6] 孙萍, 邓斌菊. 护理心理学基础 [M]. 北京: 人民卫生出版社, 2016.

[7] 王凤荣, 马文华. 精神科护理 [M]. 北京: 人民卫生出版社, 2016.

[8] 田仁礼. 心理学基础 [M]. 北京: 人民卫生出版社, 2017.

[9] 刘哲宁, 杨芳宇. 精神科护理 [M]. 北京: 人民卫生出版社, 2017.

[10] 郝伟, 陆林. 精神科护理 [M]. 北京: 人民卫生出版社, 2018.

[11] 汪永君. 心理与精神科护理 [M]. 北京: 人民卫生出版社, 2018.

[12] 雷慧, 岑慧红. 精神科护理学 [M]. 北京: 人民卫生出版社, 2018.

[13] 林国君. 心理与精神护理 [M]. 北京: 人民卫生出版社, 2021.